めざせ！血管エコー職人

埼玉医科大学国際医療センター中央検査部　山本哲也 著

序文

　私は，日々臨床の現場でルーチンの検査業務に追われる，三度の飯より血管エコーが好きな臨床検査技師である．大学病院の教授でもなければ，医師でもないが，今回，中外医学社の勧めで本書を上梓することになった．

　思い起こせば，私が血管エコー検査を始めた20数年前，血管エコーに関する専門書などは存在せず，日々試行錯誤しながら検査を実施していたものである．しかし最近では，これをテーマとする書籍も数多く出版され，知識や技術の習得も随分と容易になったように思われる．にもかかわらずあえて本書『めざせ！　血管エコー職人』の執筆を引き受けたのは，職人としての自負からでもあった．

　"職人" とは，「手先の技術によって物を製作することを職業とする人」（広辞苑）を示す言葉とされるが，物は作らずとも，自分の仕事について誰にも負けない自信と誇りを持つ人をも指すと言ってよかろう．血管エコー検査の観察範囲はきわめて広く，これを短時間で効率的かつ正確に行うためには，幅広い解剖学的知識を身につけることはもちろん，装置操作やプローブ走査そのものに充分に習熟することが求められる．ときには匠の技ともいうべき手技が必要とされる場面にも遭遇するのである．

　本書は，頸動脈，大動脈，腎動脈，下肢動脈，下肢静脈とオーソドックスな領域別の構成としたが，決して平板な教科書的内容のものではない．各部位における血管の描出方法や観察・評価方法について，日々，現場で苦労を重ねる技師としての視点から，豊富な写真とシェーマを用いて具体的に記述した．もちろん，最先端の話題やガイドラインなども網羅し，本書1冊で血管エコーに関する最新の知識を得られるように心がけた．

　始めから読むのでもよいが，興味のある領域から読んでいただいても良い．また中上級者を目指す方には "ひとくちメモ" "ワンポイントアドバイス" "ピットフォール" "見えないところを診るテクニック" などの欄だけを拾い読みしてもスキルアップできるようにまとめてある．血管内治療に携わる医師や技師，看護師の方には，第6章の「穿刺部合併症評価」や「モニターとしての超音波検査」の項に特に目を通していただきたい．

　本書は，私が20年間をかけて，苦心して得てきた知識と技術の集大成である．一人でも多くの方々の目に触れ，各部位における血管のアプローチ方法と評価方法，検査のコツなどに関する知識と技術の向上に役立てていただければ幸いである．そして，ひいては本書が，"あなたに診ていただく患者様のためになる本" となってくれることを祈っている．

2013年4月8日

血管エコー職人　山本哲也

目次

Chapter 1. 頸動脈エコー　　1

1　頸部血管系の解剖 …………………………………………… 2
　　総頸動脈系 ……………………………………………………… 2
　　椎骨動脈系 ……………………………………………………… 2
2　検査の実際 …………………………………………………… 4
　　探触子の選択 …………………………………………………… 4
　　装置条件の調整方法 …………………………………………… 4
　　　1　Bモードの条件設定 ……………………………………… 4
　　　2　ドプラ法の条件設定 ……………………………………… 5
　　　3　パルスドプラ法，連続波ドプラ法の条件設定 ……… 6
　　検査体位 ………………………………………………………… 7
　　探触子の持ち方 ………………………………………………… 8
3　描出方法と正常像 …………………………………………… 8
　　総頸動脈系 ……………………………………………………… 8
　　　1　総頸動脈横断面走査 ……………………………………… 8
　　　2　総頸動脈縦断面走査 …………………………………… 11
　　椎骨動脈系 …………………………………………………… 14
4　観察・評価方法 …………………………………………… 15
　　血管径の評価 ………………………………………………… 15
　　　1　総頸動脈 ………………………………………………… 16
　　　2　椎骨動脈 ………………………………………………… 17
　　内膜中膜複合体の観察と内膜中膜複合体厚の計測 ……… 17
　　　1　Max IMTの計測 ………………………………………… 17
　　　2　Mean IMTの計測 ……………………………………… 19
　　　3　プラークスコア ………………………………………… 19
　　プラークの評価 ……………………………………………… 20
　　　1　定義 ……………………………………………………… 20
　　　2　プラークの高さ・数の計測 …………………………… 21
　　　3　プラークの性状診断 …………………………………… 21
　　狭窄評価 ……………………………………………………… 23
　　　1　血管径による狭窄率 …………………………………… 23
　　　2　面積狭窄率 ……………………………………………… 23

　　　　3　ドプラ法による狭窄率の推定 ･････････････････････････ 25
5　血流速度の測定と評価法 ････････････････････････････････････ 26
　　サンプルボリュームの設定 ････････････････････････････････ 26
　　　　1　サンプルボリュームの幅 ･････････････････････････････ 26
　　　　2　サンプルボリュームの角度 ･･･････････････････････････ 27
　　　　3　サンプルボリュームを置く位置 ･･･････････････････････ 27
　　血流速波形の計測 ･･ 27
　　血流評価 ･･ 28
　　　　1　総頸動脈 ･･･ 28
　　　　2　内頸動脈 ･･･ 30
　　　　3　椎骨動脈 ･･･ 31
6　代表的疾患と特徴的エコー所見 ････････････････････････････ 32
　　鎖骨下動脈盗血症候群 ････････････････････････････････････ 32
　　高安動脈炎 ･･ 33
　　解離（大動脈解離，外傷，頸動脈解離）････････････････････ 34
　　頸動脈狭窄症 ･･ 36
　　脳塞栓症 ･･ 36
7　知っておきたい治療法と評価法 ････････････････････････････ 37
　　治療前後の評価方法 ･･････････････････････････････････････ 37
　　　　1　内膜剥離術 ･･･････････････････････････････････････ 38
　　　　2　頸動脈ステント留置術 ･････････････････････････････ 39

Chapter 2.　大動脈エコー　　　　　　　　　　　　　41

1　大動脈の解剖 ･･ 42
　　胸部大動脈 ･･ 42
　　腹部大動脈 ･･ 43
2　検査の実際 ･･ 43
　　超音波診断装置と探触子の選択 ････････････････････････････ 43
　　装置条件の調整方法 ･･････････････････････････････････････ 43
　　前処置 ･･ 43
　　検査体位 ･･ 43
　　身体所見の取得 ･･ 44
　　　　1　自覚症状の確認 ･･･････････････････････････････････ 44
　　　　2　視診 ･･･ 44
　　　　3　動脈拍動の触知 ･･･････････････････････････････････ 45
　　　　4　血管性雑音の有無 ･････････････････････････････････ 45
3　描出方法と正常像 ･･ 46

上行大動脈（近位部）の描出⇒傍胸骨部左縁アプローチ‥46
上行大動脈（中部）の描出⟹傍胸骨部右縁アプローチ‥46
弓部大動脈の描出⟹胸骨上窩アプローチ ……… 47
下行大動脈の描出⟹傍胸骨部左縁アプローチ‥47
腹部大動脈の描出⟹腹壁アプローチ ……… 47

4 観察・評価方法 …………………………………… 50
血管径 ……………………………………………… 50
血管の形態 ………………………………………… 51
血管壁の性状 ……………………………………… 52
血管内部や分枝血管の状態 ……………………… 52
大動脈周囲の観察 ………………………………… 54

5 代表的疾患と特徴的エコー所見 ………………… 56
大動脈解離 ………………………………………… 56
   1　フラップ …………………………………… 56
   2　entry と re-entry ………………………… 56
   3　合併症の有無 ……………………………… 59
大動脈瘤 …………………………………………… 60
   1　瘤径 ………………………………………… 60
   2　瘤の位置 …………………………………… 60
   3　瘤の形態と内部性状評価 ………………… 62
   4　大動脈瘤周囲の観察 ……………………… 64
   5　大動脈瘤破裂の診断 ……………………… 65
大動脈炎症候群（高安動脈炎） ………………… 68
大動脈アテローム硬化 …………………………… 69
異型大動脈縮窄症 ………………………………… 70
Leriche 症候群 …………………………………… 71

6 知っておきたい治療法と評価法 ………………… 73
人工血管置換術後の評価 ………………………… 73
   1　人工血管内の狭窄 ………………………… 73
   2　人工血管吻合部の狭窄 …………………… 75
   3　吻合部の仮性動脈瘤 ……………………… 75
ステントグラフト留置術後の評価 ……………… 76
   1　Endoleak 例 ……………………………… 77
   2　ステントグラフト閉塞 …………………… 78
   3　ステントグラフトによる腎動脈狭窄 …… 79

Chapter 3. 腎動脈エコー　　83

- **1　検査に役立つ解剖** …………………………………… 84
  - 腎動脈 …………………………………………………… 84
  - 腎臓 ……………………………………………………… 84
- **2　検査の実際** ……………………………………………… 85
  - 装置の選択 ……………………………………………… 85
  - 探触子の選択 …………………………………………… 85
  - 検査体位 ………………………………………………… 85
  - 検査前処置 ……………………………………………… 86
  - 装置条件の調整方法 …………………………………… 86
    - 1　Bモード …………………………………………… 86
    - 2　カラードプラ …………………………………… 87
    - 3　パルスドプラ法と連続波ドプラ法 …………… 87
- **3　描出方法と正常像** …………………………………… 90
  - 上腹部からの腎動脈起始部の描出 …………………… 90
  - 側背部からの腎動脈起始部血流測定 ………………… 94
  - 腎内血管の描出 ………………………………………… 94
- **4　観察・評価方法** ……………………………………… 95
  - 腎動脈狭窄のスクリーニング検査 …………………… 96
    - 1　腎動脈起始部の血流速度測定 ………………… 96
    - 2　腹部大動脈の血流速度測定 …………………… 97
  - 腎動脈精査 ……………………………………………… 97
    - 1　腎サイズ計測 …………………………………… 97
    - 2　腎実質の血流測定 ……………………………… 98
  - 腎動脈狭窄の判定 ……………………………………… 99
- **5　代表的疾患と特徴的エコー所見** ………………… 101
  - 動脈硬化 ………………………………………………… 102
  - 線維筋性異形成 ………………………………………… 103
  - 高安動脈炎 ……………………………………………… 103
  - 大動脈解離 ……………………………………………… 103
- **6　知っておきたい治療法と評価法** ………………… 105
  - 治療前後の評価 ………………………………………… 105

Chapter 4. 下肢動脈エコー　　107

- **1　下肢動脈の解剖** ……………………………………… 108

		腸骨領域 ··· 108
		大腿・膝窩領域 ··· 108
		下腿領域 ··· 109
	2	検査の実際 ··· 109
		超音波診断装置と探触子の選択 ································ 109
		装置条件の調整方法 ··· 109
		1　Bモード ··· 110
		2　カラードプラ法 ··· 110
		3　パルスドプラ法 ··· 112
		前処置 ·· 114
		検査体位 ··· 114
		身体所見の取得 ··· 114
		1　問診（自覚症状の確認） ································ 114
		2　視診 ··· 115
		3　触診（動脈拍動の触知） ································ 115
		4　聴診（血管雑音の有無） ································ 116
		画像の表示方法 ··· 116
	3	描出方法と正常像 ·· 116
		腸骨動脈 ··· 116
		大腿動脈 ··· 117
		膝窩動脈 ··· 119
		下腿部の動脈 ··· 120
		1　前脛骨動脈 ··· 120
		2　足背動脈 ··· 120
		3　後脛骨動脈 ··· 121
		4　腓骨動脈 ··· 121
	4	観察・評価方法 ··· 123
		Bモード ··· 123
		1　血管の走行 ··· 123
		2　血管径 ··· 123
		3　血管壁性状 ··· 123
		カラードプラ法 ··· 125
		1　血流の有無（閉塞の判定） ···························· 125
		2　狭窄部の検出（狭窄の判定） ························ 126
		3　血流方向の確認 ··· 127
		パルスドプラ法 ··· 127
		1　収縮期最大血流速度による評価方法 ··············· 127
		2　血流速波形による評価方法 ···························· 128

   スクリーニング検査と精密検査 ················ 130
    1 スクリーニング検査 ······················ 131
    2 精密検査 ································ 133
 5 **代表的疾患と特徴的エコー所見** ················ 135
   閉塞性動脈硬化症 ····························· 135
    1 総腸骨動脈閉塞例 ························ 135
    2 総腸骨動脈狭窄例 ························ 136
    3 浅大腿動脈閉塞例 ························ 136
   急性動脈閉塞症 ······························· 138
   閉塞性血栓血管炎 ····························· 139
   レリッシュ症候群 ····························· 141
   膝窩動脈外膜嚢腫 ····························· 142
   末梢動脈瘤 ··································· 143
   仮性動脈瘤と動静脈瘻 ························· 143
 6 **知っておきたい治療法と評価法** ················ 144
   血管内治療後の評価 ··························· 144
   外科的血行再建術後の評価 ····················· 146

Chapter 5. 下肢静脈エコー 149

 1 **下肢静脈の解剖** ····························· 150
   深部静脈 ····································· 150
   表在静脈 ····································· 151
    1 大伏在静脈 ······························ 151
    2 小伏在静脈 ······························ 151
    3 穿通枝 ·································· 151
 2 **検査の実際** ································· 153
   超音波診断装置と探触子の選択 ················· 153
   装置条件の調整方法 ··························· 153
    1 Bモード ································ 153
    2 カラードプラ法 ·························· 153
    3 パルスドプラ法 ·························· 154
   前処置 ······································· 154
   検査体位 ····································· 154
    1 深部静脈血栓症検査 ······················ 154
    2 静脈瘤検査 ······························ 155
   身体所見の取得 ······························· 156
 3 **描出方法と正常像** ··························· 157

　　　　大腿静脈 ··· 157
　　　　膝窩静脈 ··· 158
　　　　下腿部深部静脈 ··· 159
　　　　腸骨静脈 ··· 161
　　　　大伏在静脈 ·· 162
　　　　　1　大伏在静脈-大腿静脈合流部 ················· 162
　　　　　2　大腿部 ··· 163
　　　　　3　下腿部 ··· 163
　　　　小伏在静脈 ·· 164
　　　　　1　小伏在静脈-膝窩静脈合流部 ················· 164
　　　　　2　下腿部 ··· 164
　4　観察・評価方法 ·· 166
　　　　血栓症検査 ·· 166
　　　　　1　Bモードによる観察 ···························· 167
　　　　　2　静脈圧迫法による確認 ························· 168
　　　　　3　静脈血流の確認 ································· 169
　　　　静脈瘤検査 ·· 173
　　　　　1　静脈径の計測 ···································· 174
　　　　　2　逆流の有無 ······································· 174
　　　　　3　不全穿通枝の検索 ······························ 176
　　　　　4　血栓の有無 ······································· 177
　5　検査手順 ··· 180
　　　　深部静脈血栓症検査 ··································· 180
　　　　静脈瘤検査 ·· 181
　6　代表的疾患と特徴的エコー所見 ······················· 183
　　　　深部静脈血栓症 ·· 183
　　　　　1　急性期 ··· 183
　　　　　2　慢性期 ··· 183
　　　　静脈瘤 ··· 184
　　　　　1　一次性静脈瘤 ···································· 184
　　　　　2　二次性静脈瘤 ···································· 184
　　　　血栓性静脈炎 ··· 186
　7　知っておきたい治療法と評価法 ······················· 188
　　　　ストリッピング術 ····································· 188
　　　　　1　術前評価 ·· 189
　　　　　2　術後評価 ·· 189
　　　　血管内レーザー焼灼術 ······························· 189
　　　　　1　術前評価 ·· 189

2　術後評価 ……………………………………………………… 191

Chapter 6. その他　193

1　穿刺部合併症評価 …………………………………………… 194
　　動静脈瘻 ……………………………………………………… 194
　　仮性動脈瘤 …………………………………………………… 195
　　血腫 …………………………………………………………… 197
　　止血デバイスによる合併症 ………………………………… 198
　　カテーテルに付着する血栓 ………………………………… 198
　　解離 …………………………………………………………… 199
2　モニターとしての超音波検査 ……………………………… 201
　　冠動脈バイパス術 …………………………………………… 201
　　バスキュラーアクセス ……………………………………… 203

索引 ……………………………………………………………… 207

Chapter 1

頸動脈エコー

1 頸部血管系の解剖[1,2]

頸動脈エコー検査は大きく総頸動脈系と椎骨動脈（一部鎖骨下動脈を含む）系に分けることができる．右側は大動脈弓より腕頭動脈が分岐し，鎖骨下動脈と総頸動脈とに分かれて起始する．一方，左側は大動脈弓より直接総頸動脈と鎖骨下動脈が分岐する．

■ 総頸動脈系（図 1-1A）

総頸動脈（CCA: common carotid artery）は，胸鎖乳突筋の内側を上行し圧受容体などが存在する膨隆部を形成し，第4頸椎レベル（個人差を認めるが，おおよそ甲状軟骨，いわゆるのど仏の上縁の高さ）で内頸動脈（ICA: internal carotid artery）と外頸動脈（ECA: external carotid artery）に分岐する．

内頸動脈は屈曲しながら上行し，硬膜腔内に入った直後に眼動脈（OA: ophthalmic artery）を分岐し，さらに頭蓋内で中大脳動脈（MCA: middle cerebral artery）と前大脳動脈（ACA: anterior cerebral artery）に分かれ脳を養う．

一方，外頸動脈は上甲状腺動脈（superior thyroid artery），舌動脈（lingual artery），上行咽頭動脈（ascending pharyngeal artery），顔面動脈（facial artery）など多数の動脈を分枝し，頭蓋の外の構造を養う．

■ 椎骨動脈系（図 1-1B）

左右の椎骨動脈（VA: vertebral artery）は，頸の付け根でそれぞれ左右の鎖骨下動脈から分岐する．左右の椎骨動脈は頸部後方で第6頸椎の横突孔をくぐりながら上行し，大後頭孔を通り頭蓋内に入る．頭蓋内では左右の椎骨動脈は合流し1本の脳底動脈（BA: basilar artery）を形成する．この脳底動脈は左右の後大脳動脈（PCA: posterior cerebral artery）に分岐する．

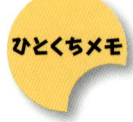

ひとくちメモ

総頸動脈と内頸静脈
末梢の血管では同名の動脈と静脈が伴走している部位が多い．しかし，総頸動脈に伴走している静脈は総頸静脈ではなく，内頸静脈であることを知っておきたい．総頸動脈と内頸静脈は中枢側では平行して走行し，内頸静脈の方が太く明瞭に描出されることが多い．
両者の区別は探触子で頸部を軽く圧迫し，容易に変形するのが内頸静脈である．この内頸静脈は中心静脈内カテーテル留置などの際に利用される血管である．留置期間が長期化すると高頻度に血栓の付着が確認され，時には肺塞栓を合併する場合もある．カテーテル留置経験のある症例では，総頸動脈観察時に確認しておきたい．

1 ● 頸部血管系の解剖

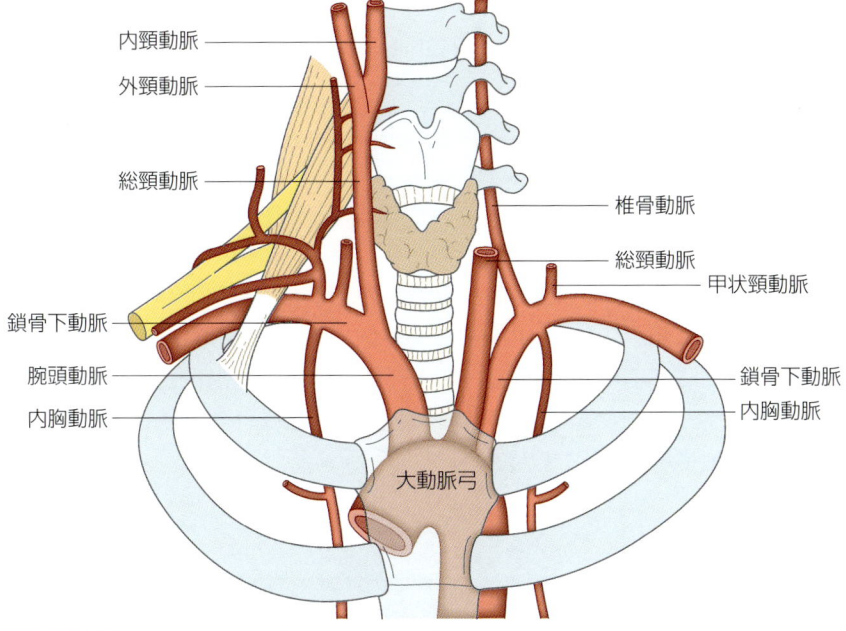

図 1-1A 頸部血管系の解剖（頸部の動脈）

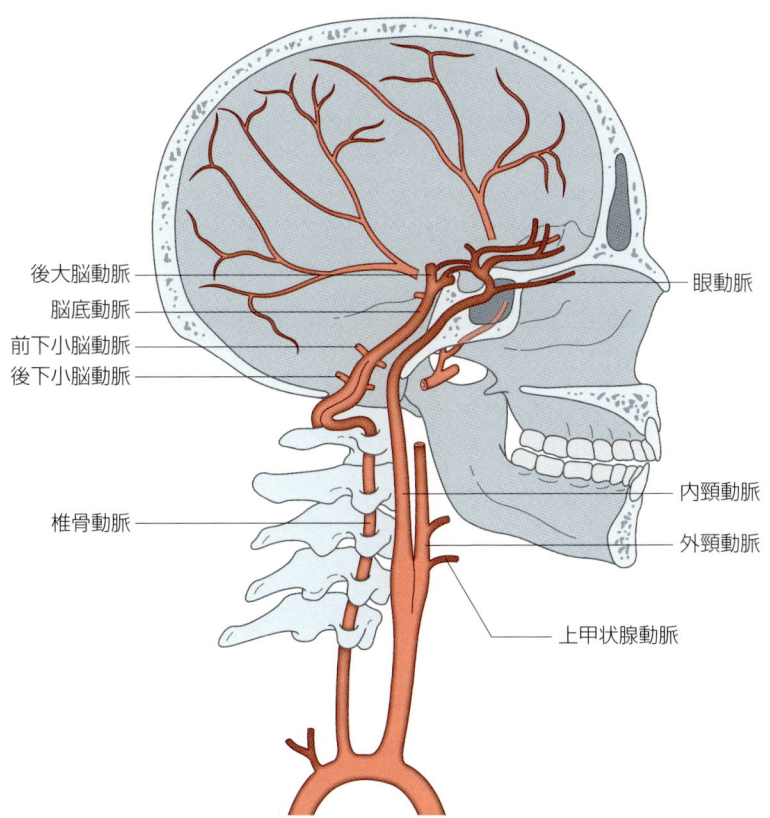

図 1-1B 頸部血管系の解剖（内頸動脈と椎骨動脈の枝）

2 検査の実際

探触子の選択

　頸動脈は体表面から 3 cm 付近までの比較的浅い部分を走行する．そのため 7〜12 MHz の高周波数リニア型探触子が主に用いられる．内頸動脈遠位側では 3.5〜6 MHz のコンベックス型，大動脈弓とその分枝，および狭窄部の血流評価には 2〜5 MHz のセクタ型探触子が利用される（図 1-2）．また，総頸動脈や椎骨動脈の起始部，内頸動脈遠位側，鎖骨下動脈を検査する場合，マイクロコンベックス型探触子が有効なことが多い．

図 1-2　探触子と周波数

	リニア型	コンベックス型	セクタ型
周波数帯域	7〜12 MHz	3.5〜6 MHz	2.5〜5 MHz
分解能	良	リニア型より劣る	悪
減衰	強	リニア型よりしにくい	弱
PW	使用可能	使用可能	使用可能
CW	使用不可（一部可）	使用不可（一部可）	使用可能
対象部位	頸部全般	内頸動脈遠位側	狭窄部の血流評価 大動脈弓とその分枝

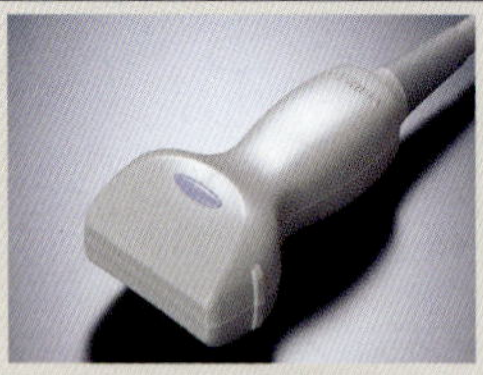

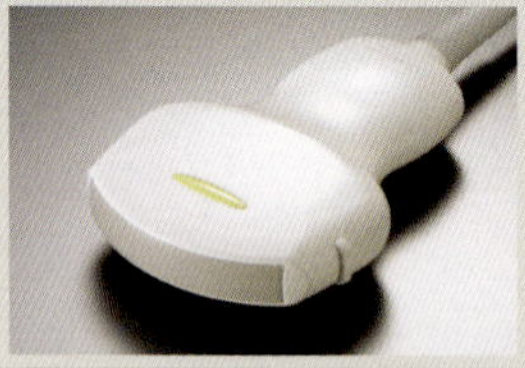

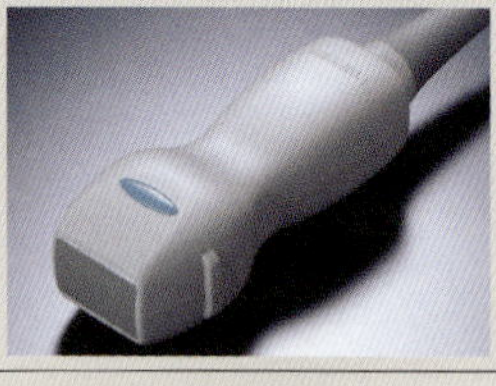

装置条件の調整方法

1 Bモードの条件設定（図 1-3）

1）ゲイン（gain）

　血管内膜面が明瞭に描出され，血管内腔が無エコーに近い状態に描出されるように B モードゲインは調整する．ゲインを上げすぎるとアーチファクトなどのノイズ輝度も上がり，血管内に異常構造物があるように見える．一方，下げすぎると低輝度のプラークや血栓を見落としてしまう．

2）ダイナミックレンジ（dynamic range）

　血管内の病変を検索する場合，高輝度の石灰化プラークから低輝度プラークまで描出させることができるようにダイナミックレンジをやや広く（60〜70 dB）設定する．また病変部位をより詳細に観察する場合や画像を記録する場合では，ダイナミックレンジを少し狭く（55〜65 dB）

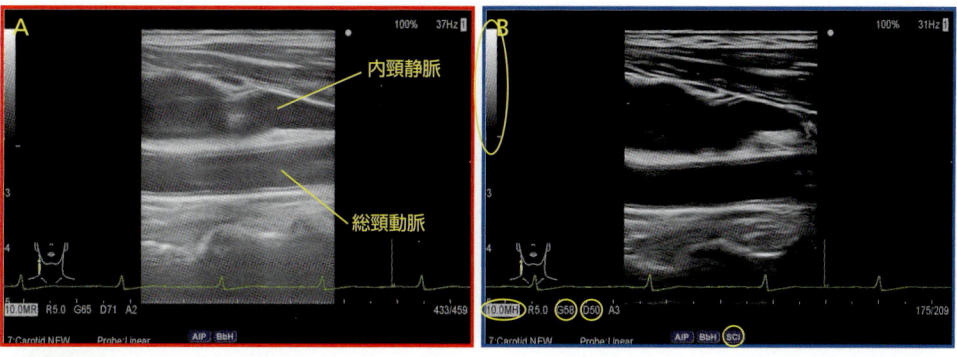

図 1-3 Ｂモードの条件設定
A：調整前：内頸静脈と総頸動脈の血管内の抜けが悪く，輝度差の少ないエコー画像である．
B：調整後：周波数を上げ，ゲインとダイナミックレンジを下げる．View Gamma Level を大きくし，View Gamma Curve を変更させると血管内の抜けはよくなる．血管内にノイズが見られる場合，空間コンパウンド（SCI）を用いて軽減させる．

血管壁と血管内腔との境界が明瞭になるように調整し，病変とノイズを区別できるようにしたい．

2 ドプラ法の条件設定

ドプラ法は大きくカラードプラ法とパルスドプラ法，連続波ドプラ法に分けられる．それぞれの特徴を理解し併用して検査は行う．

1）ドプラゲイン

カラードプラ法のゲインの調整は血管外にノイズが出現するレベルまで上げ，そこから徐々に下げ，ノイズがやや残るレベルからちょうど消失するレベルが妥当である．また，パルスドプラ法や連続波ドプラ法のスペクトラム表示ではゲインを適切に調整しないと正しい血流速度が得られなくなるので注意したい．

2）流速レンジ（velocity range）

検査対象となる血管の血流速度に応じて速度レンジ（velocity range）を調整する．通常，頸動脈では 20～50 cm/sec 程度にドプラ流速レンジを設定する．血流速度が速い血管に対し，カ

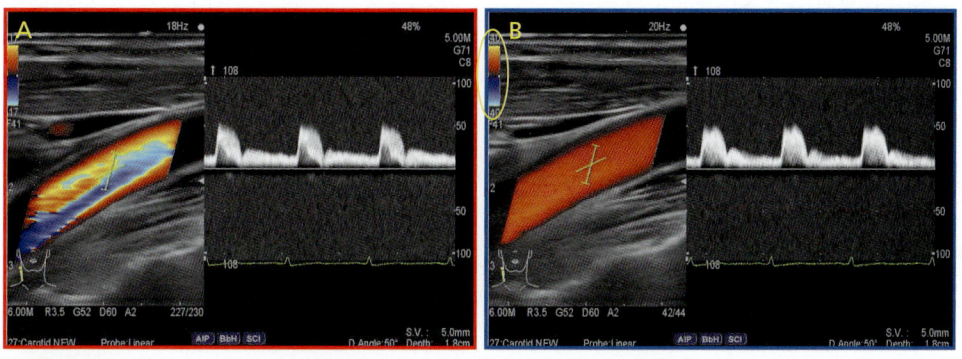

図 1-4 カラードプラ法の流速レンジ（velocity range）の調節
A：流速レンジ低い：血流速度は正常であるが，カラードプラの折り返し現象（aliasing）が生じ，モザイク状のカラー表示となり狭窄血流と紛らわしくなる．
B：適正

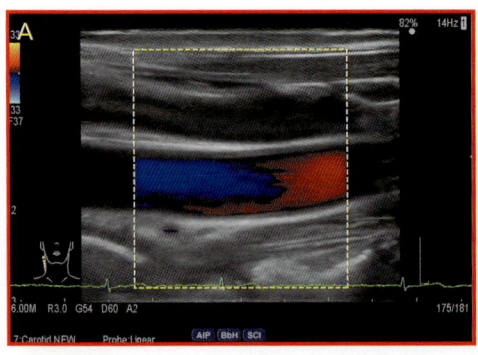 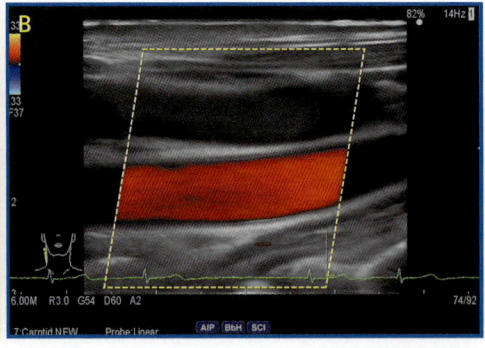

図 1-5　ドプラ入射角度
A: 血流方向に対し，ドプラ入射角度は 90°に近く，血流像は不鮮明である．
B: ビームステア（スラント）機能を用いることで，ドプラビームの入射角度を装置側の調整で小さくでき，血流像は明瞭に描出される．

ラードプラの流速レンジを低く設定した場合，折り返し現象（aliasing）が生じモザイク状のカラー表示となる（図 1-4）．一方，血流速度が遅い血管に対し流速レンジを高く設定した場合，遅い血流が表示されなくなる．また，パルスドプラ法や連続波ドプラ法のスペクトラム表示では，設定した流速レンジを超える血流速度の場合，血流速度波形が折り返す．対策としては流速レンジやベースラインを調整する必要がある．

3）ドプラ入射角度

超音波検査の対象となる血管の多くは体表面にほぼ平行に走行している．すなわち血流方向に対してドプラ入射角度は 90°に近い．ビームステア機能を用いることで，ドプラビームの入射角度を装置側の調整で小さくできる（図 1-5）．ただし，ビームステア機能に依存しすぎるとドプラ感度が低下し，深部領域の血流が検出されにくくなる．便利な機能であるが，最小限に止めたい．

3　パルスドプラ法，連続波ドプラ法の条件設定

1）ドプラサンプルボリューム（sample volume）の調節

血管内の血流情報をパルスドプラ法で計測する場合，ドプラサンプルゲートの位置（サンプルポイント）とその大きさ（サンプルボリューム）を正しく設定する（図 1-6）．サンプルポイントは血管内腔の中央部を外さないようにし，サンプルボリュームは血管内径を超えない程度に設定すると正確な血流分布が記録できる．サンプルボリュームを大きくしすぎた場合，血管壁からのモーションアーチファクトや併走する静脈血流が記録されるため注意する．

2）角度補正

パルスドプラ法による血流速度測定時には角度補正（Doppler Angle，Angle Correct）が利用され，ドプラ入射角度に対応して補正した流速値を計測できる．ただし，補正する入射角度が大きくなれば計測誤差も大きくなる．特に 60°を超える場合，補正する際の係数が急激に大きくなるため，可能な限り小さくしたい（図 1-7）．

3）ドプラフィルタ

ドプラビームの反射信号には血流成分以外に血管壁や周囲組織の運動成分も含まれている．これらの血流成分以外を除去するにはフィルタ（ローカットフィルタ）の調節が行われる．しかし，

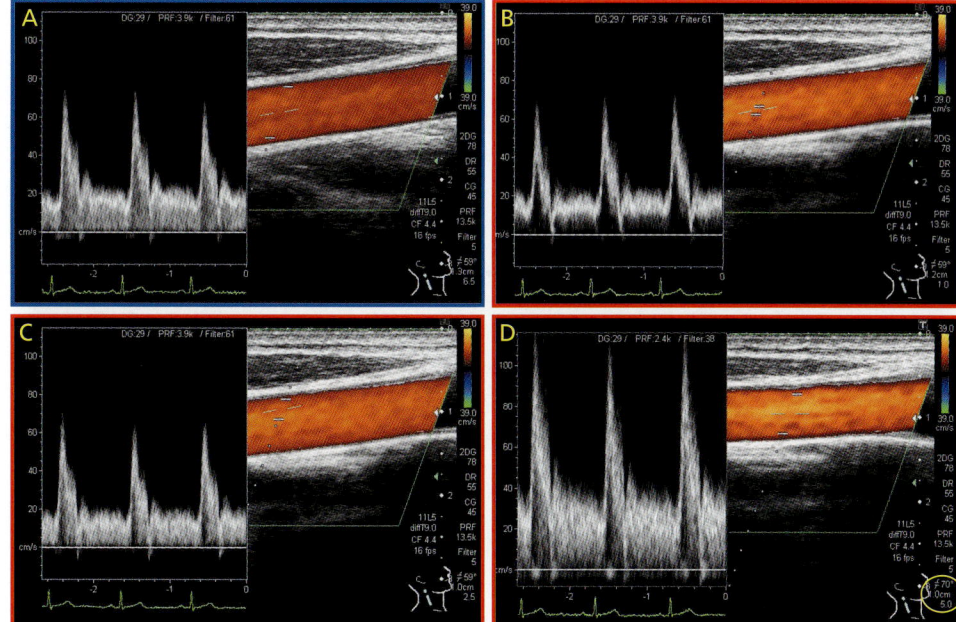

図 1-6　ドプラサンプルボリューム（sample volume）の調節
A：適正
B：サンプルボリュームが小さすぎ．
C：サンプルポイントが血管内腔の中央部を捉えていない．
D：角度補正が 60°を超えている．

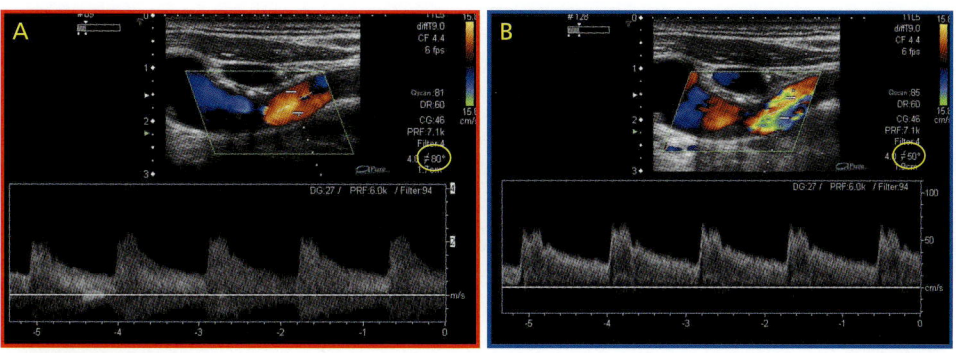

図 1-7　角度補正
A：角度補正 80°で測定した場合，血流速度は 2.0 m/sec を超えている．
B：角度補正 50°で測定すると血流速度は 0.7 m/sec である．

　ローカットフィルタを高めに設定しすぎると，低流速成分の血流情報も同時にカットされてしまう．フィルタの調整は低流速の拡張期成分に注意して調節する．

検査体位

　仰臥位で枕をはずすか，低めの枕，あるいは数枚のタオルを使用する．顎を軽く上げ，顔は検査する側と反対側を少し向いてもらう．この時，顔を極端に傾けすぎると血管にねじれを生じ観にくくなる（図 1-8）．

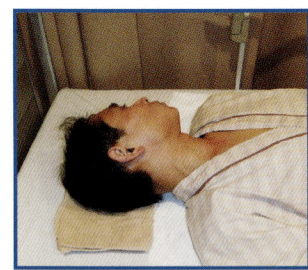
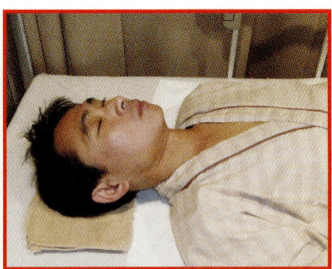
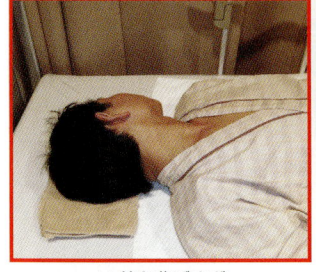
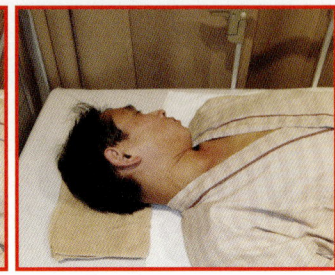

図 1-8 検査体位

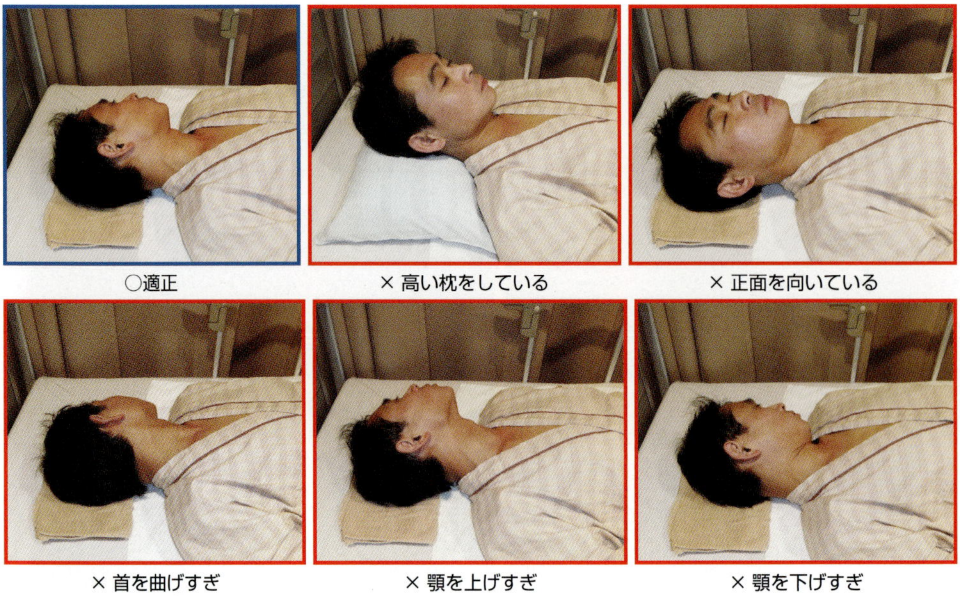

探触子の持ち方

　小指を除いた4本の指で，探触子の中心から先端付近を軽く握るようにもつ．安定した画像を得るためには，手首や小指は被検者に軽くおくように接触し，探触子をしっかり固定することである．

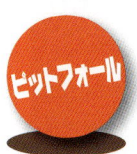

　探触子をしっかり固定させようと強く握りすぎると，微細な走査が困難になり詳細な観察が行えなくなる．特に初心者ではその傾向が高い．また被検者の頸動脈球部を過度に圧迫すると欠神発作を誘発する場合があり注意が必要である．

3 描出方法と正常像

■ 総頸動脈系

1 総頸動脈横断面走査

　鎖骨上窩の頸部側面に横断面走査で探触子を接触させる．もし血管が描出されない場合，頸部側面で探触子を左右に平行移動させ血管を同定する（図1-9）．観察血管は必ず画面中央に描出させるよう習慣づけたい．鎖骨上窩部から鎖骨の背側をのぞき込むように探触子を傾けると総頸

3 ● 描出方法と正常像

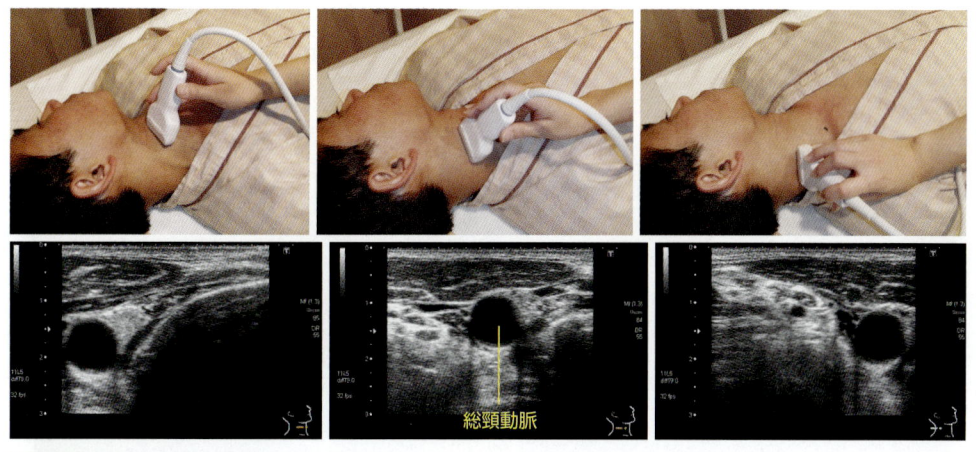

図 1-9　総頸動脈の描出

頸部側面に横断面走査で探触子を接触させる．もし血管が描出されない場合や画面の端に描出されている場合では，首の丸みに合わせて探触子を左右に移動させて目的血管を画面中央に描出させる．

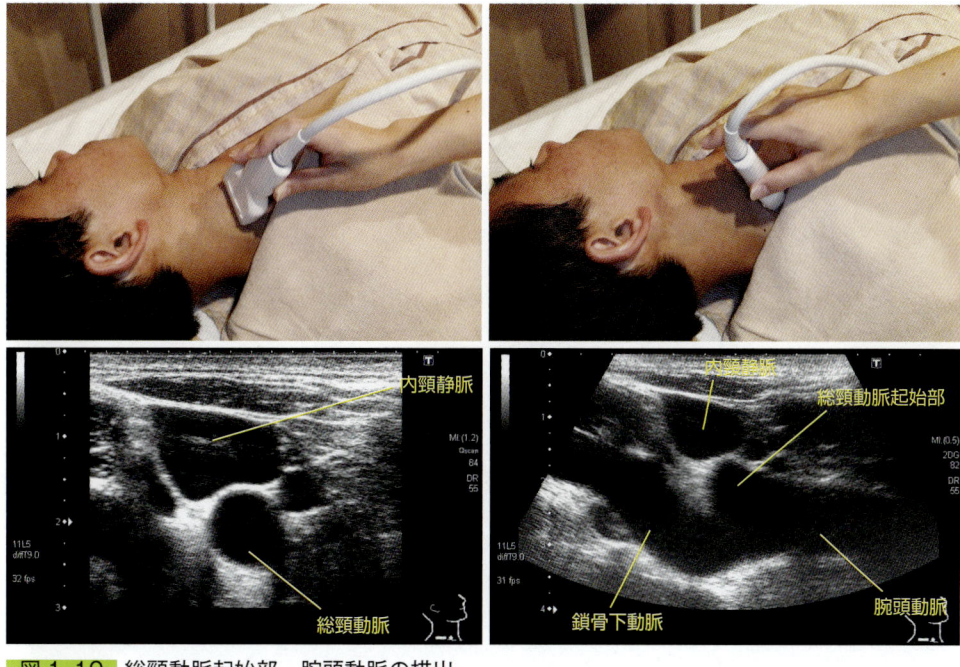

図 1-10　総頸動脈起始部，腕頭動脈の描出

動脈起始部（右側では腕頭動脈まで）が観察できる（図 1-10）．
　傾けた探触子をゆっくり戻しながら総頸動脈の近位側を観察する．総頸動脈の走行に対し垂直な断面を描出させながら，探触子をゆっくり末梢側へ移動させ，総頸動脈中部付近を観察する．この時，血管横断面が正円に描出されるように注意して走査する．さらに末梢側に探触子を移動させると血管がやや拡張する部位が頸動脈球部である（図 1-11）．同部位では，紡錘状に膨らみ内頸と外頸動脈が分岐するため，若干の回転操作を加え多方向から観察したい．内頸動脈は可能な限り遠位側まで観察する（図 1-12）．

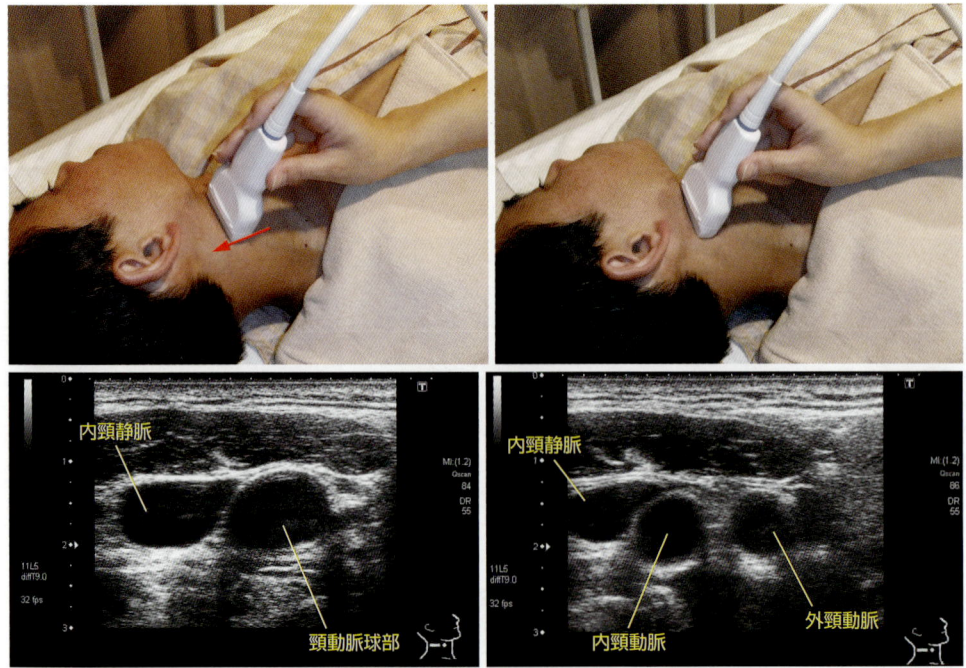

図 1-11 頸動脈球部（内頸動脈と外頸動脈の描出）

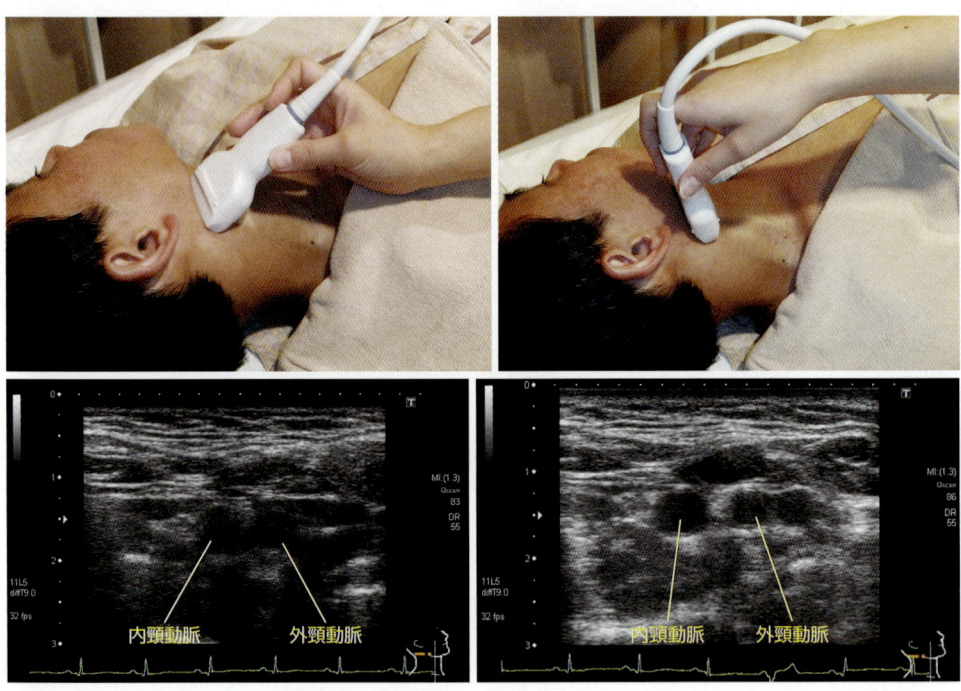

図 1-12 横断面による内頸動脈と外頸動脈の描出

"頸部"に対し垂直に探触子を走査するのではなく，"血管"に対し垂直に探触子を走査するイメージで走査したい．内頸動脈は徐々に深部方向に向かう．そのため探触子を頭側に倒し，超音波ビームを心臓側に傾けるイメージで走査すると血管壁が鮮明に描出される．

> **ワンポイントアドバイス**
>
> **走査イメージ**
> "頸部"に対し垂直に探触子を走査するのではなく、"血管"に対し垂直に探触子を接触させるイメージで走査したい。内頸動脈起始部は末梢側が深部方向に向かう。そのため探触子を頭側に倒し、超音波ビームを心臓側に傾けるイメージで行うと正しい横断面像が得られるようになる（図1-12）。

2 総頸動脈縦断面走査

　横断面像から探触子を反時計方向に90°回転すると縦断面像が得られる（図1-13）。この時、前壁と後壁が鮮明に描出される断面を設定する。壁面が不鮮明な場合、斜め切りが考えられる。縦断面では横断面で病変が疑われる部位を中心に多方向から観察すると見落としを防ぐことができる。

　球部で内頸動脈と外頸動脈の縦断面像を描出する際、超音波ビームを正面から傾ける必要がある。通常、外側深部側（後頭部側）に内頸動脈、内側表面側（顔面側）に外頸動脈が走行している（図1-14）。縦断面では横断面で描出が困難な内頸動脈遠位側を前側方または頭部のやや後方からのアプローチで観察する。

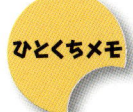
> **ひとくちメモ**
>
> **高位分枝**
> 一般に、日本人は内頸動脈と外頸動脈の分岐部が第4頸椎より高位であることが多いといわれている。そのためエコー検査では、分岐後は起始部しか観察されない症例も多い。

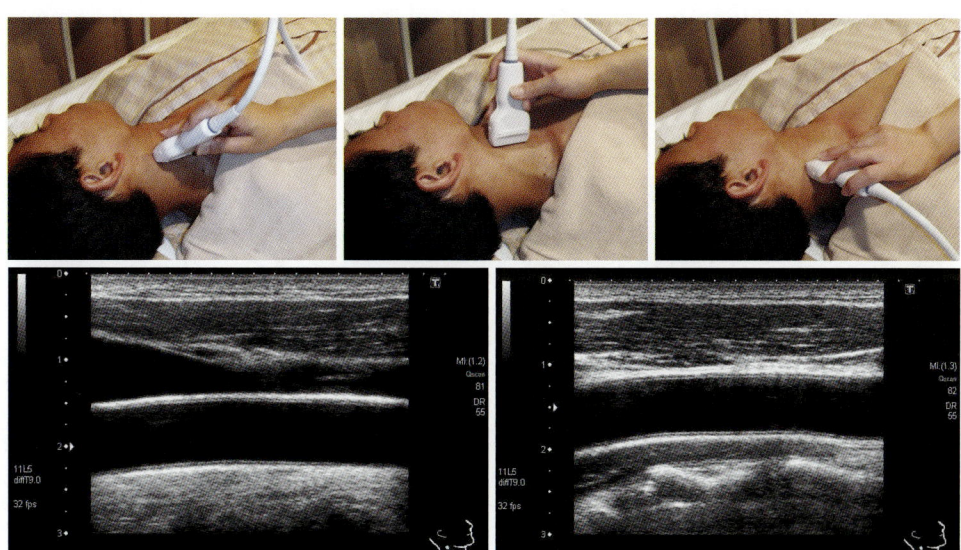

図1-13　総頸動脈縦断面像
前壁と後壁が鮮明に描出される断面を設定する。縦断面では横断面で病変が疑われる部位を中心に2方向から観察する。

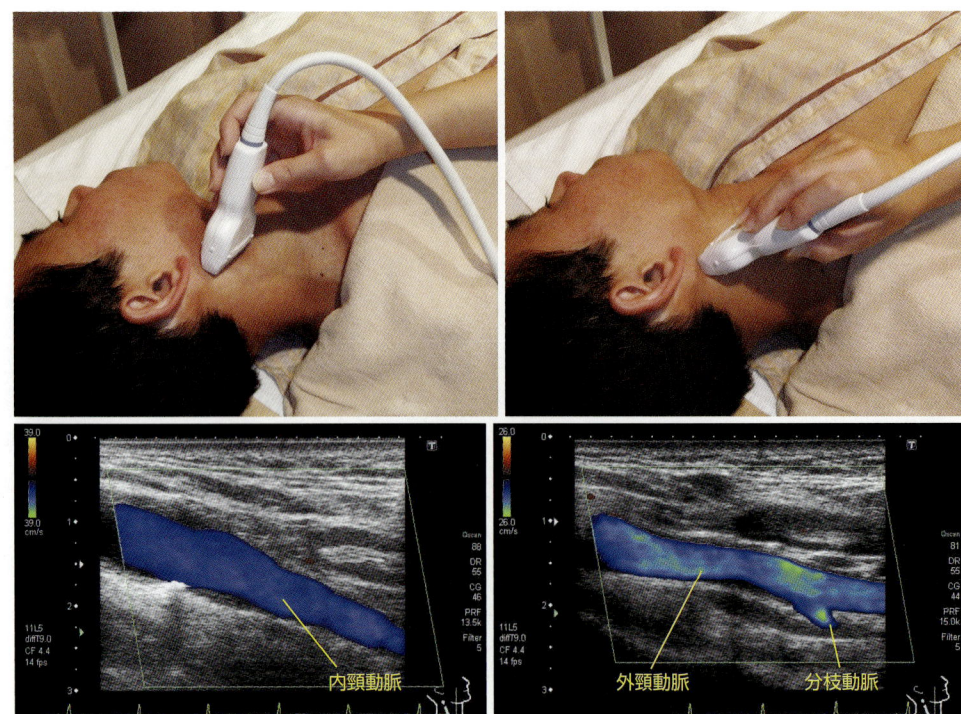

図 1-14 縦断面による内頸動脈と外頸動脈の描出
外側深部側（後頭部側）に内頸動脈，内側表面側（顔面側）に外頸動脈が走行している．

> **ワンポイントアドバイス**
>
> **2 方向からの観察**
>
> 　横断面走査では前壁側と後壁側は鮮明に描出されるが，側方は超音波の特性から描出不鮮明なことが多い．そのため見落としを防ぐために，必ず2方向から観察することが推奨されている．頸部の側面側から観察した後，後面側からも観察することで，描出不鮮明な部位もしっかり確認することができる（図 1-15）．

> **ワンポイントアドバイス**
>
> **内頸動脈と外頸動脈の見分け方**（図 1-16）
>
> 　内頸動脈と外頸動脈は隣接して走行し，両者の鑑別が難しいことがある．特に病変を伴う場合や高位分岐例では，初心者には鑑別困難な症例もある．鑑別には以下の点を参考にする．
> ①内頸動脈は外頸動脈に比べ太い．
> ②内頸動脈は分枝血管が認められず，外頸動脈は直ぐに分枝血管を認める．
> ③内頸動脈は外頸動脈の外側後方を走行する．
> ④内頸動脈は外頸動脈より拡張期流速が速い．
> ⑤外頸動脈ではこめかみ付近（浅側頭動脈付近）を指で軽くタッピングすると，血流速波形が変化する．
> ※内頸動脈は脳に血液を供給するため多くの血液が必要である．そのため血管抵抗が低く拡張期流速は速い．一方，外頸動脈は血管抵抗が高く拡張期流速は遅い．

3 ● 描出方法と正常像

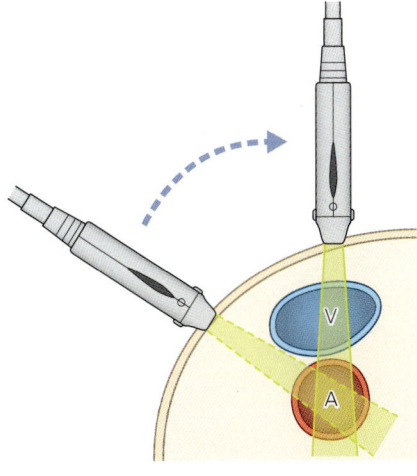

図 1-15A　2方向からの観察

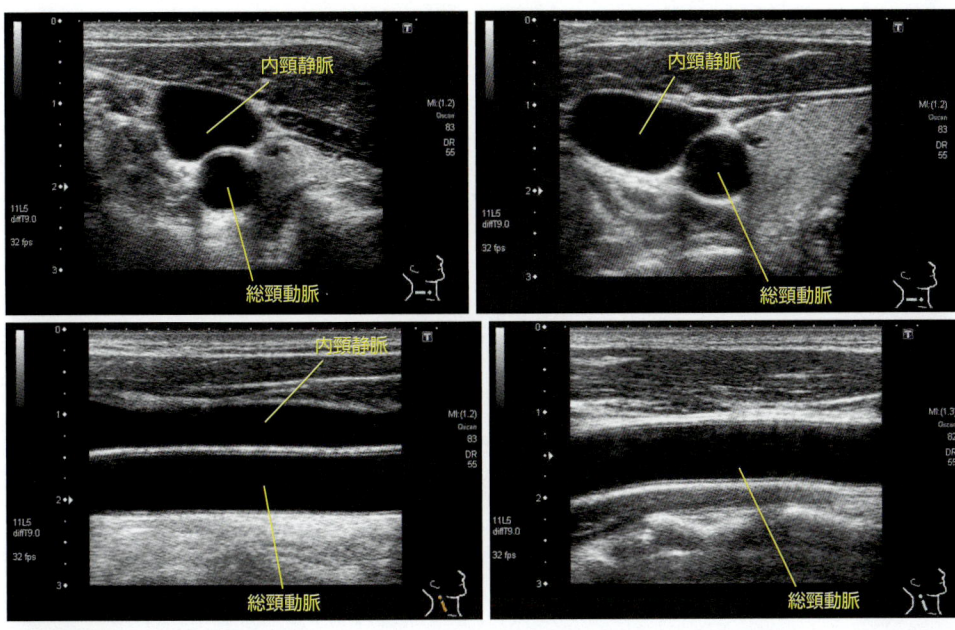

図 1-15B　2方向からの観察

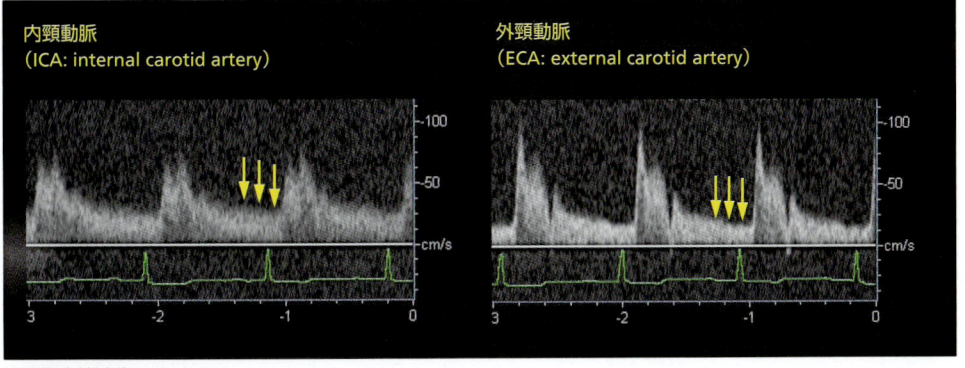

拡張期血流速度：ICA≧ECA

図 1-16　内頸動脈と外頸動脈の見分け方

椎骨動脈系

　総頸動脈の縦断面を描出し，その位置で探触子をゆっくり外側に傾けると，深部に椎骨の横突起による音響陰影像が描出され，その間を椎骨静脈と椎骨動脈が走行する．探触子に近い方が椎骨静脈で，遠い方が椎骨動脈である．また椎骨動脈は血管径が細く深部を走行するためわかりにくい場合もあるが，カラードプラ法を併用することで確認は容易になる．ただし，椎骨動脈にあった装置条件の調整が必要である（ワンポイントアドバイス参照）．
　椎骨動脈基部へのアプローチはセクタ型探触子を利用し，鎖骨下動脈基部を描出しそこからゆっくり走査し分岐する血管を捜す．甲状頸動脈と間違わないよう注意する．まれに左の椎骨動脈が弓部大動脈より分岐する例も認められる．

> **ワンポイントアドバイス**
>
> **椎骨動脈描出のコツ**（図 1-17）
> 　総頸動脈を検査した装置設定で椎骨動脈を描出させようとして，十分な血流表示が得られず血管が同定されない場合がある．総頸動脈と椎骨動脈の特徴を知り，適切な装置条件が異なることを理解したい．
> ①総頸動脈の血流速度は速く，椎骨動脈は遅い：
> 　カラードプラの流速レンジは総頸動脈を観察した条件よりやや下げるとよい．その際，Bモードゲイン（深部のSTCまたはTGC）をやや下げてから，カラーゲインを上げると血流シグナルが検出されやすくなる．
> ②総頸動脈の血管深度は浅く，椎骨動脈は深い：
> 　フォーカスポイントを深部に設定する必要がある．ビームステア機能を使用すると感度が低下するため，なるべく血管を斜めに描出させるように工夫したい．また，カラー送信周波数を下げ，カラー送信バースト波数（波連長）を増やすと感度が上昇する．ただし，距離分解能の低下に繋がるので，必要に応じ使い分けたい．
> ③総頸動脈の血管径は太く，椎骨動脈は細い：
> 　血管径の左右差が見られることも多く，骨や椎骨静脈を目印に注意深く検索する．

> **〜椎骨動脈の閉塞〜**
> 　椎骨動脈の血流シグナルが適切な条件下（閉塞を疑う際，流速レンジは10 cm/sec以下に調節）でも見えない症例に遭遇することがある．これは"描出不良で見えない"，"閉塞しているために見えない"などの場合がある．その際，併走する椎骨静脈に血流シグナルが検出されるか否かに注目したい．通常，動脈より静脈の血流速度は低く，椎骨静脈に血流シグナルが検出されるのであれば，椎骨動脈は閉塞しているために見えない可能性が高い．さらに，パルスドプラ法でも血流が検出されないことを証明すれば，その診断は確実である．

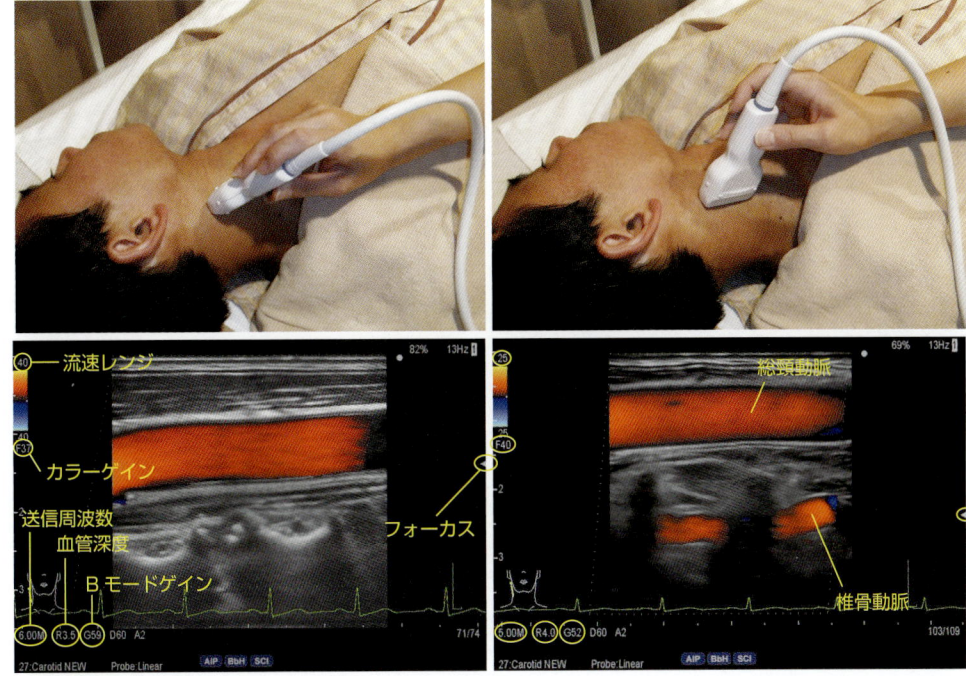

図 1-17 椎骨動脈の描出

総頸動脈の縦断面を描出し，その位置で探触子をゆっくり外側に傾けると，深部に椎骨の横突起による音響陰影像が描出され，その間を椎骨静脈と椎骨動脈が走行する．
～装置条件の調整方法～
　椎骨動脈の観察では総頸動脈より深部を観察できるように周波数を下げ，血管深度とフォーカスを調整する．
　Bモードのゲインを下げ，カラーゲインをやや上げる．さらにカラードプラの流速レンジを下げると椎骨動脈が明瞭に描出されるようになる．

4　観察・評価方法

■ 血管径の評価

　狭窄や瘤形成などの判定に用いる血管径の計測は，病変部位を計測する．また，スクリーニング検査における動脈径の計測は，拍動する動脈の最小径時相または最大径時相のどちらかの断層像で行い，計測ポイントは内膜間距離または（偽）外膜間距離とする（図 1-18）．この時，壁の肥厚のないなるべく正常な部分を計測する．また動脈硬化著明例では血管径自体が拡張を認めることがあるため，血管の外径も計測しておく．血管径計測の時相は，Mモードまたは心電図と同時記録ができる場合，血管収縮後期（心拡張後期：心電図 QRS 波相）とされている[3]（図 1-19）．

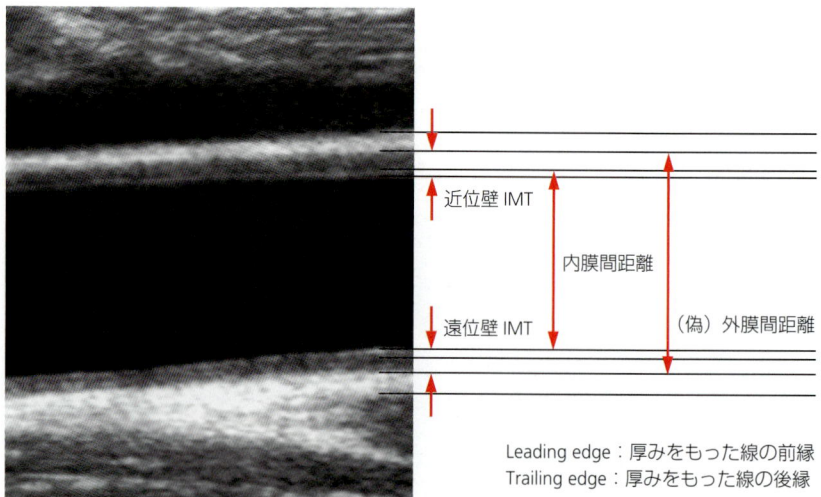

図 1-18 血管径と IMT の計測ポイント

3層構造の IMT 計測ポイントは内膜側の高エコー層と外膜側の高エコー層の両間を，遠位壁は前縁（leading edge）間で近位壁は後縁（trailing edge）間で計測することである．
頸動脈は血管拍動により血管径が変化するため，一般には血管の収縮後期（心室の拡張後期）の時相で計測する．その際，心電図の同時記録を用いると P 波から QRS 波間が計測時相となる．

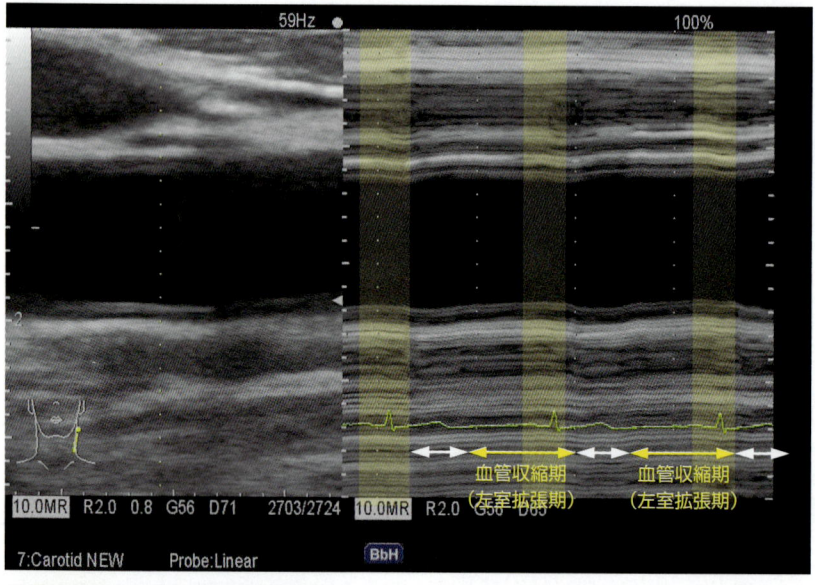

図 1-19 血管径計測時の時相

頸動脈は血管拍動により血管径が変化する．一般に血管の収縮後期（左室の拡張後期）の時相で計測する．心電図の同時記録を用いると P 波から QRS 波間（黄色帯部位で計測する）が計測時相となる．

1 総頸動脈

健常者の総頸動脈は内径の左右差を認めず，球部より中枢側の正常と思われる部位を用いて計測する．加齢により血管弾性の低下を生じ，内径が大きくなる傾向がある．

4 ● 観察・評価方法

表 1-1 血管径の基準値

	血管内径	血管外膜間距離
CCA	6.0±0.9 (mm)	7.0±0.9 (mm)
ICA	4.8±0.9 (mm)	5.4±1.0 (mm)
VA	2.9±0.5 (mm)	3.1±0.6 (mm)

※血管外膜間距離拡張基準
　総頸動脈：10 mm 以上，内頸動脈：8 mm 以上

2 椎骨動脈

健常者の椎骨動脈は左右差を認めることが多く，通常左の径が右より大きい．また総頸動脈系や反対側の椎骨動脈に病変が認められる時，代償性に著明な拡大を認めることがある．

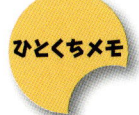

血管外膜間距離

総頸動脈と内頸動脈，椎骨動脈の血管外膜間距離の基準値は「七五三」と記憶する（表1-1）．また，血管拡張の基準値は正常径の 1.5 倍程度とされているため，総頸動脈では 10 mm，内頸動脈では 8 mm を拡張の目安にする．

内膜中膜複合体（IMC: intima-media complex）の観察と内膜中膜複合体厚（IMT: intima-media thickness）の計測

動脈壁は血管内腔側から内膜，中膜，外膜の3層構造である．頸動脈のエコー画像では血管内腔側から輝度の高い層と輝度が低く薄い層，輝度の高く厚い層の3層構造に描出される．このうち内腔側の高エコー帯と低エコー帯の総和を内膜中膜複合体（IMC: intima-media complex）として評価する．また，その厚さを内膜中膜複合体厚（IMT: intima-media thickness）として計測する（図 1-20）．

IMC：健常者では壁面は平滑で，層構造は明瞭である．加齢や動脈硬化の進行とともに，壁面が不整になりエコー輝度が上昇し，層構造は不明瞭になる．

IMT：IMT は加齢に伴い肥厚する．30 歳で 0.6 mm，以後 10 歳毎に 0.1 mm 厚みが増し 70歳で 1.0 mm 程度と報告されている[4]．臨床的には IMT 1.0 mm 以下を正常，IMT 1.1 mm 以上を異常肥厚とする[5]．また，65 歳以上の高齢者では，max IMT が 1.2 mm 以上（文献上は 1.18 mm）あると心血管イベントを発症しやすいとされている[6]．

1 Max IMT の計測

一般に，max IMT とはプラークも加えた IMT の最大値である（図 1-21）．心筋梗塞や脳卒中など全身の動脈硬化性疾患のリスクに相関があることが知られている．計測範囲は左右共に総頸動脈（CCA），頸動脈球部（bulbus），および内頸動脈（ICA）とし，左右それぞれの観察可能な領域で最大の値を測定する．なお外頸動脈は，計測範囲から除外される．閉塞部位や石灰化がある場合には「閉塞」，「石灰化のため評価不能・推定値」と記載する[6]．なお，超音波の特性から，

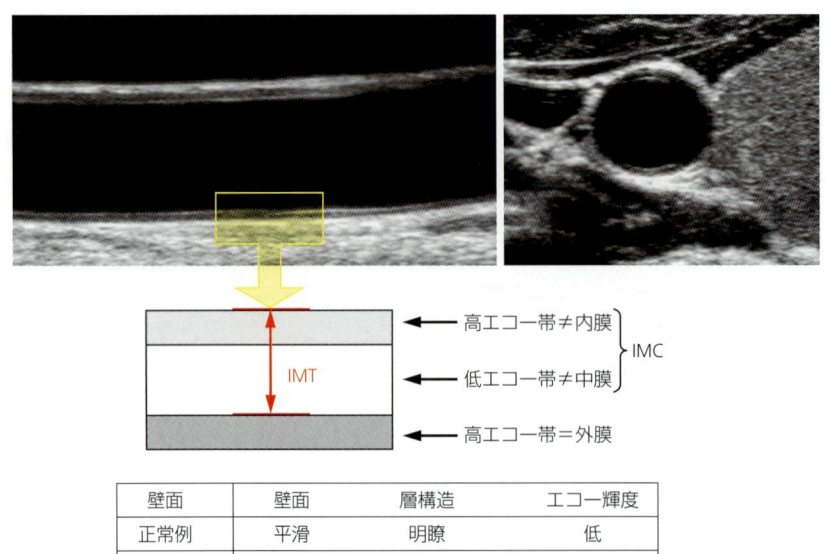

壁面	壁面	層構造	エコー輝度
正常例	平滑	明瞭	低
異常例	不整	不明瞭	高

図 1-20　内膜中膜複合体（IMC：intima-media complex）

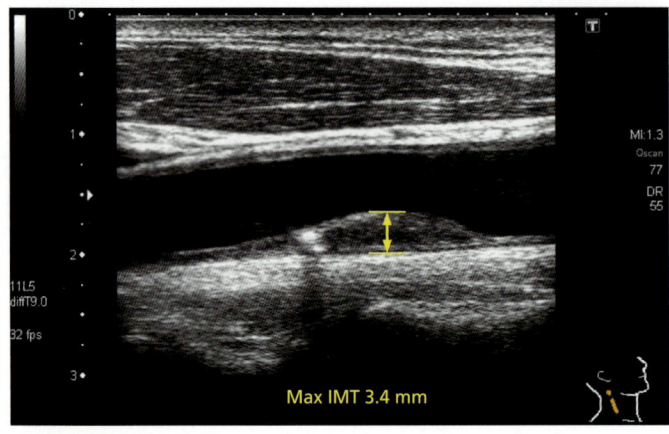

図 1-21　Max IMT

前壁での IMC の描出が困難な場合もあるため，観察領域を後壁のみに限定した場合は，max IMT が後壁（far wall）での値であることを明記する．

ワンポイントアドバイス

IMT を正確に測定する

IMT を正確に測定するためには，高周波数の探触子を用いて，超音波ビームが血管壁に対し垂直に入射する断面を設定する．IMT 計測の最小単位は 0.1 mm であるため，計測誤差を最小限に抑えられるように，画像を拡大して表示し，計測に用いるキャリパーの設定にも細心の注意を払い測定したい（図 1-22）．IMT 計測時の画像は，血管に直交する短軸断面および血管中央の長軸断面のどちらを用いてもよいが，2 方向で描出し両方で確認した計測値とするのが望ましい[3]．

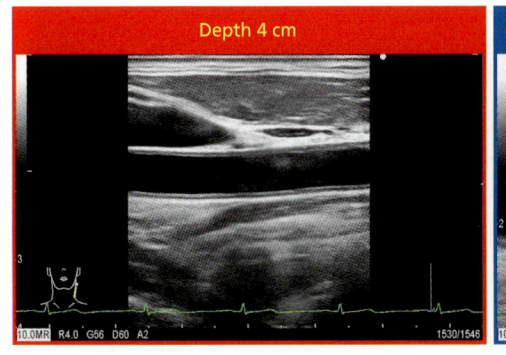
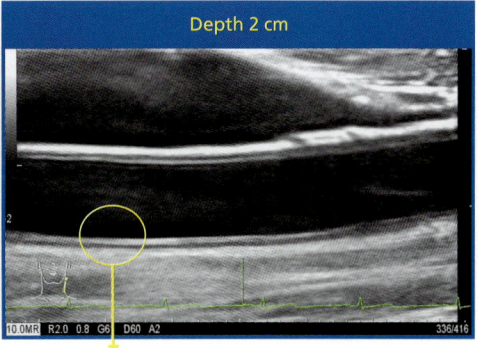
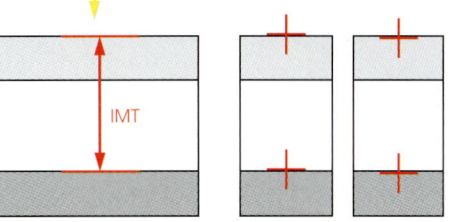

■ 高周波プローブ（7.0 MHz 以上）を使う
■ 画像を拡大して記録する
　（視野深度 3 cm 以下が望ましい）
■ 計測ポイントを置く位置を正確に
　（下のラインか，上のラインで統一して計測する）

図 1-22　IMT を正確に測定する

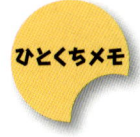

ひとくちメモ　near wall と far wall，leading edge と trailing edge

近位壁（near wall）と遠位壁（far wall）では IMT の計測位置は若干異なる．far wall では IMC と血管腔との境界である血管内腔側の高エコー層の前縁（leading edge）と血管外膜の高エコー層の前縁（leading edge）間の距離を計測する．一方，near wall では IMC と血管腔との境界である血管内腔側の高エコー層の後縁（trailing edge）と血管外膜の高エコー層の後縁（trailing edge）を用いて計測する（図 1-18）．

2 Mean IMT の計測

　Mean IMT は頸動脈球部（bulbus）を含まない 2 点以上の多数点の平均値である．この mean IMT は IMT 計測ソフトウェアを用いた方法や総頸動脈における max IMT 計測部位の両サイド（末梢側および中枢側）1 cm の部位でそれぞれの IMT を計測し，max IMT を含めた 3 点の平均値とする方法などが報告されている（図 1-23A）．ただし，max IMT の両サイドの計測ポイントが総頸動脈からはずれる場合や描出できない場合では，max IMT の片側 1 cm，および 2 cm の 3 ポイントを用いて mean IMT を算出する（図 1-23B）．

3 プラークスコア（plaque score）

　頸動脈の動脈硬化度を半定量的に評価する方法として，プラークスコアが用いられる．
　計測法には頸動脈を 4 分割する方法[8]と 3 分割する方法がある（図 1-24）．4 分割（分岐部より末梢側 15 mm，中枢側 15 mm 間隔で区画）する方法では，より正しく評価することが可能であるが，煩雑でスクリーニング的に行うのは難しい場合もある．一方，3 分割（内頸動脈，頸動脈球，総頸動脈の 3 区画）する方法は簡便であり，それぞれの左右のプラーク厚の総和をプラークスコアとする．ただし，血管閉塞の場合は両者とも利用できない．

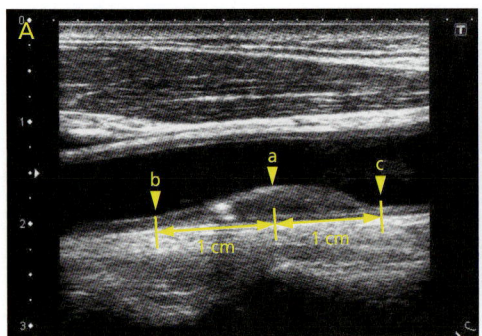
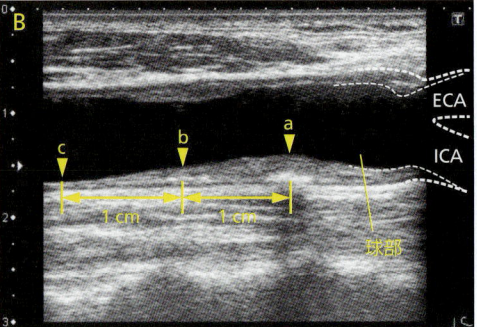

$$\text{Mean IMT} = \frac{a+b+c}{3}$$

図1-23 Mean IMT の計測

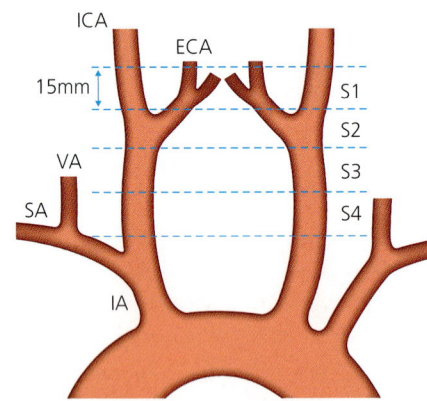
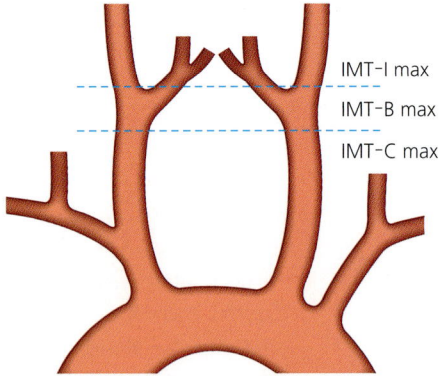

4分割[5]：分岐部より末梢側15 mm，中枢側15 mm間隔で区画し，それぞれのプラーク厚の総和

3分割[3]：内頸動脈，頸動脈球，総頸動脈の3区画でそれぞれ左右のプラーク厚の総和

図1-24 プラークスコア

※注意：Plaque score は 1.1 mm 以上の IMT の総和で示し，閉塞の場合は利用できない．外頸動脈は含めず，左右の総頸動脈から内頸動脈までで算出する．

プラーク（plaque）の評価

1 定義

　プラークとは血管内腔に突出した限局性の隆起性病変であるが，ガイドラインによってその定義は若干異なっている．日本超音波医学会では『IMC 表面に変曲点を有する限局性の隆起性病変をプラークと称する．ただし，vascular remodeling の症例は，血管内腔への隆起の有無に関係なくプラークとする[3]』とされ，壁厚に関しては基準がない．一方，日本脳神経超音波学会では『外膜より 1.1 mm 以上の厚みを持つ部分を plaque と定義する．この定義は健常人では高齢になっても IMT が 1.1 mm を超えることがほとんどないことから便宜上定義されたものであり，1.1 mm より厚い部分が必ず病理的な粥腫に相当するという意味ではない[5]』とされ，形による基準はなく，平坦であってもプラークと判定される．また，早期動脈硬化研究会では『IMT が 1.0 mm を超え，IMC 表面に変曲点を有する限局性病変．ただし，vascular remodeling の症例は隆起の有無に関係なく plaque とする[7]』と定義されている．検査者によって判定が異なることのないよう施設内では統一しておく必要がある．

2 プラークの高さ・数の計測

プラークは最大厚と隆起部の幅，個数を評価する．これらの値は動脈硬化性病変の評価，治療および経過観察において重要である．最大厚の測定は血管の斜め切りに注意し，短軸像で計測することが望ましい[5]（図 1-25）．

3 プラークの性状診断

50％以上の狭窄を生ずるプラークは，エコー輝度や表面性状，均一性などのプラーク性状を記載することが望ましい．

1）エコー輝度

エコー輝度の分類は低輝度（hypoechoic，または low echo），等輝度（iso-echoic），高輝度（calcified, hyperechoic）の3段階に区別する（図 1-26）．低輝度は血液，等輝度は近傍の筋組織，高輝度は骨の輝度を参考に判定すると良い．また，観察深度や記録条件によってエコー輝度が変化するため，可能な限りプラーク病変と同側（前壁側または後壁側）のそれぞれの対象物と比較するようにしたい．多方向からのアプローチでも描出が不良な場合，無理には分類をせず識別困難と表記する．

2）表面性状

表面性状（surface）は平滑（smooth），壁不整（irregular），潰瘍（ulcer）に分類される（図 1-27）．潰瘍の定義は「陥凹が 2 mm 以上のものとする場合」[9]と「明らかな陥凹を伴うものとされる場合」[3]がある．前者は診断機器の解像度が低かった時のもので，現在ではより小さな潰瘍も検出されるため後者を利用している施設が多い．また，潰瘍と平滑の中間に位置するものを壁不整とする．

3）均一性

上記のエコー輝度が1種類の場合を均一プラーク，2種類以上混在している場合を不均一プラークとする（図 1-26）．

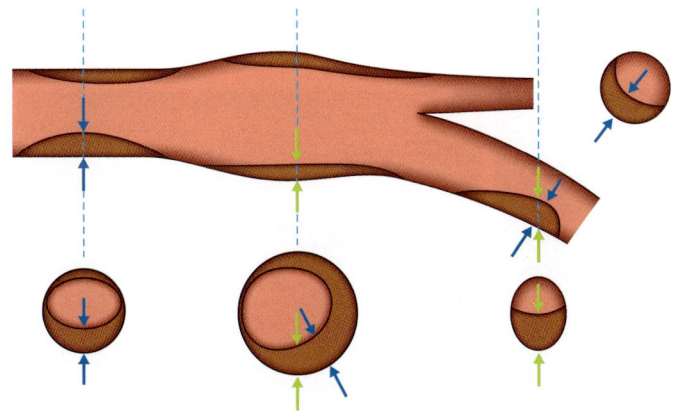

↑：不適正　↑：適正な位置と方向を示す

図 1-25 max IMT の測定

Max IMT 測定時は最大厚が描出される部位で血管の斜め切りに注意し，長軸断面を参考にして血管に直交する短軸断面で計測することが望ましい．

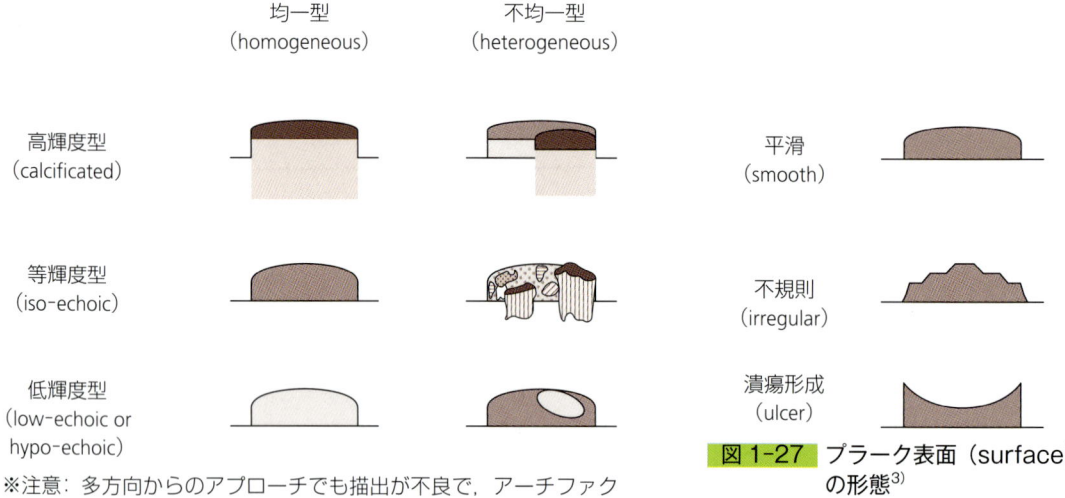

図 1-26 プラークの輝度と均一性からみた分類[3]

図 1-27 プラーク表面（surface）の形態[3]

※注意：多方向からのアプローチでも描出が不良で，アーチファクトとの鑑別が困難な場合，無理には分類をせず，識別困難と表記するに留める．

4）可動性

可動性については，付着血栓・プラークの崩壊・脆弱性が関与しているため，注意して観察する．可動性病変を見落とさないためにはゲインやフォーカス，ダイナミックレンジなどの装置条件を適切に調整する必要がある．その際，フレームレートを上げて注意深く観察することがコツである．

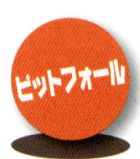

ゲインの調整

プラークのエコー輝度はゲイン調整により大きく変化する．低輝度プラークの性状を詳細に観察するには，必然的にゲインを上げて確認してしまう．気がつくと低輝度プラークは等輝度プラークのようなエコー輝度に変化している（図 1-28）．プラークのエコー輝度を観察する際，常に全体のエコー輝度を確認しながら判定するようにしたい．

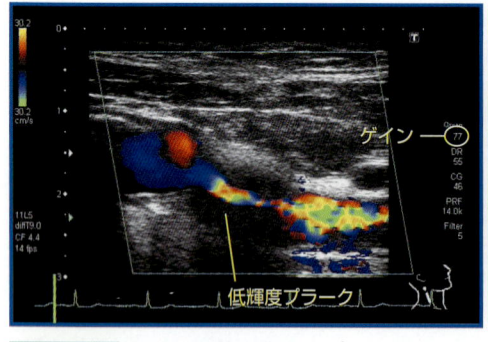
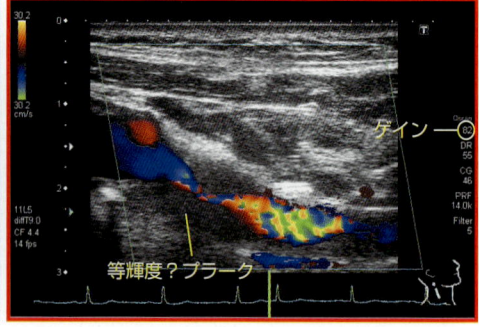

図 1-28 ゲイン調整で異なるプラークイメージ
A：低輝度プラーク
B：等輝度？プラーク
ゲイン調整により低輝度プラークから等輝度プラークにエコー輝度は変化して見える．
プラークのエコー輝度を観察する際，画面全体のエコー輝度を確認しながら判定する．

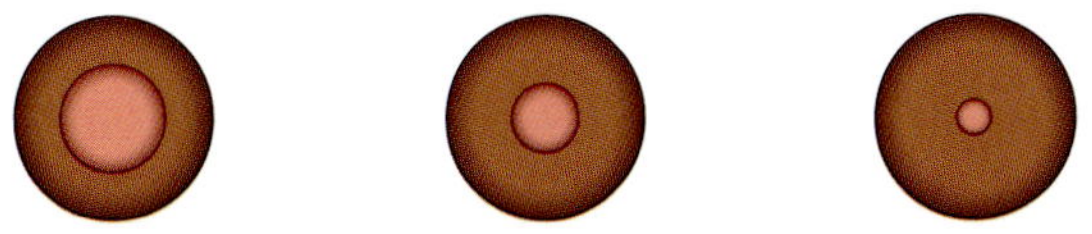

ECST法	40%	50%	60%	70%	80%	90%
面積法	64%	75%	84%	91%	96%	99%
血流速		150cm/sec		200cm/sec		

図 1-29 狭窄率の関係（ECST法と面積法の狭窄率の違い）
文献 5）より引用，一部改変

表 1-2 狭窄率の利点と欠点

	利点	欠点
NASCET法	内膜剥離術や頸動脈ステント留置術の適応評価に有効なエビデンス 血行動態をよく反映する	ICA遠位部の描出が難しい 偏在性狭窄では不正確
ECST法	NASCETに比べ測定が容易 高位分岐例でも計測が容易	球部〜内頸動脈膨隆部では狭窄率を過大評価する 偏在性狭窄では不正確
面積法	偏在性狭窄でも評価可能	血管造影などの径狭窄率に比べ数値が大きくなる 狭窄率を過大評価
最大血流速度	計測が簡便 石灰化病変でも測定可能	同じ狭窄率でも狭窄形状や病変距離により値が変化する ドプラ入射角度の影響あり

狭窄評価

　狭窄率の測定方法は NASCET（North American Symptomatic Endarterectomy Trial）法，ECST（European Carotid Surgery Trial）法，面積法（面積狭窄率）の 3 通りがある．算定方法で狭窄率の値が異なってしまうため，報告書には必ず狭窄率の算定方法を記載する必要がある．一般に，狭窄率は面積法≧ECST法≧NASCET法の順に大きい値となるためどのくらいの狭窄率に相当するか参考にしたい（図 1-29）．それぞれの利点，欠点を表 1-2 に示す．

1 血管径による狭窄率

　血管径による狭窄率には NASCET 法[10,11]と ECST 法[12]の 2 つが提唱されている（図 1-30）．NASCET 法は狭窄部より末梢の正常部位での血管外径と狭窄部の内腔径から算出する方法で血管造影と同じ算出方法である．一方，ECST 法は狭窄部での血管外径と内腔径から算出する方法である．いずれも狭窄部位の形状によっては，測定の仕方で誤差が大きくなってしまう．一般に，偏在性狭窄例では狭窄部位は短径を計測するようにしたい（図 1-30）．

2 面積狭窄率

　血管の横断面においてプラーク病変を除いた血管本来の内腔面積と狭窄部内腔面積の比率から求める方法（図 1-30）．同じ断面の設定が容易に得られるため経過観察に適する．しかし面積狭窄率では血管造影での狭窄率とは一致しないことに注意する．また，測定時は超音波ビームを血管に対し，垂直に入射することが大切である（図 1-31）．

ECST (European Carotid Surgery Trial)[12]

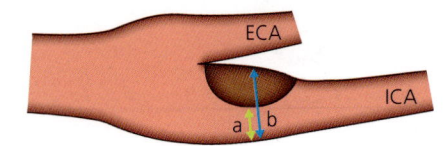

$$\% \text{ stenosis} = \frac{b-a}{b} \times 100$$

NASCET (North American Symptomatic Carotid Endarteretomy Trial)[10,11]

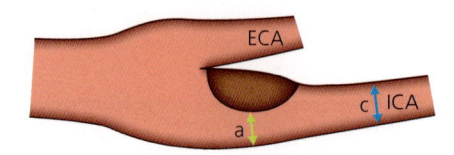

$$\% \text{ stenosis} = \frac{c-a}{c} \times 100$$

面積狭窄率

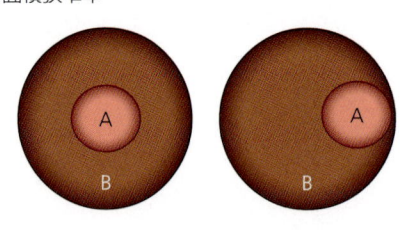

$$\% \text{ stenosis} = \frac{B-A}{B} \times 100$$

※偏在性狭窄の場合

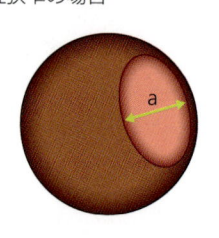

短軸像で確認し短径を計測する

※総頸動脈狭窄の場合
上記の面積狭窄率に径狭窄率を追加する

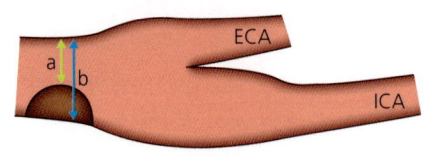

ECST法に準じて計測し
径狭窄率○○%と報告する

図 1-30 狭窄率の求め方

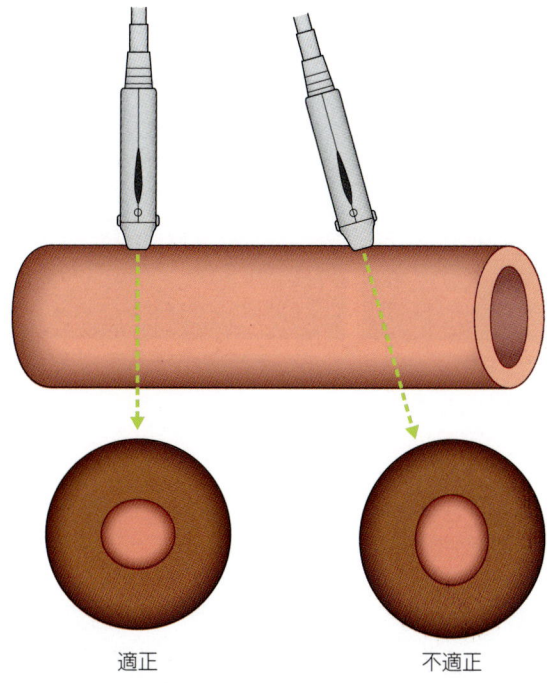

図 1-31　面積狭窄率測定時の注意点
血管に対し，超音波ビームを垂直に入射させる．

> **ワンポイントアドバイス**
>
> **狭窄率の計測**
>
> 　狭窄率を計測する際，Bモード法単独では狭窄部内膜面と内腔の境界が不明瞭なことが多く，カラードプラ法の併用が必要となる．しかし，カラードプラ法では角度依存性があり，血管をやや斜めに描出させなければ十分な血流表示とはならない．また，狭窄部位でははみ出し血流（ブルーミング）も多く，過少評価の原因となっている．このような時，高精細パワードプラ表示を用いることが有効である．このモードはカラードプラ法より分解能が高く，はみ出し血流を最少限に抑えることができ，狭窄部位を的確に捉えることができる．Bモード単独で測定が難しい場合には，高精細パワードプラ表示の利用が勧められる（図 1-32）．なおカラードプラガイド下で測定した場合，参考値として明記する．

3　ドプラ法による狭窄率の推定

　カラードプラ法で血流シグナルの狭小化を認める部位にサンプルボリュームを設定し，パルスおよび連続波ドプラ法で収縮期最高流速（PSV）を測定し，狭窄の程度を評価する（図 1-33）．狭窄部の PSV が 1.5 m/sec を超える場合は NASCET 狭窄率 50％以上[13]，さらに PSV が 2 m/sec 以上は NASCET 狭窄率で 70％以上[14]の狭窄が疑われる．ただし，near occlusion の場合は血流速度が低下する[5]．また，重症の狭窄病変では，狭窄部位の末梢側の血流は AT の延長や乱流が認められる．

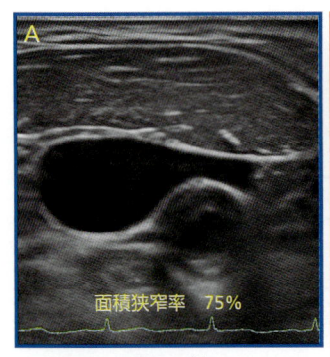

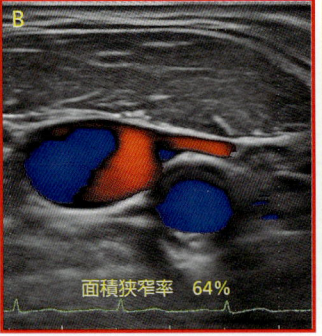

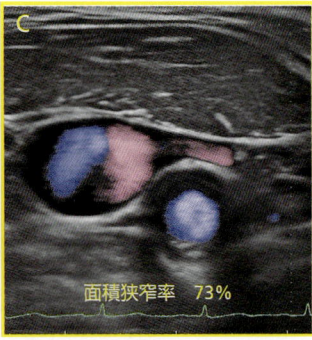

図 1-32 カラーガイド下における狭窄率の測定

A. Bモード単独では狭窄率の測定がやや難しい.
B. カラードプラ法では血流腔からはみ出して（ブルーミング）血流シグナルが描出されるため，実際の血管内腔より太くカラー表示される.
C. 高精細パワードプラ法（Directional eFlow）を用いると従来のカラードプラよりも高分解能で高フレームレート，低ブルーミングな血流表示が可能になり，狭窄率が測定しやすくなる.

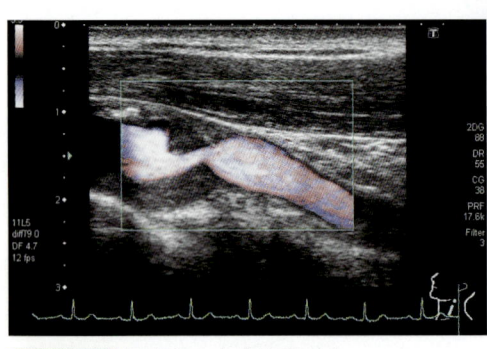

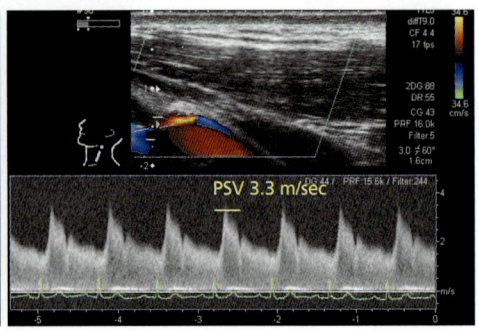

図 1-33 狭窄部の血流速度測定

5 血流速度の測定と評価法

　日常検査で行う血流速度の評価は総頸動脈，内頸動脈，椎骨動脈の血管内腔径が比較的均一な部位で各1箇所ずつ計測する．血管の屈曲・蛇行や高度狭窄・閉塞がある場合では測定部位に注意したい．また，外頸動脈の血流速度測定は内頸動脈閉塞性病変が疑われる場合は必須とする．

■ サンプルボリュームの設定（図 1-34）

1 サンプルボリュームの幅

　パルスドプラのサンプルボリュームは，通常は血管径の2/3程度が推奨されている．大きく設定しすぎると動脈壁の動きの影響を受け，小さく設定し動脈の中央に置いた場合，速い血流の

sample volume
- 幅　…血管腔の2/3位
- 角度…60°以内にする
- 位置…分岐から2cm以上離れた場所
　　　　（血管径の3倍位）

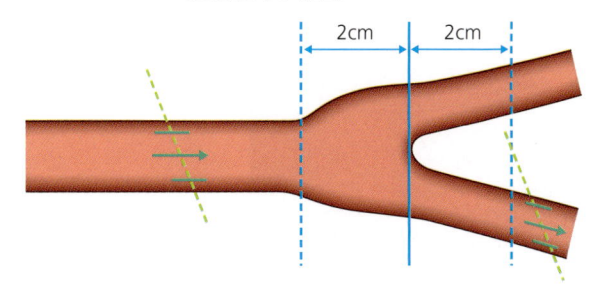

図1-34 サンプルボリュームの設定

みを測定することになる．

2 サンプルボリュームの角度

　ドプラ入射角度は，可能な限り入射角度を小さくするような断面を設定する．角度補正は計測誤差を考慮して60°以内で記録できるように調整しなければならない．

3 サンプルボリュームを置く位置

　狭窄部位では最大狭窄部に設定し，狭窄のない場合は，良好な画像が得られる部位に自由に設定する．ただし，血流の変化する分岐部を避け，分岐から2cm以上離れた場所に設定することが望ましい．

血流速波形の計測

　計測項目は収縮期最高血流速度（peak systolic velocity: PSV），拡張末期血流速度（end diastolic velocity: EDV）を必須とし，時間平均最大血流速度（time averaged maximum velocity: TAMV）や収縮期加速時間（accerelation time: AT），収縮期最大流速/拡張末期流速比（SD ratio），抵抗係数（resistance index: RI値），および平均血流速度（Vmean）を用いて拍動係数（pulsatility index: PI値）などは必要に応じて計測される．なお血流速度波形の評価時には心電図の同時記録が有用である．

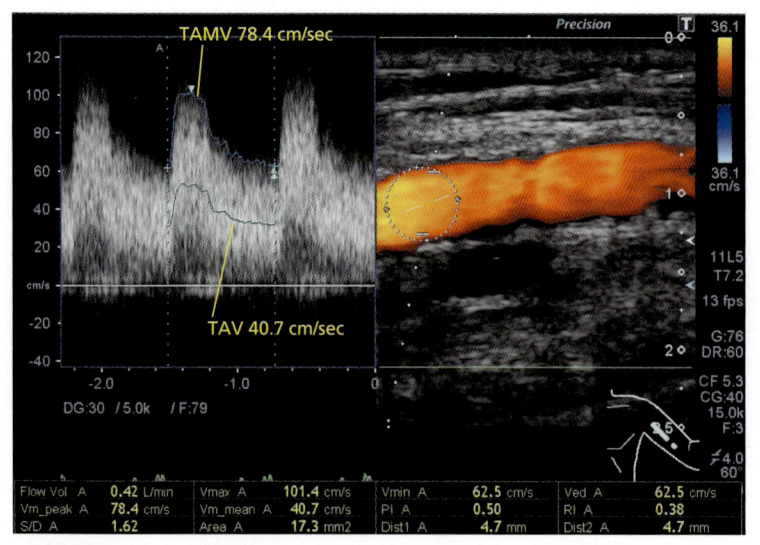

図 1-35 平均血流速度

時間平均血流速度（TAV：time averaged flow velocity）は 40.7 cm/sec を示し，血流量は 0.42 L/min である．一方，時間平均最大血流速度（TAMV：time averaged maximum flow velocity）78.4 cm/sec で血流量を算出した場合，0.82 L/min になり両者の血流量は大きく異なる．

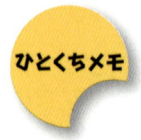

> **ひとくちメモ**
>
> ### 2つの平均血流速度
>
> 超音波ドプラ法から得られる平均血流速度は下記の2種類があり，装置側の設定を確認しておく必要がある．それぞれ目的に応じて使い分けるが，誤って算出すると結果が大きく異なるため注意が必要である（図 1-35）．
>
> ・時間平均最大血流速度（TAMV：time averaged maximum flow velocity）：
> 　最大血流速度波形の辺縁（最も速い流速の部分）をトレースして求められる．通常，PI（pulsatility index）を算出する際に利用される．
>
> ・時間平均血流速度（TAV：time averaged flow velocity）：
> 　1 心拍内あるいは一定時間内で平均した流速値．1 心拍分の平均血流速度波形を装置側で自動トレースし，サンプルボリューム内の血流速度分布を考慮して求められる．
> 　正確に血流量を算出するには時間平均血流速度が利用される．そのため血流速波形の記録時には，サンプルボリュームを血管内腔からはみ出さない最大の大きさに調節し，高速血流と低速血流の両方の成分を捉えられるようドプラフィルタを調節する．

血流評価

1 総頸動脈

総頸動脈の血流速度は加齢に伴い減少する．特に最大血流速度値では 20 歳代（70.3±12.2 cm/sec）に比べ 70 歳代（34.6±8.9 cm/sec）で約半分になるといわれている[15]．その他，平均血流速度値，最低血流速度値，時間平均最大血流速度値，時間平均血流速度値はいずれも加齢で減少するが，変化の程度は最高血流速度に比べ少ない[16]．

・総頸動脈拡張末期血流速度による末梢側病変の推測

5 ● 血流速度の測定と評価法

ED ratio（end diastolic ratio）判定基準

$$\text{ED ratio} = \frac{\text{健側の拡張期血流速度}}{\text{狭窄側の拡張期血流速度}}$$

ED ratio	閉塞部位の診断
1〜1.4 未満	正常
1.4 以上〜4 未満	中大脳動脈閉塞または内頸動脈狭窄
4 以上	内頸動脈完全閉塞

正常例

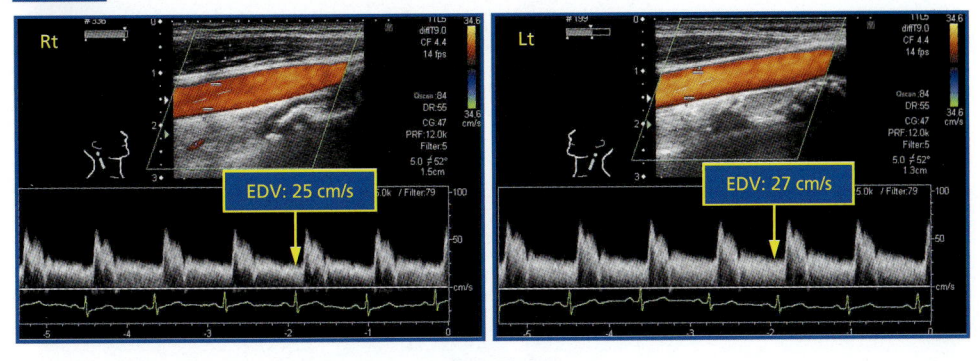

EDV: 25 cm/s　　EDV: 27 cm/s

$$\text{End diastolic ratio} = \frac{\text{EDV: 27 cm/s}}{\text{EDV: 25 cm/s}} = 1.1$$

左内頸動脈高度狭窄症

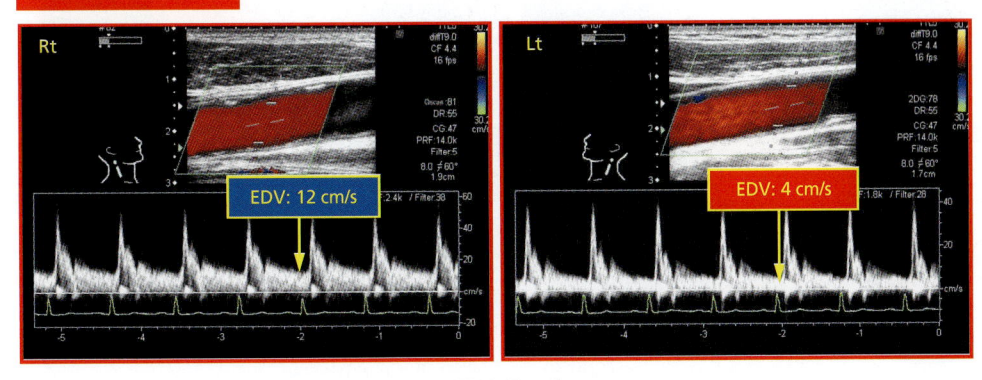

EDV: 12 cm/s　　EDV: 4 cm/s

$$\text{End diastolic ratio} = \frac{\text{EDV: 12 cm/s}}{\text{EDV: 4 cm/s}} = 3.0$$

図 1-36 ED ratio（end diastolic ratio）[17]

　総頸動脈では拡張末期血流速度の左右差が，健側（血流速度の速い側）／病側（血流速度の遅い側）＞1.4 で内頸動脈の閉塞や高度狭窄が疑われる[17]（図 1-36）．ただし，拡張末期血流速度が両側低下している症例では末梢側病変を推測することはできない．

A. 高度大動脈弁閉鎖不全症

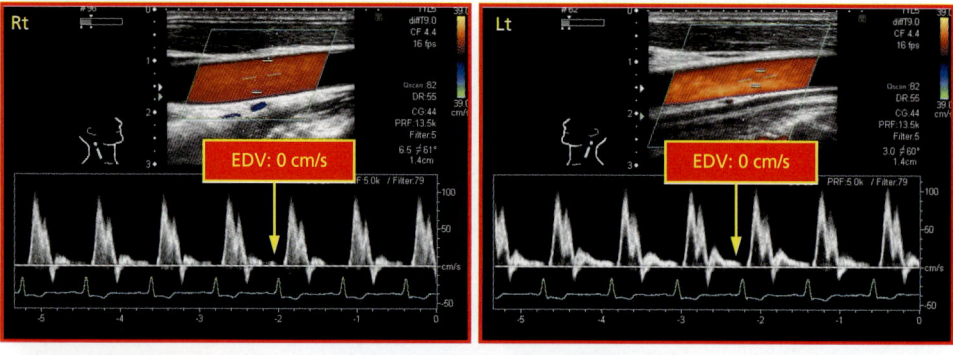

End diastolic ratio = $\dfrac{\text{EDV: 0 cm/s}}{\text{EDV: 0 cm/s}}$

B. 高度大動脈弁狭窄症

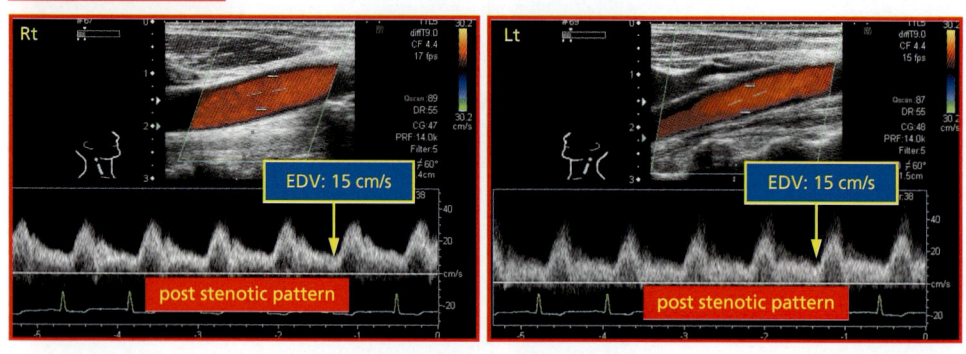

End diastolic ratio = $\dfrac{\text{EDV: 15 cm/s}}{\text{EDV: 15 cm/s}}$

図 1-37 高度な大動脈弁閉鎖不全症と大動脈弁狭窄症

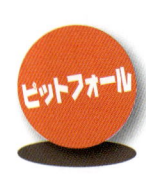

ピットフォール

高度な大動脈弁閉鎖不全と大動脈弁狭窄症

総頸動脈の拡張末期血流速度が両側低下している症例では，高度な大動脈弁逆流の存在を視野に入れた観察が必要である（図1-37A）．また，総頸動脈の血流速波形が収縮期の立ち上がりが遅れる post stenotic pattern を示す場合，高度な大動脈弁狭窄が疑われる（図1-37B）．これらの確認方法は心エコーを施行することが最も確実であるが，実施できない場合には聴診や椎骨動脈の血流速度波形も同様の変化を示すか否かを観察したい．

2 内頸動脈

超音波ドプラ法で最高血流速度が 2.0 m/sec を超える場合，NASCET 狭窄率 70％以上[14]，1.5 m/sec を超える場合，NASCET 狭窄率 50％以上[13] が疑われる．その他，拡張期血流速度が 0.7 m/sec 以上や内頸動脈と総頸動脈の最高血流速度比が 3.0 倍を超える場合，あるいは内頸動脈と総頸動脈の拡張末期血流速度比が 3.3 倍を超える場合などが，内頸動脈 70％狭窄を示唆する所見である[14]．

5 ● 血流速度の測定と評価法

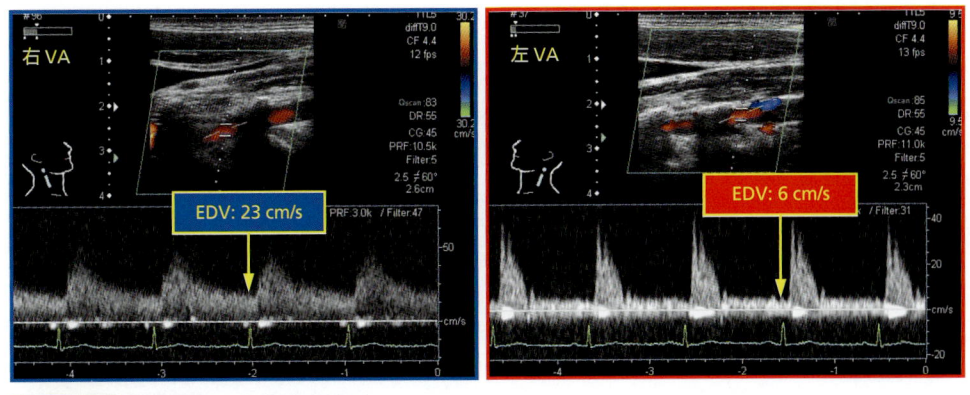

図 1-38 椎骨動脈の血流速度波形
拡張末期血流速度は右椎骨動脈に比較し，左椎骨動脈で著明に低下している．末梢側病変を疑う所見である．

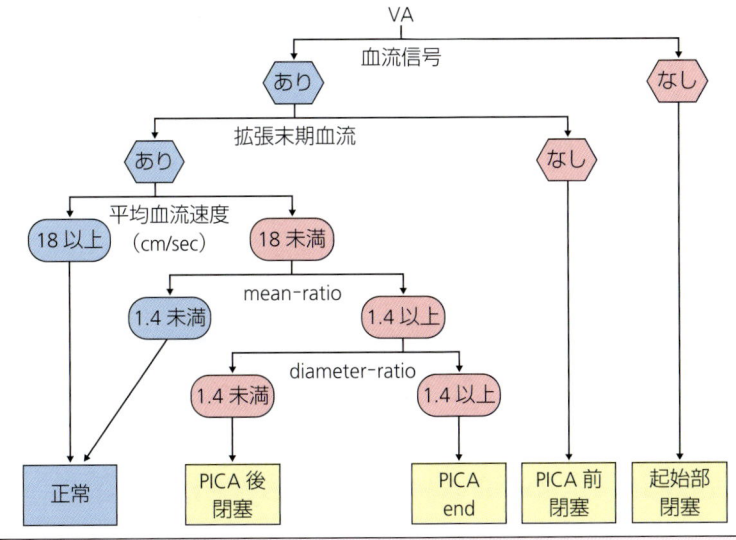

PICA end: 椎骨動脈が低形成で，先天的に PICA 分岐後で閉塞している normal anomaly．この診断基準では両側椎骨動脈 PICA 後閉塞は，診断できないことに注意を要する．

図 1-39 椎骨動脈の閉塞診断のためのフローチャート
(Saito K. et al. Vertebral artery occlusion in duplex color-coded ultrasonography. Stroke. 2004; 35: 1068-72.)

3 椎骨動脈

　椎骨動脈の狭窄病変は，エコー検査で観察しやすい錐体に沿って走行する部位では少なく，鎖骨下動脈からの起始部と後下小脳動脈（PICA）の分岐前後が好発部位である．したがって狭窄病変を直接 B モードで検出することは難しく，血流速波形から病変を推測することが多い．
　拡張末期および平均血流速度が低下している場合，遠位部での閉塞や高度狭窄を疑う所見である（図 1-38）．ただし，高齢者や先天的に椎骨動脈が細い症例では，必ずしも病変があるとは限らない．診断の目安としては拡張末期血流速度が 10 cm/s 以下，あるいは平均血流速度 18 cm/s 以下で，PI が総頸動脈の PI より高い場合に遠位部の閉塞や高度狭窄が疑われる（図 1-39）．一方，

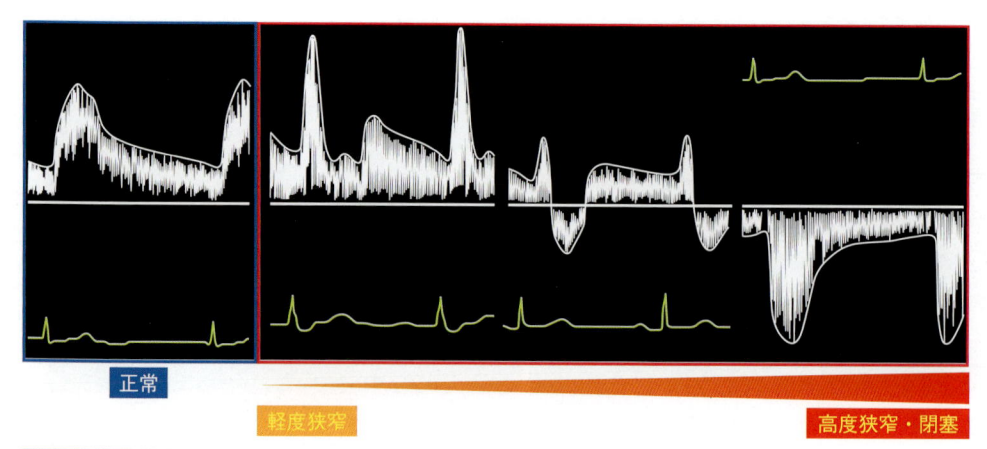

図 1-40 椎骨動脈血流波形から推測される鎖骨下動脈狭窄病変

正常　軽度狭窄　高度狭窄・閉塞

収縮期の立ち上がりが遅れる post stenotic pattern では，起始部の狭窄を示唆する血流速波形である．また，収縮期の立ち上がりや拡張末期血流速度が正常でも血流速波形が異常パターンを示す場合，鎖骨下動脈盗血現象（subclavian steal phenomenon）を疑い，鎖骨下動脈起始部や腕頭動脈の確認を行う（図 1-40）．

6　代表的疾患と特徴的エコー所見

■ 鎖骨下動脈盗血症候群（subclavian steal syndrome）

　鎖骨下動脈が椎骨動脈を分岐する前で狭窄または閉塞した場合，上肢への血流を供給するために，患側の椎骨動脈が逆流する現象を鎖骨下動脈盗血現象という（図 1-41）．これに伴い患側上肢の運動により手のしびれやめまい，複視といった椎骨脳底動脈系の神経症候も呈する場合，鎖骨下動脈盗血症候群と称される．実際には脳虚血症状が出現する頻度は多くはない．解剖学的な関係から左に多いが，右の椎骨動脈に生じることもある．検査にあたっては，狭窄あるいは閉塞の位置（椎骨動脈起始部との関係），狭窄の程度，上腕動脈への血流影響の程度も評価する．

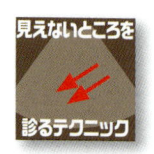

見えないところを診るテクニック

鎖骨下動脈の狭窄

　鎖骨下動脈盗血現象では鎖骨下動脈の狭窄の程度に応じて逆流成分が変化する．椎骨動脈の血流速波形が収縮期に瞬時の逆流が見られる場合，軽度の狭窄病変が考えられ，逆流成分が増すにつれて狭窄は重症化する．完全に逆行する場合では閉塞あるいは高度狭窄を疑う（図1-40）．軽度の狭窄例では，この現象の判断が難しい場合もある．その際，患側の上腕動脈を圧迫すると逆流成分は減り，圧迫を解除すると逆流成分が増えるため，波形が変化することを確認する．

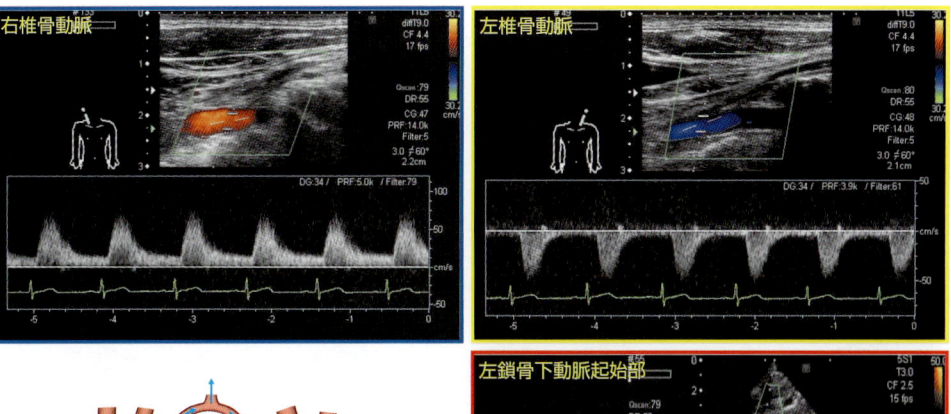

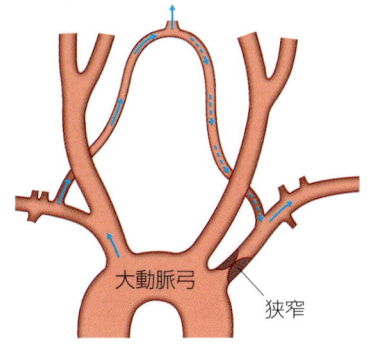

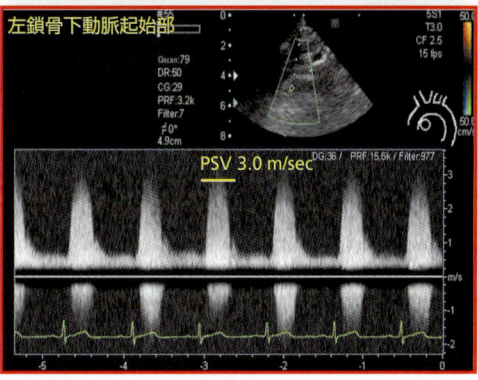

図 1-41 鎖骨下動脈盗血現象（subclabian steal phenomenon: SSP）

高安動脈炎（Takayasu's arteritis）

　高安病は非特異的な原因不明の慢性血管炎により大動脈とその分枝（腕頭動脈，鎖骨下動脈，総頸動脈，腎動脈，総腸骨動脈），肺動脈の閉塞・狭窄をきたす疾患である．代表的な臨床症状は脈拍触知の左右差，鎖骨下動脈の狭窄に伴う鎖骨下動脈盗血症候群（subclavian steal syndrome）である．身体所見では発熱，倦怠感，体重減少，まれに関節痛や筋痛を認める．また，上腕における血圧の左右差（15 mmHg 以上）は重要な所見である．

　特徴的なエコー所見としては内膜中膜複合体が全周性および対称性に肥厚するマカロニサイン（Macaroni sign）が確認される（図 1-42）．また，鎖骨下動脈盗血現象が見られることも多い．

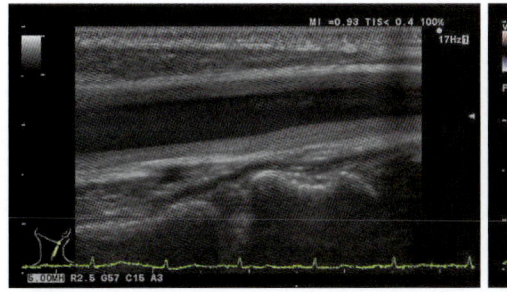

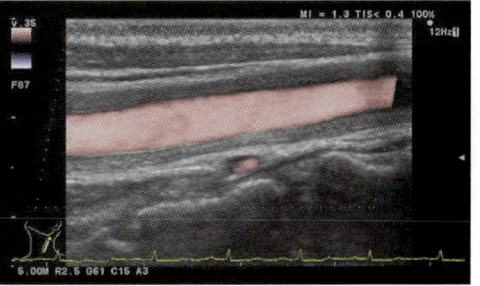

Macaroni sign（マカロニサイン）

図 1-42 高安動脈炎の総頸動脈

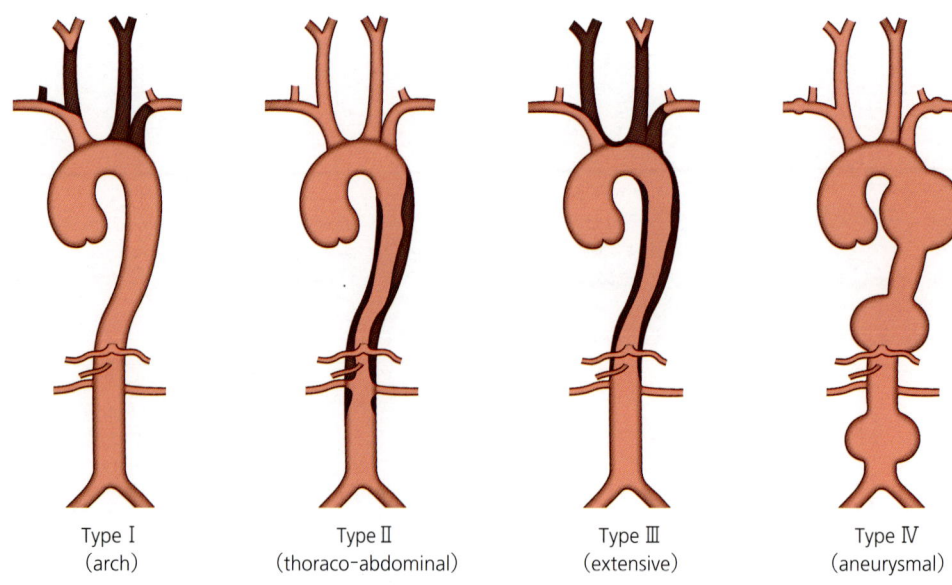

Type Ⅰ	Type Ⅱ	Type Ⅲ	Type Ⅳ
(arch)	(thoraco-abdominal)	(extensive)	(aneurysmal)

図 1-43　高安動脈炎（Takayasu's arteritis）の分類

頸動脈エコー検査で高安病が疑われた症例では，心エコー検査で大動脈弁閉鎖不全症の合併の有無を確認することと，大動脈とその主要分枝の確認が必要である（図 1-43）[18, 19]．

解離（大動脈解離，外傷，頸動脈解離）

　頸動脈の解離をきたす病態には，胸部大動脈解離の頸動脈への進展の場合と外傷性や特発性に発症する頸動脈原発の解離の場合がある[5]．確定診断には flap，あるいは真腔と偽腔（解離腔）の二腔構造，解離に伴う壁在血栓（mural thrombus）の確認などの直接所見が必要である（図 1-44）．解離を有する場合には真腔内の血流の状況と偽腔内の血流や血栓の有無，頸動脈末梢でのリエントリーの有無を観察する．

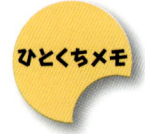

ひとくちメモ　解離の進展範囲
　大動脈解離の解離腔の進展は頸動脈の分岐部を超えることは比較的まれである．一方，頸動脈原発の動脈解離は分岐部の 1～2cm 末梢側に発生することが多い．これは動脈硬化性の粥腫が頸動脈分岐部に発生することが多いからと考えられる．

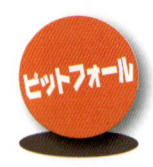

ピットフォール　偽動脈解離
　総頸動脈に flap 様のエコー像が観察されることがある．これは総頸動脈の外膜面（矢頭）が反射体となり，内頸静脈壁が鏡面反射して生じる現象である．鑑別にはカラードプラ法やMモード法が有効である．通常，解離例では偽腔より真腔の血流速度が高く，両腔の血流像は異なるが，アーチファクト例では同一に表示される．またフラップは血流に伴う動きを示し，アーチファクトは血管壁と同じ運動を示す（図 1-45）．観察血管の診断距離を変えることも有効である．

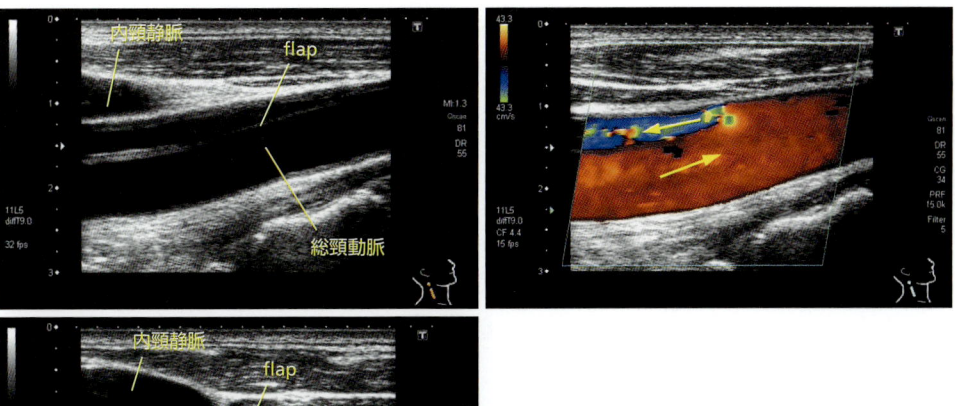

6 ● 代表的疾患と特徴的エコー所見

図 1-44 頸動脈の解離
矢印は血流方向を示す．

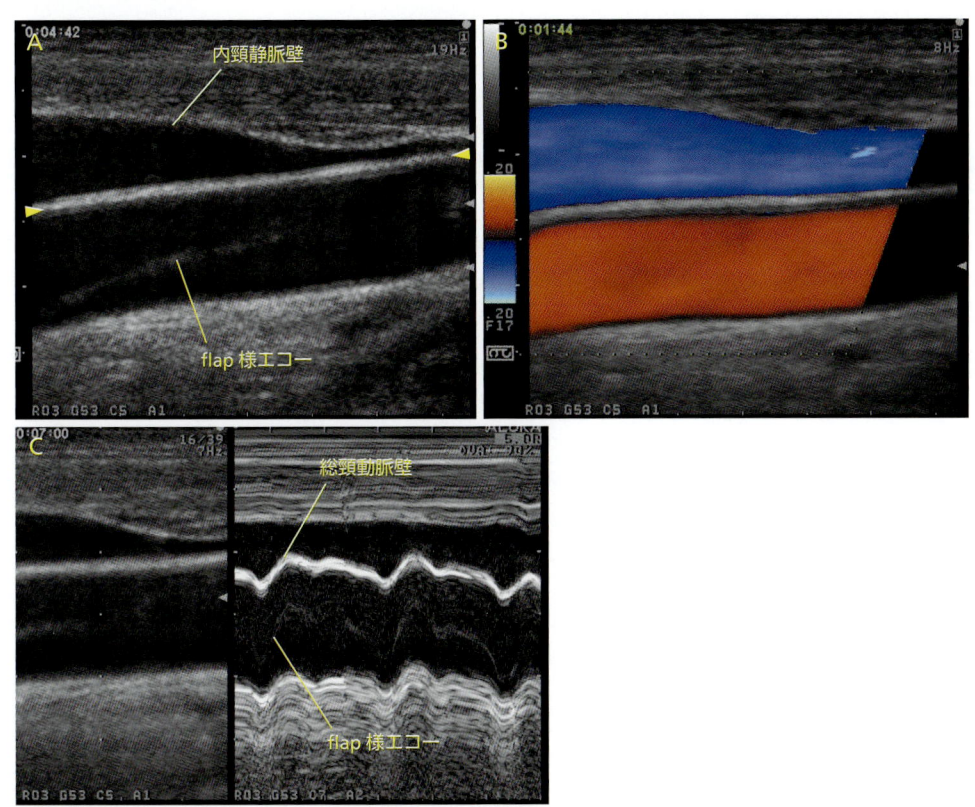

図 1-45 偽 flap
A. 総頸動脈に flap 様のエコー像が観察される．これは総頸動脈の外膜面（矢頭）が反射体となり，内頸静脈壁が鏡面反射して生じる現象である．
B. カラードプラ法で総頸動脈の内部全体に均一な血流表示を示し，解離を否定できる．
C. M モードを用いると flap 様エコーは，動脈壁と同じ動きをしていることが確認できる．

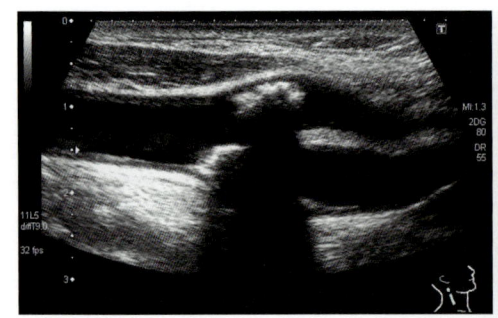

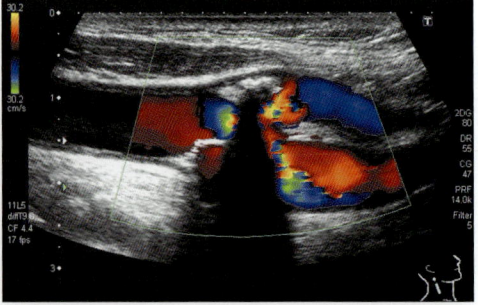

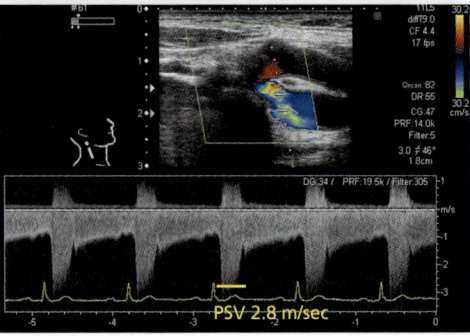

図 1-46 高度石灰化病変
前壁側に石灰化を有する場合，音響陰影により血管内部は描出されない．
パルスドプラ法による最大血流速度は 2.8 m/sec を示し狭窄と判定される．

頸動脈狭窄症

　動脈硬化によって生じる頸動脈狭窄症は，脳梗塞発症の強い危険因子であり高度狭窄に対しては，血管内治療や外科的血行再建術が考慮される．超音波検査では前記のプラーク性状（輝度と内部性状，均一性，可動性の有無）や病変の長さ，血管径の計測が大切である．また，狭窄の診断は血管径の狭窄率や面積狭窄率，ドプラ法による血流速計測が用いられる．

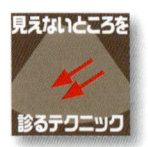

見えないところを診るテクニック

石灰化病変における狭窄度の推定

　血管前壁側に石灰化病変を有する場合，音響陰影が生じ狭窄の程度は評価できない．このような症例では，石灰化病変前後の血流速度波形から狭窄の程度を判定する．血流速波形の高速化を示す場合，狭窄率は高いと判断できる（図 1-46）．また内頸動脈病変では AT（acceleration time）を測定し，前後の計測値を AT ratio として算出させ，2.0 以上で NASCET 法 70％以上の高度狭窄が示唆される．

脳塞栓症

　心臓などから遊離した血栓により脳血管が突然閉塞するために，脳血流不全が生じ，脳組織が壊死に陥る病気で，しばしば内頸動脈から総頸動脈に血栓が観察されることがある（図 1-47）．この血栓はプラークとは明らかに形状が異なり，低輝度，均一なエコー性状を呈することが多い．

発症直後

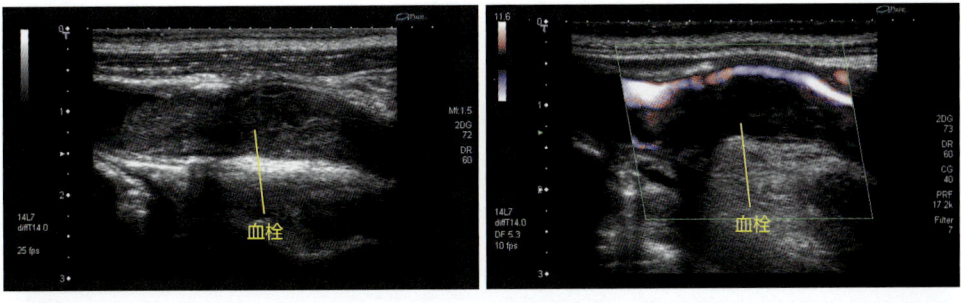

血栓

血栓

3週間後

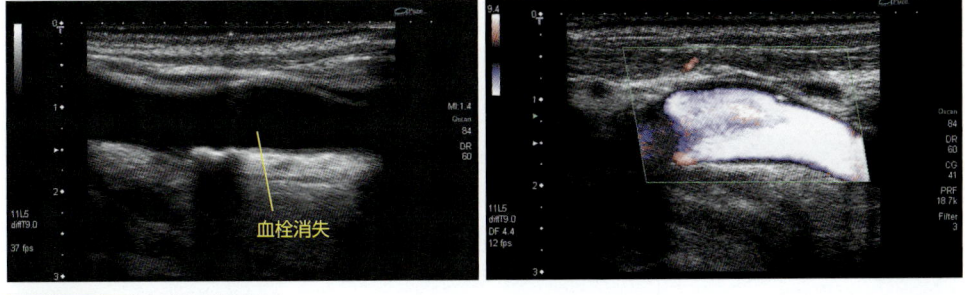

血栓消失

図 1-47 急性期脳梗塞例

また血栓は拍動を伴い，中枢側ではもやもやエコーが観察される．血栓溶解療法による早期治療例では，この血栓が完全に消失することもあり詳細な観察が必要となる．

7 知っておきたい治療法と評価法

　頸動脈狭窄症は基本的に内科的治療の対象となるが，血行再建術となる治療法としては，頸動脈ステント留置術（CAS：carotid artery stenting）と内膜剥離術（CEA：carotid endarterectomy）がある．脳卒中治療ガイドラインでは，70％以上の症候性高度狭窄例および60％以上の無症候性高度狭窄例では CEA を行うこと，CEA の危険因子を有する症例では CAS を行うことが奨められている[20]．また，脳塞栓症では血栓溶解療法が有効であり，発症直後（3～6時間以内）の早期治療が重要である．

治療前後の評価方法

　一般に NASCET 法 による狭窄率が基準になるが，現実には内頸動脈遠位側の血管径はエコー検査で測定することは難しく，参考値になることが多い．そのためエコー検査では径や面積の狭窄率に加え，血流速度による狭窄診断が重要である．

1 内膜剥離術（CEA: carotid endarterectomy）

　術前評価では病変の高さが重要である．高位狭窄病変では，血管の剥離や内頸動脈遠位部の血流遮断が困難となる．一方，術後評価ではBモードによる血管内腔とカラードプラ法による血流シグナルを観察する．特に術前に見られたモザイク血流が消失している画像は記録しておきたい．パルスドプラ法では最大血流速度の上昇がないことを確認する．術後遠隔期では治療部位よ

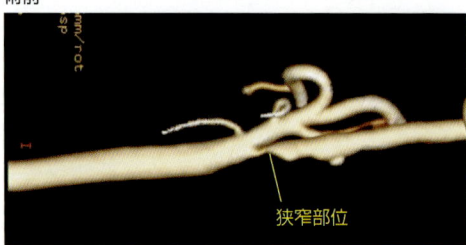

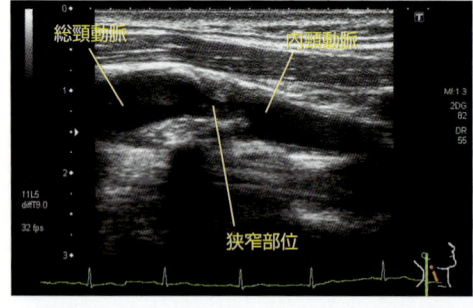

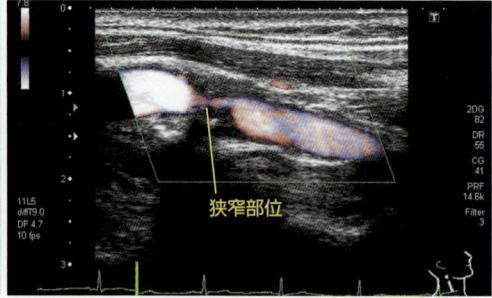

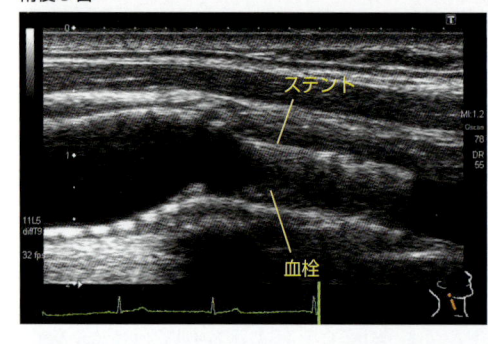

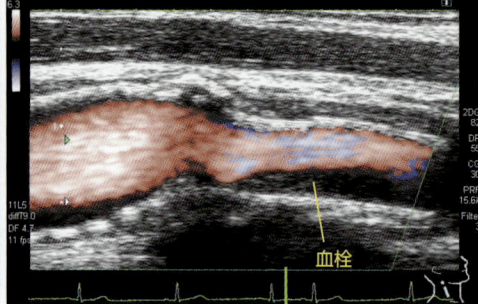

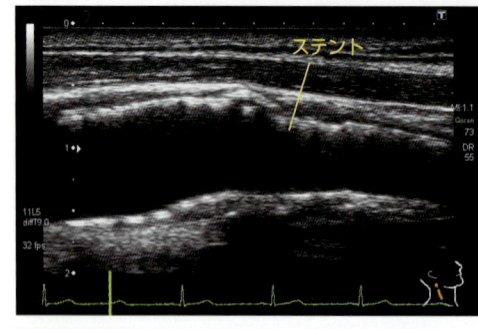

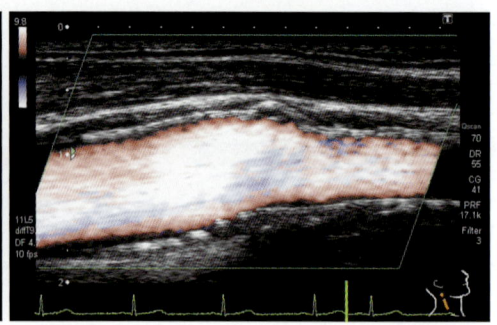

図1-48　内頸動脈狭窄症に対する頸動脈ステント留置術

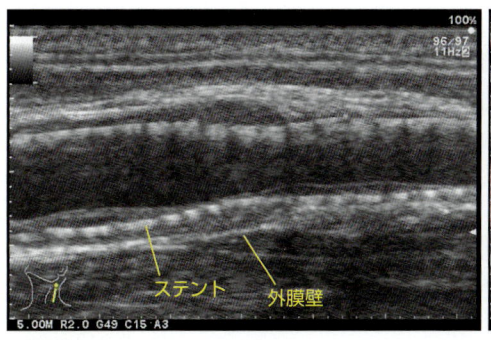

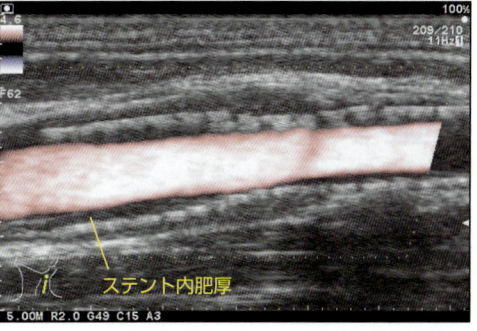

図 1-49 ステント留置術後，ステント内肥厚

り末梢側や中枢側に再狭窄をきたすこともあり，広範囲の観察が必要である．

2 頸動脈ステント留置術（CAS: carotid artery stenting）

　CAS の術前評価ではプラーク性状（輝度と内部性状，均一性，可動性の有無）の評価が重要であり，病変の長さや血管径の計測が拡張バルーンやステントのサイズ決定に参考となる．超音波によるプラーク性状評価で低輝度を示す場合，不安定プラークの可能性が高く，術中の塞栓性合併症の危険性が高くなる．また，壁在血栓を有するものや体積が大きい症例もリスクが高いと考えられる．高度石灰化病変例では，拡張不十分やステントの通過不能などの可能性がある．

　術直後からステント内のプラーク突出や亜急性血栓症をきたす症例もあり，術後早期の検査が望まれる（図 1-48）．ステント内を観察する際，画像を拡大しステント内腔が鮮明に描出されるように装置条件を調整することが大切である（図 1-49）．再狭窄の診断にはステント内腔の形態や内腔径，血流速度を計測することが重要である．CAS 後の血流速度は，PSV 3.0 m/sec 以上で狭窄率 70％以上，PSV 1.75 m/sec 以上で狭窄率 50％以上に相当すると報告されている[21]．

ワンポイントアドバイス

ステント部の測定部位と計測項目

当院でのステント部の測定部位と計測項目を示す（図 1-50）．
・測定部位：A（ステント近位側），B（最大狭窄部付近），C（ステント遠位側）を測定．
・計測項目：最大血流速度，径狭窄率（(A－A')／A×100）（％）
※注意：
・プラークや内膜増殖を有する場合，病変部位を追加する．
・径の計測は B モードで行う．
・血管径はステントの径ではなく，外膜間距離と内腔径を測定する．
・内膜増殖例ではステント表面から内膜増殖表面までの最大径を測定する．

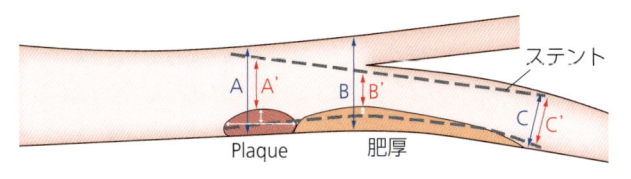

図 1-50 ステント部の測定部位

参考文献

1) 坂井建雄, 他, 総編集. 人体の正常構造と機能Ⅱ, 循環器. 日本医事新報社; 2000.
2) 尾崎俊也. 頸動脈, 血管診療技師認定機構・血管無侵襲診断法研究会, 編. 血管無侵襲診断テキスト. 南江堂; 2007. p.114-23.
3) 日本超音波医学会. 超音波による頸動脈病変の標準的評価法, Jpn J Med Ultrasonics. 2008; 35(2): 502-518.
4) 寺島 茂, 久保田義則. 頸部動脈, 血管超音波テキスト. 超音波検査技術. 2005; 30(62): 25-56.
5) 日本脳神経超音波学会, 栓子検出と治療学会合同ガイドライン作成委員会. 頸部血管超音波検査ガイドライン. Neurosonology. 2006; 19: 50-69.
6) O'leary DH, Polak JF, Kronmal RA, et al. Carotid-artery intima and media thickness as a risk factor for myocardial infarction and stroke in older adults. N Engl J Med. 1999; 340: 14-22.
7) 山崎義光 代表幹事, 尾崎俊也 編集.「早期動脈硬化研究会」ホームページ. http//www.imt-ca.com.
8) Handa N, Matsumoto M, Maeda H, et al. Ultrasonic evaluation of early carotid atherosclerosis. Stroke. 1990; 21: 1567-72.
9) de Bray MJ, Baud JM, Dauzat M. Consensus concerning the morphology and the risk of carotid plaques. Cerebroavsc Dis. 1997; 7: 289-96.
10) Barnett HJM, Taylor DW, EliaziwM, et al. Benefit of carotid endarterectomy in patients with symptomatic moderate or severe stenosis. N Engl J Med. 1998; 339: 1415-25.
11) North American Symptomatic Carotid Endarterectomy Trial (NASCET) Streeing Committee. North American Symptomatic Carotid Endarterectomy Trial: methods, patient characteristics, and progress. Stroke. 1991; 22: 711-20.
12) Rothwell PM, Gutnikov SA, Warlow CP, et al. Reanalysis of the fainal results of European Carotid Surgery Trial. Stroke 2003; 34: 514-23.
13) Wang TJ, Nam B-H, Wilson PWF, et al. Association of C-reactive protein with carotid atherosclerosis in men and women：The Framingham Heart Study. Arterioscler Thromb Vasc Biol. 2005; 22: 1662-7.
14) Koga M, Kimura K, Minematsu K, et al. Diagnosis of internal artery stenosis greater than70 % with power Doppler duplex sonography. Am J Neuroradiol. 2001; 22: 413-7.
15) Fujishiro K, Yoshimura S. Haemodynamic changes in carotid blood flow with age. jikeikai Med J. 1982; 29: 125-38.
16) 藤代健太郎. 標準化基準値. 古幡博, 編著. コンパクト超音波αシリーズ頸動脈エコー; ベクトルコア. 2004. p.46-71.
17) Yasaka M, Omae T, Tsuchiya T, Yamaguchi T. Ultrasonic evaluation of the site of carotid axis occlusion in patients with acute cardioembolic stroke. Stroke. 1992; 23: 420-2.
18) 佐藤 洋. 大動脈. 血管超音波テキスト, 日本超音波検査学会, 編. 2005; 127-58.
19) 松尾 汎：大動脈瘤・大動脈解離の臨床と病理. 由谷親夫, 松尾 汎, 編. 医学書院; 1994. p.2-8.
20) 篠原幸人, 他編. 脳卒中治療ガイドライン 2009. 2009.
21) Setacci C, et al. Grading carotid intrastent restenosis: a 6-year follow-up study. Stroke. 2008; 39(4): 1189-96.

Chapter 2
大動脈エコー

1 大動脈の解剖

胸部大動脈

　大動脈とは心臓から駆出される動脈血を全身に送り出す主幹動脈である．左心室から送り出された血液は大動脈弁を通り上行大動脈に入る（図2-1）．この大動脈の起始部では左右の冠状動脈が分岐し心臓の筋肉を栄養している．上行大動脈は肺動脈幹の後ろを右に向かって上行し，弓状に後方に向かう弓部大動脈となる．通常，弓部大動脈からは3本の主要分枝である腕頭動脈，左総頸動脈，左鎖骨下動脈が分岐し，上肢と頭部への血流が保たれている．しばしば弓部分岐には異型もあり，腕頭動脈側から左総頸動脈と左鎖骨下動脈が分岐する例や左総頸動脈が腕頭動脈から分岐する例，左椎骨動脈が弓部大動脈から分岐する例なども見られる．左鎖骨下動脈を分岐した後からは背側を下行する下行大動脈となり腹部大動脈へと続く．下行大動脈では肋間動脈や気管支動脈などが分岐している．

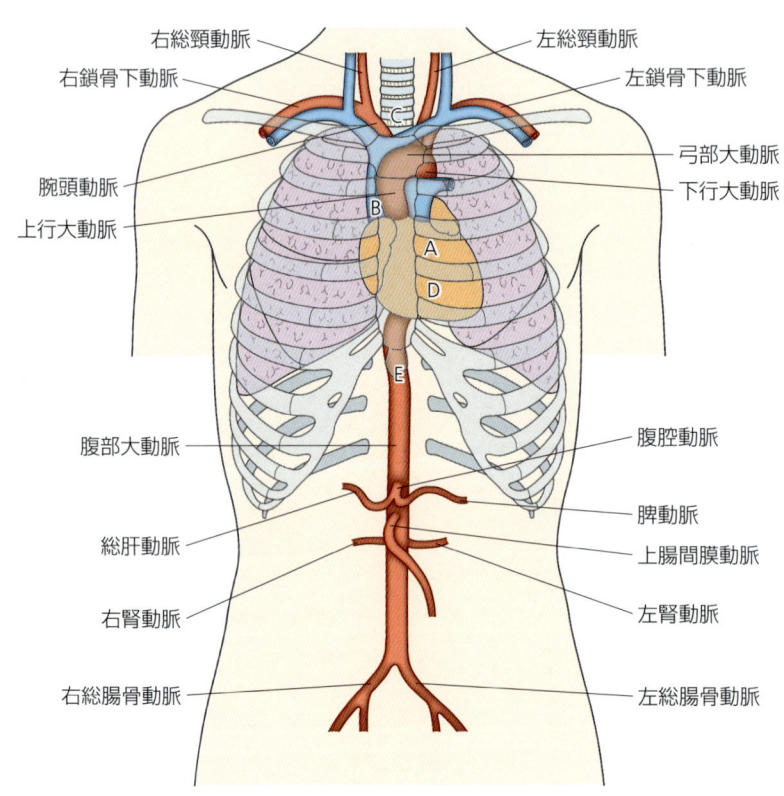

図2-1 大動脈の解剖と体表からのアプローチ方法
A：傍胸骨部左縁アプローチ（上行大動脈近位部の描出）
B：傍胸骨部右縁アプローチ（上行大動脈中部の描出）
C：胸骨上窩アプローチ（弓部大動脈と分枝血管の描出）
D：傍胸骨部左縁アプローチ（下行大動脈の描出）
E：腹壁アプローチ（腹部大動脈と腹部分枝血管の描出）

腹部大動脈

下行大動脈が横隔膜の後ろ側の部分にある大動脈裂孔を通ると腹部大動脈となる．横隔膜を貫いてから約 10 cm 位のところで腹部主要 4 分枝である腹腔動脈，上腸間膜動脈，左右腎動脈が分岐し，肝臓や腎臓，脾臓，膵臓，胃腸の大半を栄養している．その後，腰動脈や下腸間膜動脈などを分岐した後，第 4 腰椎付近（臍部付近）で左右の総腸骨動脈に分岐する．通常，血管径は上行，弓部，下行，腹部大動脈と末梢になるほど細くなる（図 2-1）．

2 検査の実際

■ 超音波診断装置と探触子の選択

大動脈の検査では疾患によって心臓や末梢動脈もみる必要があるため，心臓・腹部・末梢血管エコーができる汎用機を用いる．探触子は胸部では 2.5〜3.5 MHz のセクタ型，腹部では 3.5〜5.0 MHz のコンベックス型が主に利用される．胸骨上窩からの弓部，下行大動脈の観察にはマイクロコンベックス型プローブも有用である[1]．また，胸部では胸骨，肋骨，肺など超音波の透過を妨げる障害物が多く，良好な画像が得られないことも多いため症例によっては経食道心エコー（transesophageal echocardiography: TEE）法の併用が必要となる[1,2]．

■ 装置条件の調整方法

使用する診断装置の最適な条件設定で行う．血管内腔が明瞭に描出できる様に断層法をダイナミックレンジ 55，フレームレートは推奨 30 以上に設定し，カラー流速レンジは 50 cm/sec 程度に設定する[1]．

■ 前処置

胸部では経胸壁からのエコーでは特に必要としない．また，腹部では検査の目的が瘤径の計測に限られるような場合は必要ではないが，精査が必要な場合には絶食が望ましい．便秘や腹部膨満など腸管ガスの影響が強い場合，下剤による前処置が必要なこともある．

■ 検査体位

大動脈エコーでは検査部位によって仰臥位や左側臥位，右側臥位で実施される．検査時には無理のないように体位変換させることが大切である．

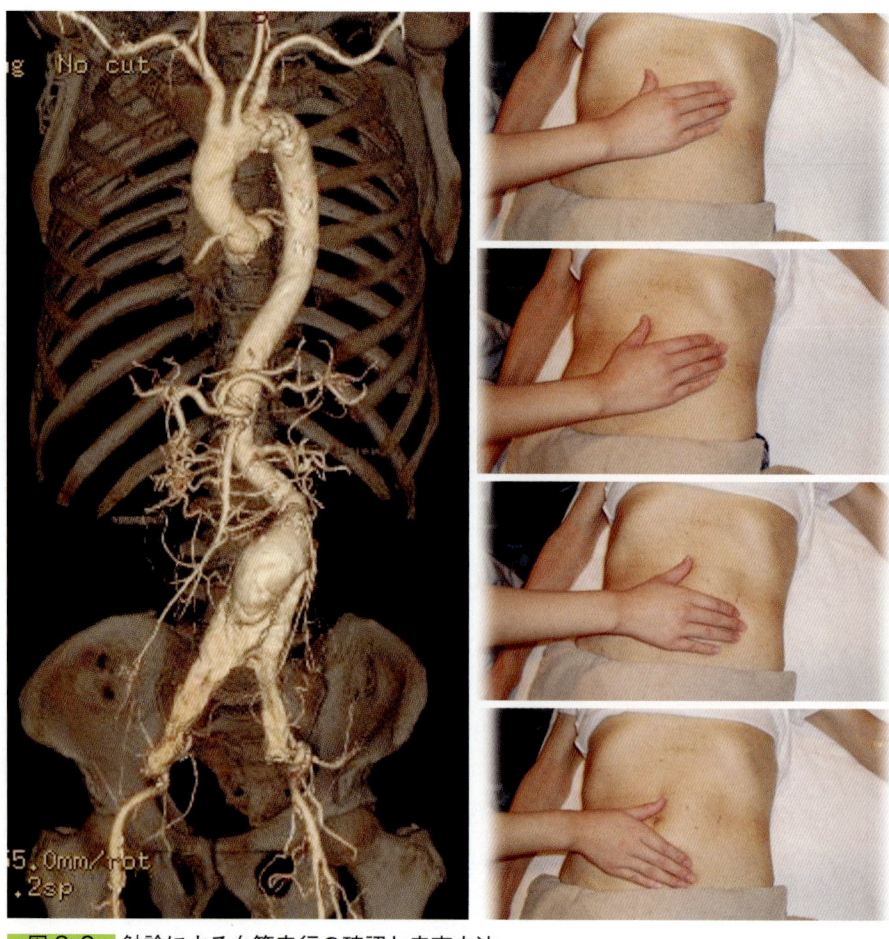

図2-2 触診による血管走行の確認と走査方法

身体所見の取得[3)]

エコー検査を始める前になるべく多くの情報を取得することが大切である．

1 自覚症状の確認

大動脈疾患では多彩な症状を呈することがあり，できるだけ詳しく聴取する．突然の激烈な疼痛（引き裂かれるような痛みと訴えることが多い）は大動脈解離を疑う．大動脈瘤の持続性あるいは進行性の疼痛は切迫破裂の徴候と考えられる．高安動脈炎の活動期では，発熱や全身倦怠感，食欲不振，体重減少などの全身症状が認められる．両下肢の冷感，しびれ，間欠性跛行などの虚血性症状を呈する場合，レリッシュ症候群を念頭に入れ検査する．また動脈硬化の危険因子（高血圧，高脂血症，糖尿病，喫煙など）の有無や大動脈疾患，心疾患および腎疾患などの既往歴の確認も大切である．

2 視診

腹部を完全に露出させた状態で，全体を観察する．腹壁の一部がコブのように隆起し，拍動し

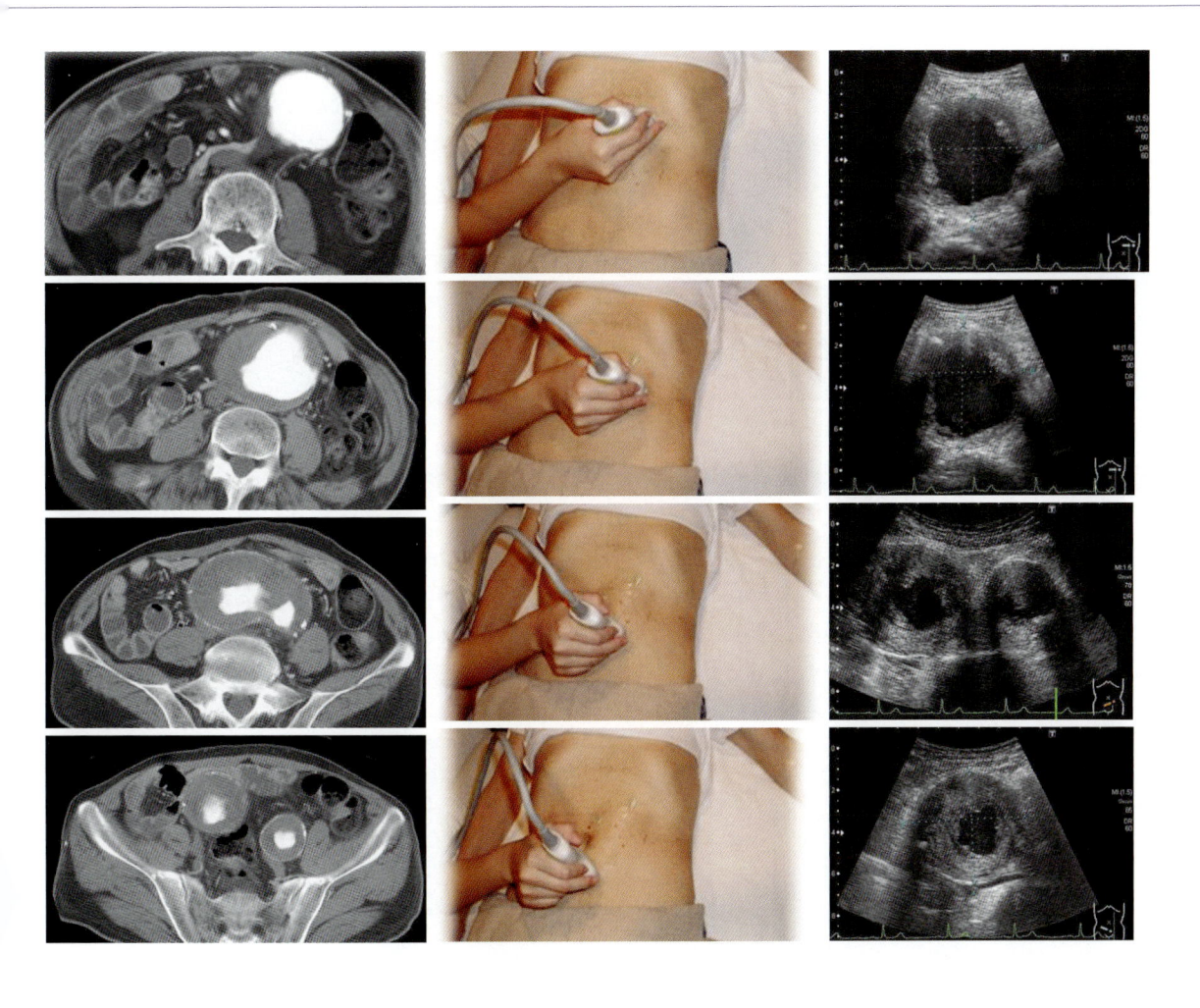

てみえる場合，腹部大動脈瘤を疑う所見である．外傷や手術創などがないかを観察し，あらかじめ探触子の接触可能範囲を確認しておく．また創部にはエコー透過性が良い市販のテープを検査前に貼っておくことが望ましい．

3 動脈拍動の触知

　横隔膜直下から掌を腹壁と平行に当て，ゆっくり腹部を押さえるように力を加え，徐々に末梢側へ移動していく（図2-2）．通常，脚を伸ばした状態で行うが，腹部に抵抗がある場合，膝を軽く立てさせると余分な力を排除できる．
　腹部大動脈瘤では肥満例を除き，拍動性腫瘤として触知される．ただし，やせている患者や大動脈が蛇行している症例では，瘤がなくても拍動を強く触知されることがある．多くの症例を経験すると触診で瘤の大きさを大まかに推定できるようになる．その際，腹壁の厚さを考慮して推測するとよい．また触診時には検者の手を温めておく配慮も必要である．

4 血管性雑音の有無

　超音波検査実施前に血管雑音を聴取することで，狭窄病変の検出率は向上する．特にエコー透

過性の悪い症例では一助となる．腹部領域における動脈性雑音を聴取するには聴診器をやや強く押し当てる必要がある．雑音が聴取される場合，狭窄や動静脈瘻，仮性瘤などを念頭に，その種類を聞きわける．ただし，狭窄が複数箇所にある場合や閉塞例では雑音は聴取されないので注意する．

3 描出方法と正常像[4]

■ 上行大動脈（近位部）の描出⇒傍胸骨部左縁アプローチ（図2-3A）

　左側臥位にて傍胸骨左縁の高位肋間より胸骨に近づけてアプローチする．心エコーの際，左室長軸断面で肋間を一つ上げ，探触子を時計方向に回転し，胸骨に近づけるように走査すると描出できる．血管壁を明瞭に描出させるために，探触子の位置や方向を微調整する．明瞭に描出できない時，左を向く角度を深くし，探触子をさらに胸骨に近づけ，呼気で息止めさせて記録する．

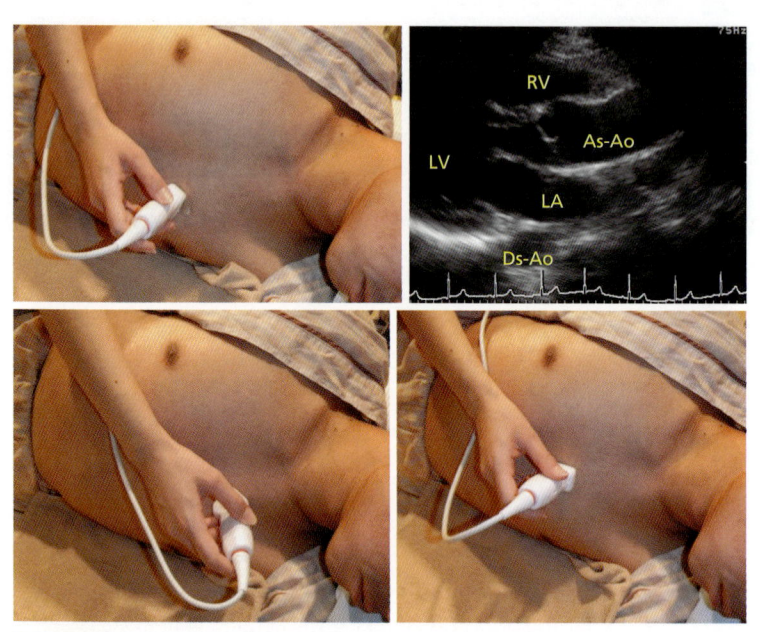

図2-3 大動脈各部位の基本アプローチ
A．上行大動脈近位部の描出（傍胸骨部左縁アプローチ）
LA：左心房，LV：左心室，RV：右心室，As-Ao：上行大動脈，Ds-Ao：下行大動脈

■ 上行大動脈（中部）の描出⇒傍胸骨部右縁アプローチ（図2-3B）

　患者を右側臥位にし，傍胸骨右縁の第2肋間よりアプローチする．探触子の向きは胸骨に平行ないし反時計方向に20°位回転させると長軸像が描出される．上行大動脈拡大例では血管が正中線より右側へ張り出してくるため，体位変換をしなくても容易に描出され，内部の状態を観察できる．

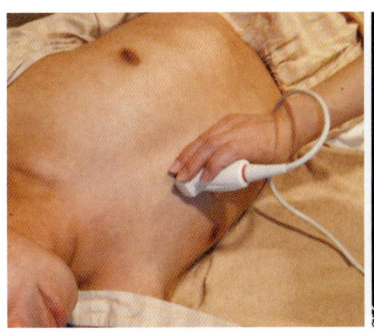

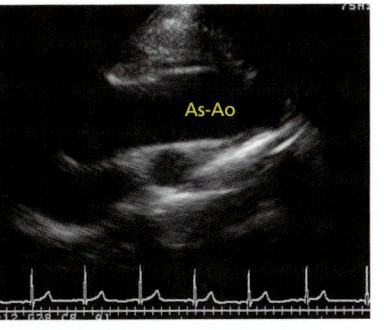

B. 上行大動脈中部の描出（傍胸骨部右縁アプローチ）
As-Ao：上行大動脈

弓部大動脈の描出⇒胸骨上窩アプローチ（図2-3C）

　胸骨上窩からのアプローチは，通常の仰臥位で顎を上げただけではecho windowが狭く描出できないこともある．その際，枕をはずすか，枕の位置を肩甲骨付近にずらし，首を背屈させ，さらに顔の向きを正面から少しずつ右に向かせることでecho windowが広がり良好な画像が得やすくなる．探触子は側面のマーカーを左肩側に向け，胸壁に対し約60°心臓側に傾けると長軸像が描出できる．ただし，首を背屈させる方法は患者の状態を悪化させる場合もあり注意を要する．

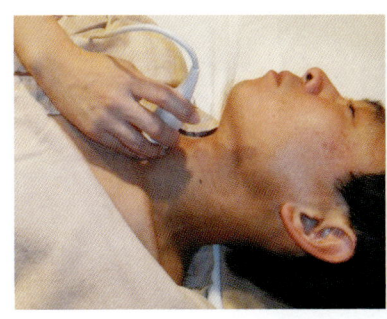

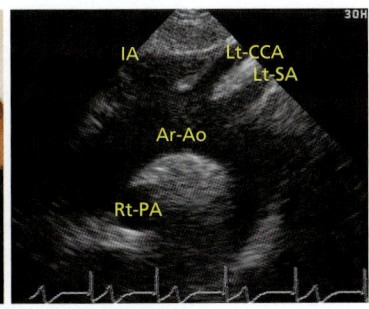

C. 弓部大動脈と分枝血管の描出（胸骨上窩アプローチ）
Ar-Ao：弓部大動脈，IA：腕頭動脈，Lt-CCA：左総頸動脈，Lt-SA：左鎖骨下動脈，
Rt-PA：右肺動脈

下行大動脈の描出⇒傍胸骨部左縁アプローチ（図2-3D）

　左側臥位で傍胸骨左縁の第3〜4肋間よりアプローチすると，左房の後方に大動脈の長軸像および短軸像が描出される．不鮮明な場合，探触子の位置や傾斜を微調整する．この部位は胸壁から遠い（深部）ため周波数を下げ，フォーカスポイントを深部に設定して観察することが大切である．

腹部大動脈の描出⇒腹壁アプローチ（図2-3E）

　体位は仰臥位を基本とし，両手は胸の上あるいは足側へ自然に置いた姿勢が適している．さらに膝を軽く曲げると腹部の力が抜けることがある．心窩部に探触子を置き，短軸断面で腹部大動

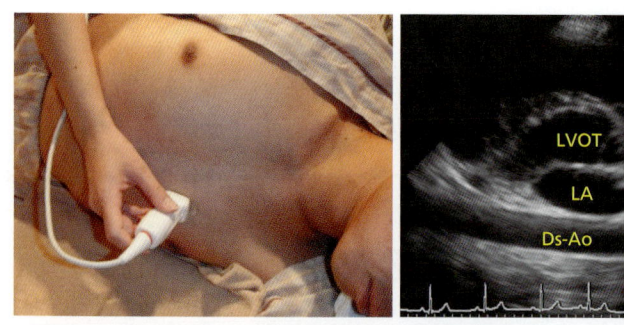

D. 下行大動脈の描出（傍胸骨部左縁アプローチ）
LA：左心房，Ds-Ao：下行大動脈，LVOT：左室流出路

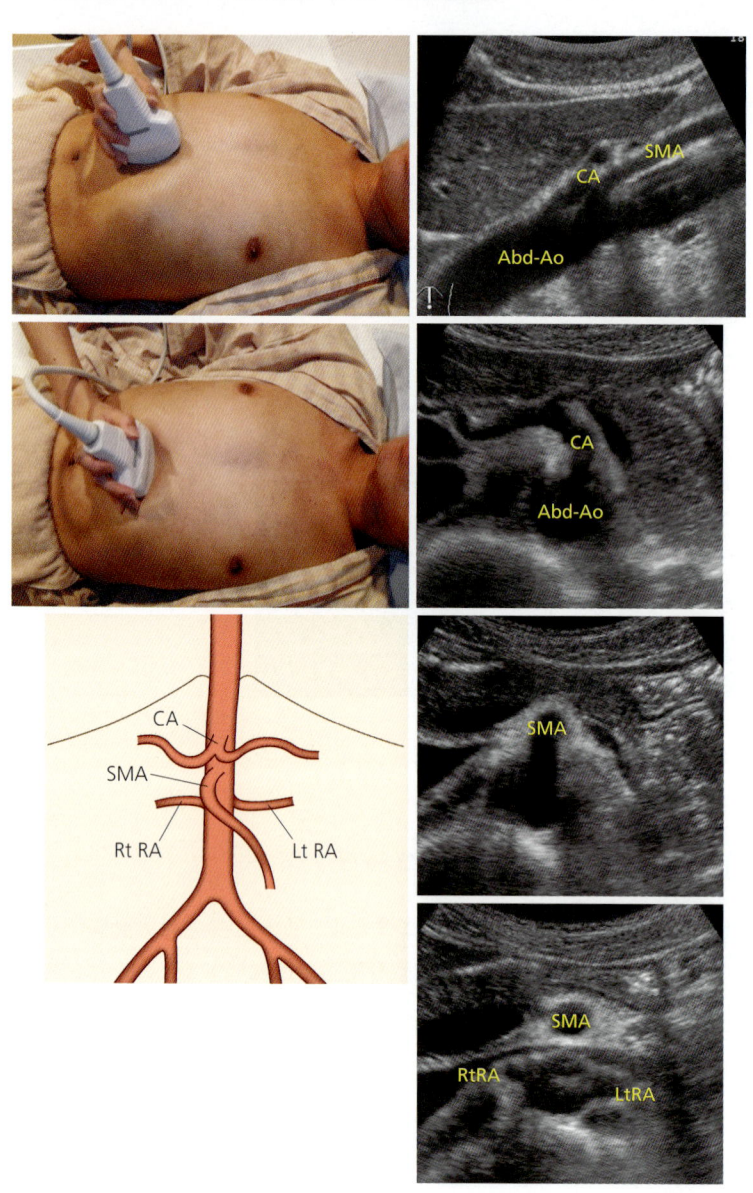

E. 腹部大動脈と分枝血管の描出（腹壁アプローチ）
Abd-Ao：腹部大動脈，CA：腹腔動脈，SMA：上腸間膜動脈，RtRA：右腎動脈，
LtRA：左腎動脈

脈を描出させる．通常，2 cm 前後の拍動血管として観察される．（右）隣には下大静脈が走行しているが，両者の区別は容易である．心窩部から腹部大動脈が描出されない場合，カラードプラ法で心窩部正中線上をゆっくり下行させて走査すると血流像が確認され同定しやすい．

腹部大動脈から最初に分岐する血管は腹腔動脈でその直下で上腸間膜動脈が分岐する．両者の判別が難しい場合もあるが，腹腔動脈では総肝動脈と脾動脈の分岐が確認され，上腸間膜動脈では下方への走行が観察される．左右の腎動脈は短軸像で上腸間膜動脈分岐直後に描出される．この腎動脈は左右ともに腹部大動脈の側方から分岐しているため，長軸像では描出されない．腹部大動脈末梢端は臍部の下で左右の総腸骨動脈に分岐する．

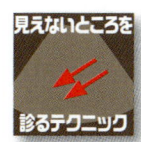

~描出不良例の対処法~

腹部や腸骨部などの深部領域では，探触子である程度圧迫して観察すると，対象血管の診断距離が浅くなり画質は向上する．さらに腹式呼吸で深吸気時に呼吸を停止させて記録するとより鮮明な画像が得られる．また，SCI (Spatial Compound Imaging) や AIP (Adaptive Image Processing) などの高画質化機能による調整も有効である（図2-4）．

消化管ガスにより描出が不良な場合，探触子で適度に圧迫を加え，大動脈前方の消化管ガスを排除させて観察する（図2-5）．ただし，大動脈瘤を疑い拍動が強く触知される場合，瘤を破裂させる可能性もあるので圧迫は禁物である．また体位変換も有効な手段である．どうしても描出されない時には，時間をおいて再度アプローチするとよい．

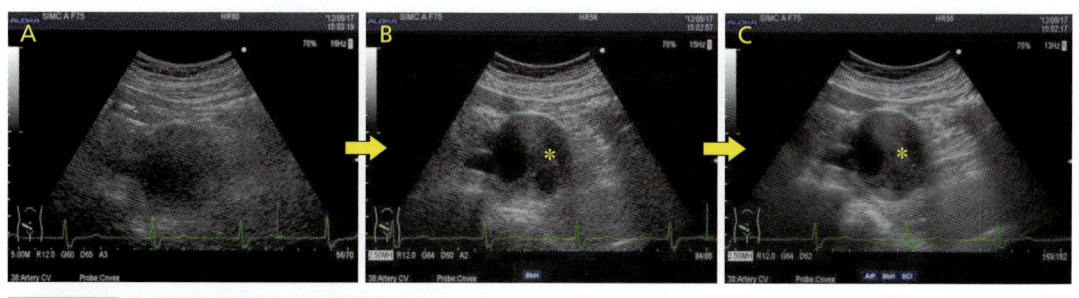

図2-4 高画質化機能による視認性の向上
A：通常の画像：内腸骨動脈瘤の存在は確認されるが極めて不鮮明，見逃す可能性は高い．
B：ハーモニック画像：内腸骨動脈瘤の存在がはっきり確認される．
C：ハーモニック，SCI（Spatial Compound Imaging），AIP（Adaptive Image Processing）画像：瘤全体が鮮明に確認される．瘤内部の血栓性状も判定できる．（＊印は血栓を示す）

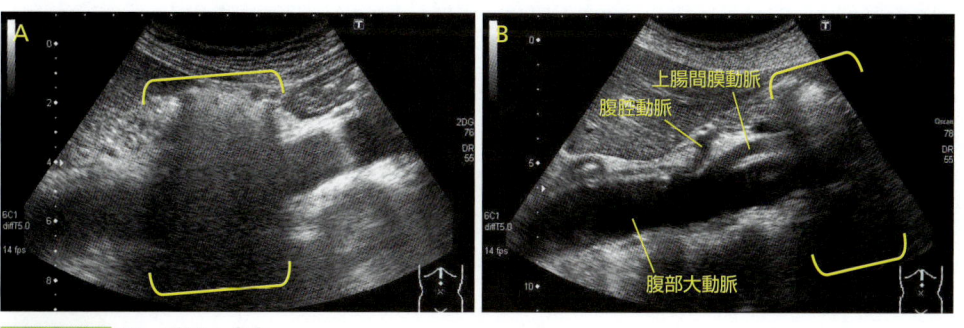

図2-5 アーチファクト
A：腹部大動脈が胃から生じた音響陰影により一部が描出されていない．
B：体位変換しアプローチ部位，方向を変え音響陰影を移動させると，腹部大動脈と分枝動脈が鮮明に描出できる．

4 観察・評価方法

　大動脈疾患を迅速かつ的確に診断するためには，各疾患における観察のポイントを熟知し効率よく検査を進めることが大切である．表2-1に代表的疾患の主な検査ポイントを示す．
　観察部位は病変が広範囲に及ぶ場合，胸部や腹部大動脈に限らず，心臓や下肢，あるいは上肢まで観察範囲を広げなければならない．

表2-1　代表的疾患の主な観察・評価項目

大動脈瘤	大動脈解離	高安動脈炎
病変部位（胸部・腹部・胸腹部） 大きさ 瘤の形態（嚢状・紡錘状） 瘤の壁構造（真性・仮性・解離性） 瘤内部の状態 瘤周囲の状態 （破裂などの合併症の有無）	flapの検出と範囲 真腔と偽腔の状態 entryとre-entryの位置や大きさ 分枝血管の状態 血管径	狭窄や閉塞，拡張病変の有無 ・上行大動脈の病変（紡錘状の拡張） ・大動脈弓部と分枝血管の病変 ・頸動脈の病変 ・腹部血管と分枝血管の病変
大動脈縮窄症	Marfan症候群	Leriche症候群
狭窄部の描出 狭窄部の最高血流速度測定 狭窄部血管径の測定 腹部大動脈の血流速波形 （大動脈二尖弁，動脈管開存症，心室中隔欠損症などの合併の有無）	大動脈瘤の有無 洋梨状の上行大動脈の拡張 大動脈弁輪の拡張の有無 大動脈弁閉鎖不全の有無 大動脈解離の有無 僧帽弁逸脱と閉鎖不全の有無	腹部大動脈の血流の確認 腹部分枝血管の確認 再開通部位の確認

■ 血管径

　動脈径の計測は，日本超音波医学会における『超音波による大動脈・末梢動脈病変の標準的評価法（案）』[1]に基づいて行われる（図2-6）．
　狭窄や瘤形成の判定に用いる血管径の計測は，病変部を計測する．大動脈瘤の瘤径計測は，長軸像では瘤が最大と推測される断面の長軸直交最大径を計測する．また，短軸像では瘤が最大と推測される部位における長軸直交断面の直径（円形）あるいは短径（楕円形）を計測する．ただし，限局拡張例では長径を計測する．計測ポイントは，血管を取り囲んでいる外膜のエコー輝度が高く鮮明に描出される部位の外膜間で計測する．計測時の時相は動脈の最小径，すなわち心拡張後期：心電図QRS波相とされる[1]．
　拡張の程度は通常の同部位動脈径の1.5倍を目安とする（表2-2）[1,5,6]．「大動脈壁一部の全周，または局所が拡張した状態」を大動脈瘤，大動脈が全体にわたって拡張したものを大動脈拡張症（aortomegaly），上行大動脈根部が拡張したものは大動脈弁輪拡張症（annulo-aortic ectasia）と称される[2]．

4 ● 観察・評価方法

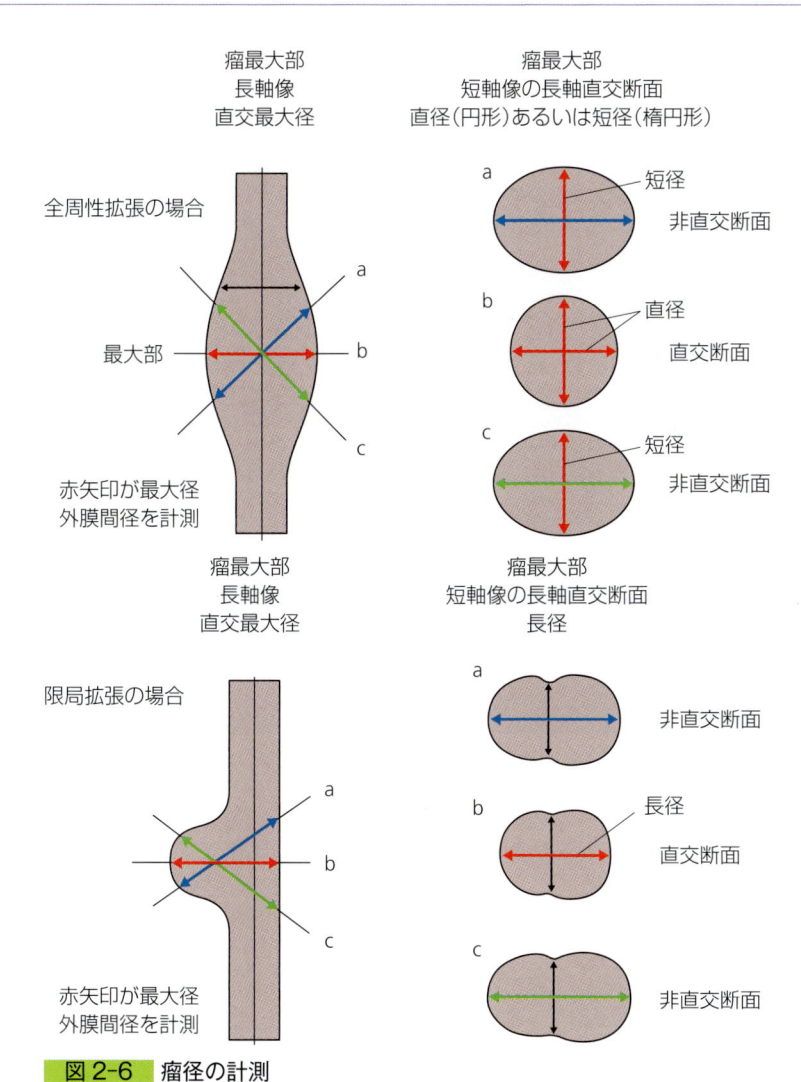

図 2-6 瘤径の計測

（松尾　汎, 松村　誠, 小田代啓太, 他. 超音波による大動脈・末梢動脈病変の標準的評価法（案）. 超音波医学. 2012; 39(2): 147-68. より転載）

表 2-2 大動脈の血管径

	正常	拡大	瘤
胸部大動脈	30 mm 以内	35 mm 以上	45 mm 以上
腹部大動脈	22 mm 以内	25 mm 以上	30 mm 以上

血管の形態

　大動脈瘤は形態により紡錘型（fusiform type）と囊状型（saccular type）に分類される．両者の区別は手術適応決定の際，重要なポイントになる[7,8]．

　紡錘状瘤では腹部大動脈瘤の約 90％以上を占め[6]，必ずしも対称形ではなく，前方が後方より隆起していることが実際には多い．一方，病変部が限局し突出した状態を囊状型と判定する．通常，紡錘状瘤では血管径を考慮して判定されるが，囊状瘤では径に関係なく，形が明らかであれ

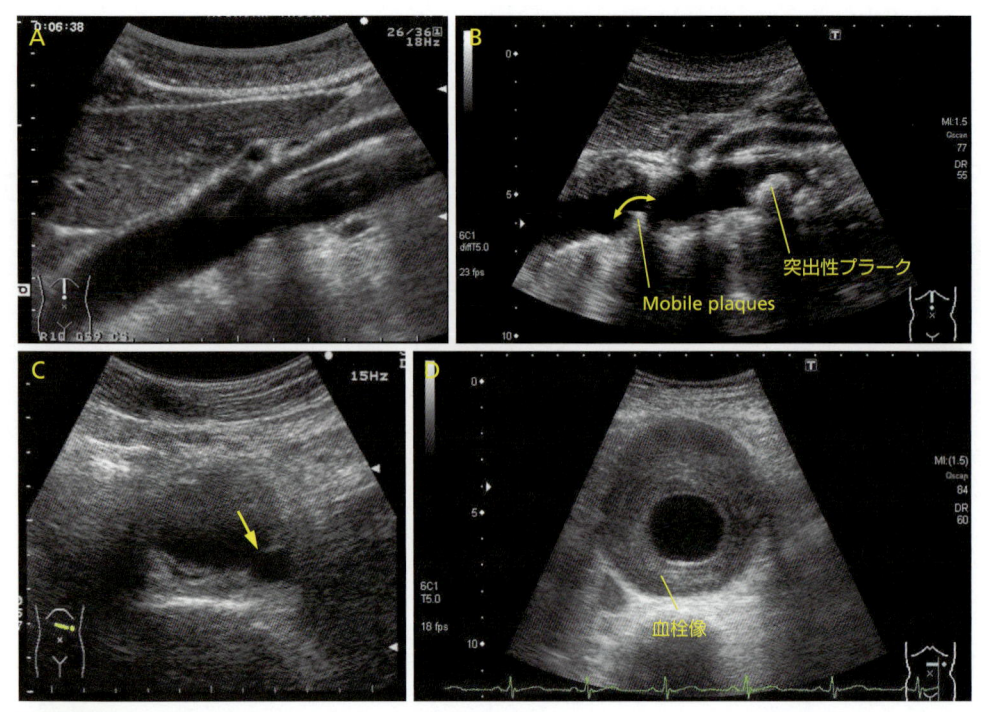

図 2-7　血管壁の性状
A：正常例
B：腹部大動脈壁は不整に肥厚し，高輝度アテローム病変が認められる．その一部は可動性を有している．
C：PAU（penetrating atherosclerotic Ulcer）：血管壁が肥厚し外側に突出する小さな陥凹病変（矢印）が認められる．
D：腹部大動脈が拡張し，内部に血栓像が認められる．

ば瘤と診断する．また異型大動脈縮窄のように血管が狭小化する病態も把握しておく．

血管壁の性状

　一般に大動脈にみられる動脈硬化はほとんどが粥状硬化であり，動脈の分岐部に生じやすい．検査に際しては，大動脈と腹部分枝血管の起始部を中心に観察する．健常例の動脈壁は均一なエコー輝度を示し，内腔面との境界が平滑（smooth）である．動脈硬化の進行に伴い，この血管壁が肥厚し不整（irregular）となる．高輝度エコーを示す場合，石灰化病変が疑われる．また潰瘍形成や可動性を有する突出性のプラークが検出されることもある．血管が瘤状に拡張している症例では壁在血栓が観察されることも多く，塞栓症を引き起こす病変として知られている（図2-7）．

血管内部や分枝血管の状態

　血管内部の構造異常や血流状態をチェックする．特に可動性を有する線状構造物が見られる場合，解離に伴うフラップ（flap：内膜と中膜の一部からなる隔壁）を疑い，真腔と偽腔を鑑別し，分枝血管に連絡する大動脈内腔を把握する（図2-8）．

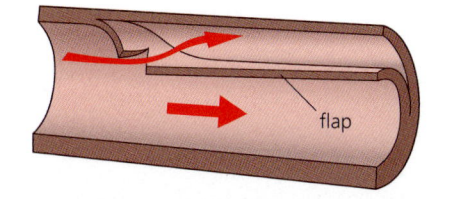

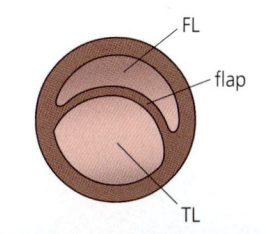

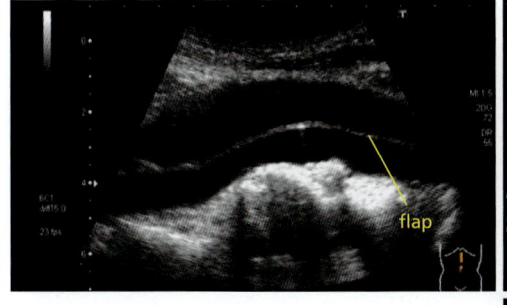

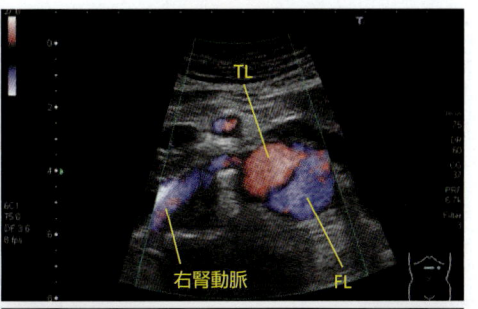

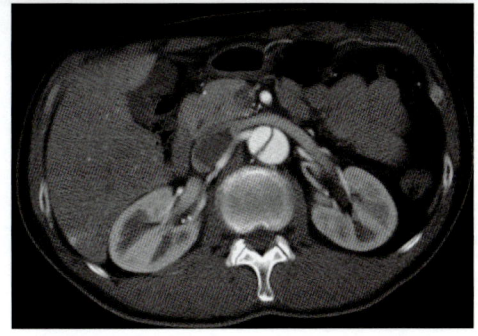

図 2-8 　大動脈解離

　動脈壁は内膜，中膜，外膜の3層構造になっている．この動脈壁が中膜のレベルで縦断方向に沿って2層に剥離し，二腔（しばしば三腔）構造となった状態を解離と呼ぶ．
　解離の診断はフラップ（flap）とよばれる可動性を有する線状構造物によって，本来の内腔側である真腔（TL：true lumen）と解離腔である偽腔（FL：false lumen）の二腔構造を確認することにより行う．

　カラードプラ法では血管内部全体が均等に血流表示されることを確認する．血流シグナルが検出されない場合，閉塞を疑い，狭小化する場合，狭窄を疑う．さらにパルスドプラ法や連続波ドプラ法を用いて最高血流速度を測定する．また，腹部大動脈の血流速波形に拡張期逆行性血流が見られる場合，高度な大動脈弁逆流を疑い，狭窄後の血流速波形パターンを示す場合，大動脈弁狭窄症などを疑い，中枢側の検索が必要である．

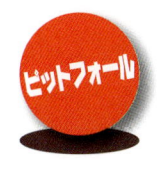

> **ピットフォール**
>
> **渦巻き状血流**
> 　大動脈瘤内に血流方向が異なる血流像が観察され，二腔構造に見えることがある（図2-9）．一見，大動脈解離の真腔と偽腔を考えたくなる所見である．このエコー像は大動脈瘤内で血流が渦巻き状に流れている状態を示している．解離との鑑別法として，断層法でフラップの検索が必要である．

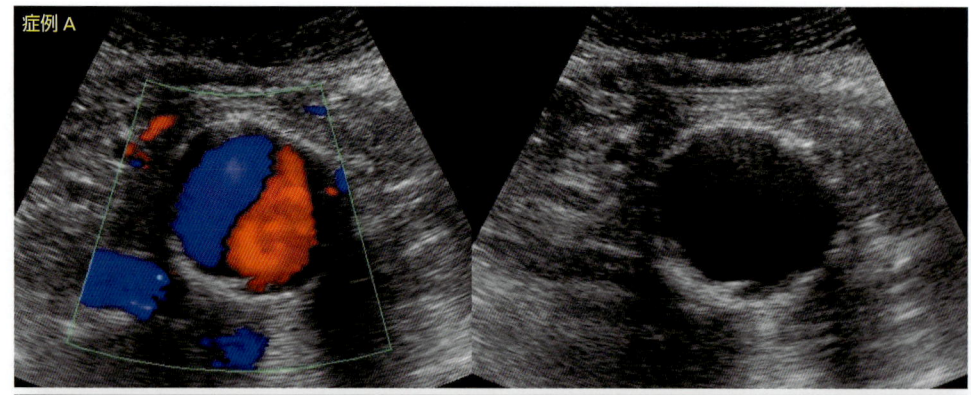

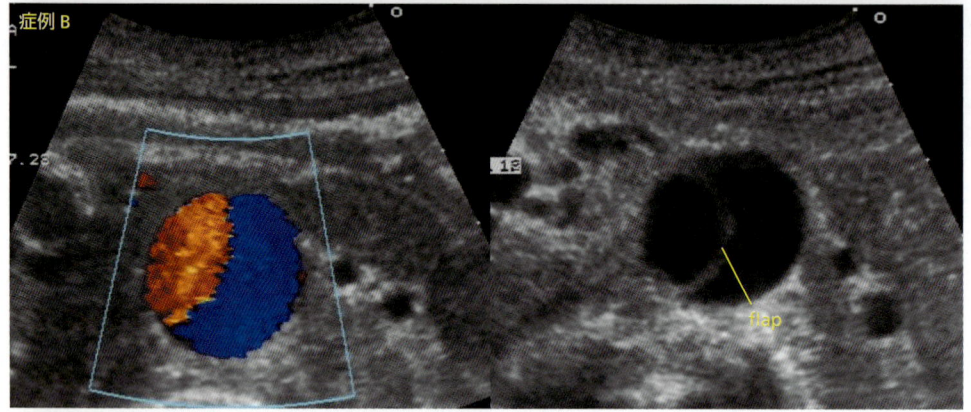

図 2-9 渦巻き状血流

カラードプラでは症例 A，B ともに血流表示が赤と青に別れ，大動脈解離を疑う所見である．断層法では症例 A にフラップは検出されず，渦巻き状血流と判定される．
一方，症例 B ではフラップが観察され大動脈解離と判定できる．

> **ワンポイントアドバイス**
>
> **〜血流速度測定時のコツと注意点〜**
>
> サンプルボリュームを計測部位の血管径よりやや小さめに設定し，ドプラビームの方向が目的とする血管に対しなるべく平行になるように調節する．安定した血流速波形を得るためには被検者に軽い吸気状態で呼吸を停止させるとよい．流速レンジやフィルタの設定は血流速度に合わせて調節し，高速血流を検出した場合には連続波ドプラ法で最高血流速度を測定する．

■ 大動脈周囲の観察

　動脈検査の最終チェックポイントとして動脈周囲と臓器との関係を忘れずに確認する．大動脈が拡張し，周囲臓器を圧迫している症例や動脈周囲に血腫像が見られる症例もある．
　そのため，日頃から広範囲を観察する習慣をつけておく事が大切である．

4 ● 観察・評価方法

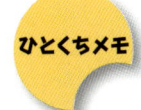

> **ひとくちメモ**
>
> ～ナットクラッカー現象（nutcracker phenomenon）～
>
> 左腎静脈が大動脈と上腸間膜動脈との間に挟まれ，左腎静脈圧が上昇し，左腎出血をきたす現象である．主な臨床症状は顕微鏡的血尿（microscopic hematuria）の他，左側腹部痛，腰痛などを伴い，痩せ型の比較的若年者に発症することが多い．
>
> エコー検査に際しては，腹部大動脈から上腸間膜動脈が鋭角に分枝する所見，腹部大動脈と上腸間膜動脈起始部の間が 4 mm 以下になり左腎静脈が圧迫され，モザイク血流が検出されている所見，左腎静脈末梢側の拡張（径 9 mm 以上）所見などが得られればその可能性は高いと考えられる（図 2-10）．

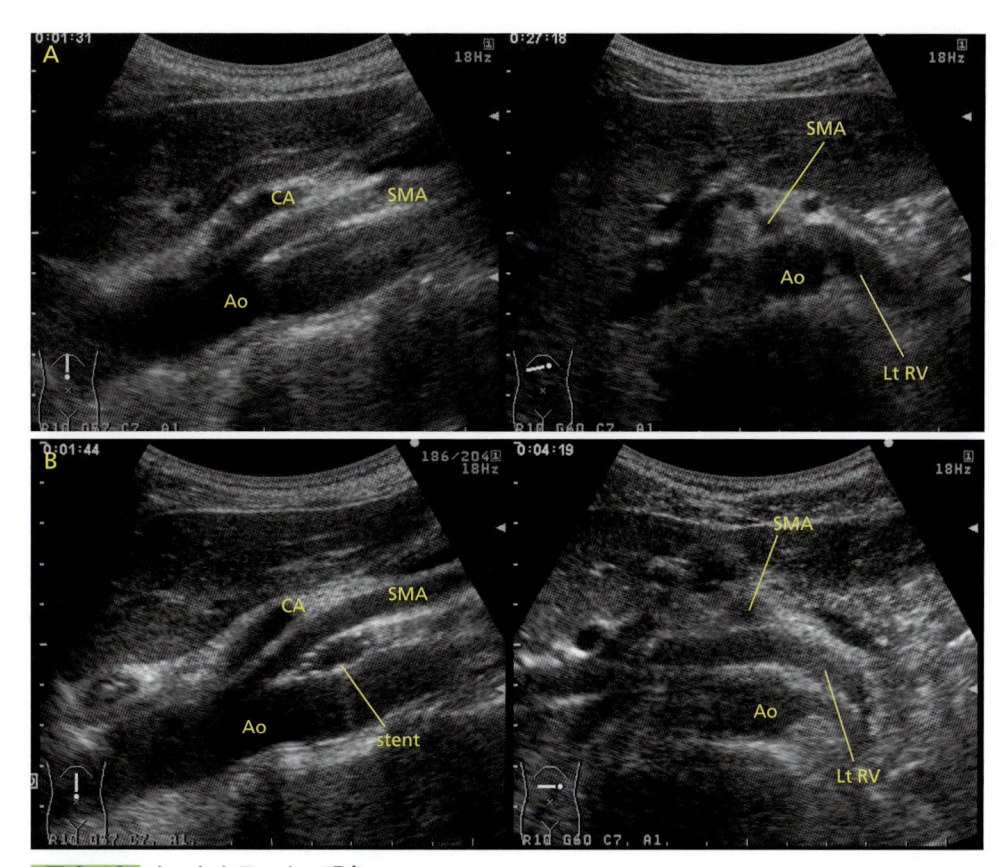

図 2-10 ナットクラッカー現象
A（治療前）：腹部大動脈（Ao）から上腸間膜動脈（SMA）が鋭角に分枝している．左腎静脈（LtRV）末梢側で拡張し，中枢側では腹部大動脈と上腸間膜動脈に圧迫され描出されていない．
B（治療後）：腹部大動脈と上腸間膜動脈との間にある左腎静脈にステントが留置され，内腔が確保されている．

5 代表的疾患と特徴的エコー所見

■ 大動脈解離（aortic dissection）

　大動脈解離とは「大動脈壁が中膜のレベルで2層に剥離し，動脈走行に沿ってある長さをもち2腔になった状態」をいう[2]（図 2-8 参照）．剥離の長さは少なくとも 1〜2 cm 以上でなければならない．

　本疾患の分類には，解離の発生部位と広がりをもとにした古典的な DeBakey 分類（Ⅰ〜Ⅲ）[9]と，発生部位に関係なく解離の進展部位による Stanford 分類（A，B 型）[10]がある（図 2-11）．また，偽腔の血流状態から偽腔開存型と偽腔閉塞型，ULP 型（ulcer-like projection）の 3 型に分類される．通常，解離が腹部に見られる場合，胸部からの伸展が考えられるが，しばしば単独で生じる場合もある．

　＜超音波検査での評価ポイント＞
　・flap の有無
　・解離の範囲と分枝血管との関係
　・真腔と偽腔の状態
　・entry と re-entry の位置や大きさ
　・血管径

1 フラップ（flap）

　解離の診断は flap とよばれる可動性を有する線状構造物によって，本来の内腔側である真腔（true lumen：TL）と解離腔である偽腔（false lumen：FL）の二腔構造を確認することにより行われる．解離は限局することもあるが，比較的広範囲にわたり，大動脈分枝へ進展する場合が多い．解離形態によっては，分枝血管の血液は偽腔から供給されることもあり，分枝血管に連絡する大動脈内腔（真腔と偽腔）の鑑別が必要である．図 2-12 と表 2-3 に真腔と偽腔の主な鑑別点を示す．

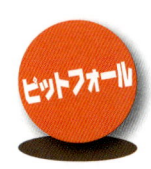

> **ピットフォール**
>
> **flap 類似のアーチファクト**
>
> 　正常例でも上行大動脈内に flap 類似の linear artifacts を認めることがある．これは大動脈壁や肺動脈壁の多重反射あるいはサイドローブ像であり，鑑別には M モード法やカラードプラ法が有効である．通常，flap は血流に伴う動きを示し，アーチファクトは血管壁と同じ運動を示す．また解離例では偽腔より真腔の血流速度が高く，両腔の血流像は異なるが，アーチファクト例では同一に表示される（図 2-13）[11]．

2 entry と re-entry

　flap には 1〜数カ所に亀裂部あるいは破綻部（intimal tear）がある．真腔と偽腔が交通する

5 ● 代表的疾患と特徴的エコー所見

1. 解離範囲による分類

Stanford 分類
上行大動脈の解離の有無による分類
（Entry の部位は問わない）

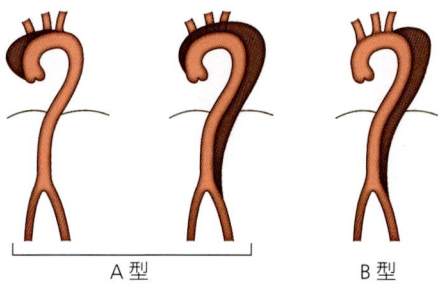

A 型　　　　　　　B 型

DeBakey 分類
解離の範囲による分類

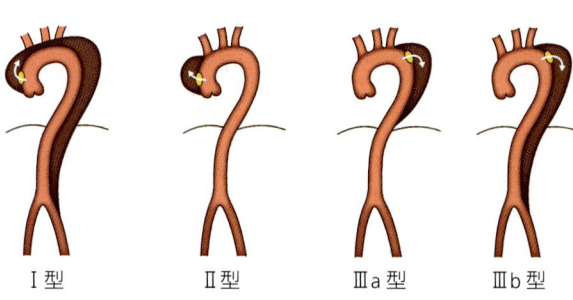

Ⅰ型　　Ⅱ型　　Ⅲa 型　　Ⅲb 型

2. 偽腔の血流状態による分類

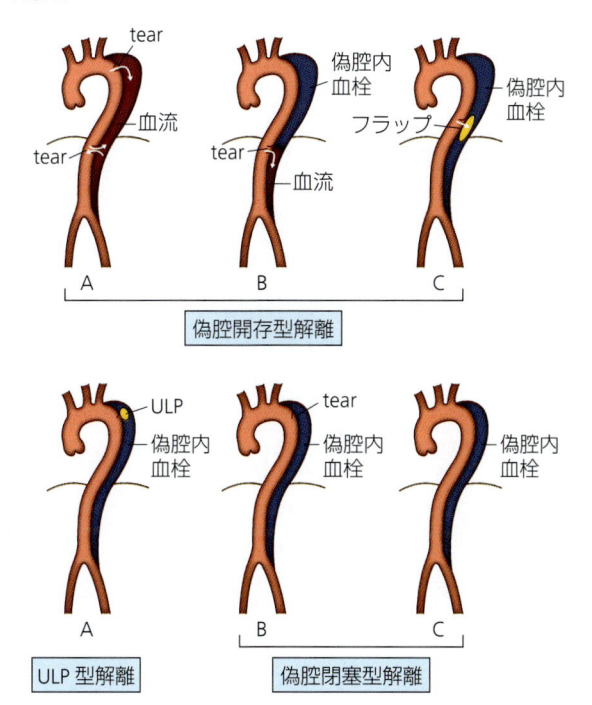

A　　B　　C
偽腔開存型解離

A　　B　　C
ULP 型解離　　偽腔閉塞型解離

3. 病期による分類
急性期：発症 2 週間以内（発症 48 時間以内を超急性期）
慢性期：発症後 2 週間を経過したもの

図 2-11　大動脈解離の分類[2)]

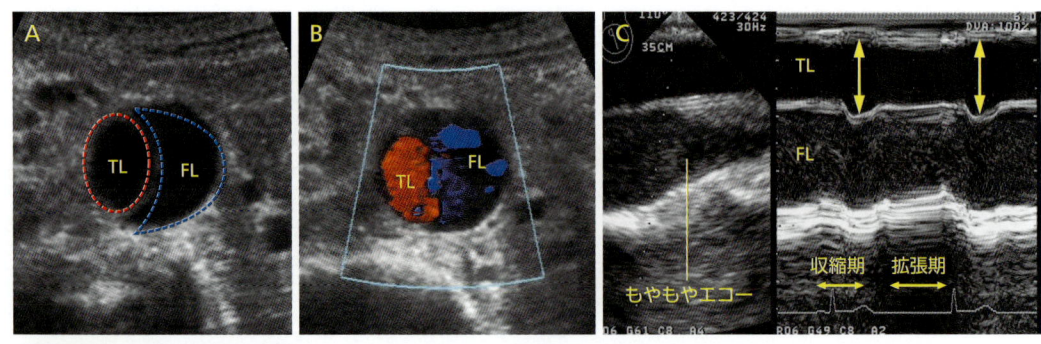

図 2-12 真腔と偽腔の鑑別
A: 真腔（TL）は楕円形，偽腔（FL）は三日月状が多い．真腔は偽腔より小さい．
B: 真腔は血流速度が速く，血流シグナルが明瞭に描出されることが多い．
C: 真腔は収縮期に拡大を認める．偽腔はもやもやエコーを認めることが多い．

表 2-3 真腔と偽腔の鑑別ポイント

	真腔（TL）	偽腔（FL）
1. 形	半円または楕円	三日月状
2. 大きさ	小さい	大きい
3. 収縮早期内腔径	増大	縮小
4. 血流	明瞭	不明瞭
5. もやもやエコー	少ない（弱い）	多い（強い）

いずれも例外が存在することに留意して用いる．

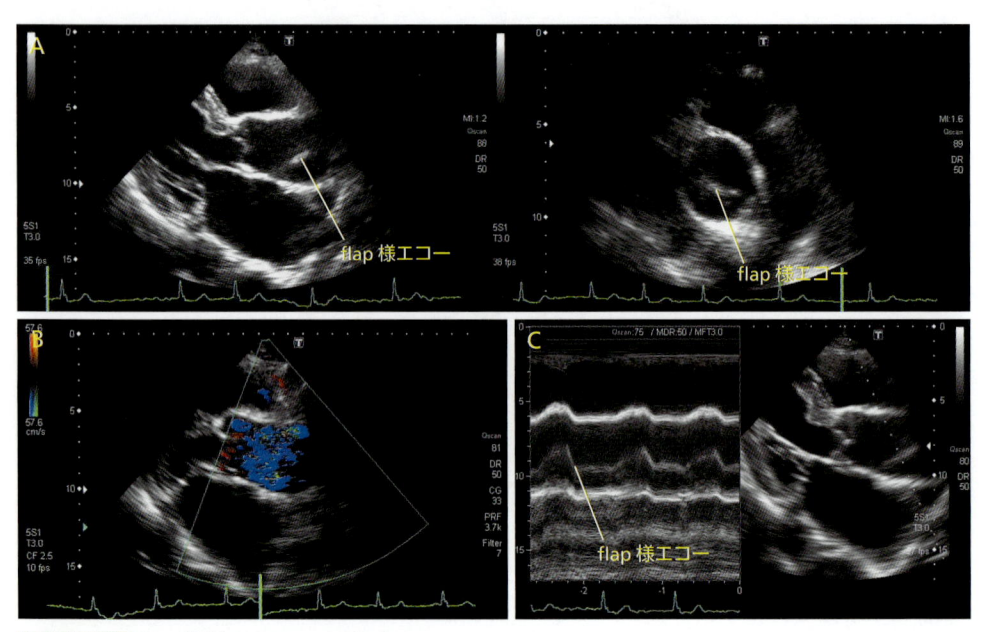

図 2-13 flap 類似の linear artifacts
A: 上行大動脈内に flap 類似の linear artifacts が認められている．
B: カラードプラ法では両腔の血流像が同一に表示されている．
C: M モードでは flap 様エコーは血管壁と同じ運動を示している．

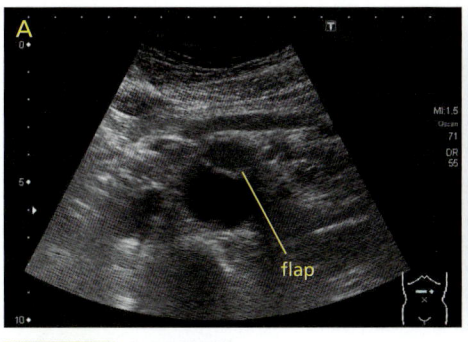

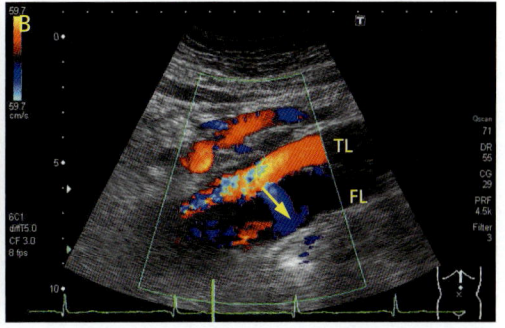

図 2-14 大動脈解離
A: 腹部大動脈にフラップが観察され二腔構造を呈している．
B: カラードプラ像では真腔（TL）が偽腔（FL）に圧迫され狭小化し，モザイク血流が認められる．また同部位に真腔から偽腔へ流入する entry が観察されている．（矢印は entry の血流方向を示す）

部位であり，中枢側を entry（真腔から偽腔への入口部），末梢側を re-entry（偽腔から真腔への再入口部）とよんでいる（図 2-14）．

超音波透過性のよい例では，体表エコーでも entry を検出することができる．しかし，その診断感度は低く，胸部では TEE が必要になる．カラードプラ法を用いて flap を認めるすべての範囲を観察し，収縮早期に真腔から偽腔に流入する血流が entry である．ただし，re-entry が発達不良な場合，to and fro パターンとなる．

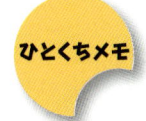

> **ひとくちメモ**
>
> **偽腔閉塞（血栓閉塞）型大動脈解離**
>
> 大動脈解離と同様に胸背部の激痛で発症する症例の中で，早期に解離腔が血栓化し，閉鎖する症例を偽腔閉塞（血栓閉塞）型大動脈解離という．予後はきわめて良好であり内科療法が基本となる．
> 超音波検査では壁在血栓とアテロームプラーク，内膜肥厚との鑑別が必要となる．通常，血栓部位は全周性ではなく偏在性が多く，表面は平滑である．また比較的広範囲にみられることが多い．一方，動脈硬化性病変は表面がボコボコしている．その他，発症状況や臨床所見から鑑別される．

> **ひとくちメモ**
>
> **腹部限局型解離**
>
> 腹部大動脈に単独で生じる解離で，胸部から連続する解離に比較し発生頻度は少ない．腎動脈より末梢側に好発し，偽腔像が腹部大動脈の前方側にみられることが多い．動脈硬化が著明な症例では，仮性瘤や囊状瘤との鑑別に苦慮する症例もある．その際，血管内膜と内腔面との連続性に注意して観察する（図 2-15）．

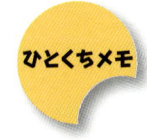

3 合併症の有無

大動脈解離では生命予後に影響を与える重篤な合併症を伴うことが多く，迅速な対応が望まれる．本疾患を疑う場合，大動脈弁逆流，心囊液貯留，左室壁運動異常の有無や分枝血管の状態などに留意する．

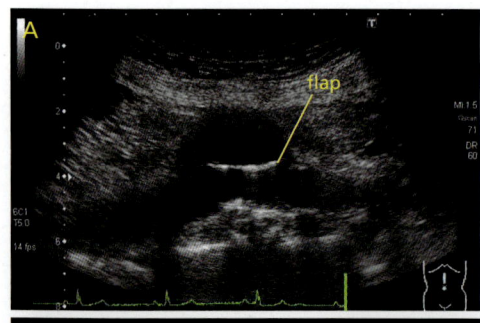

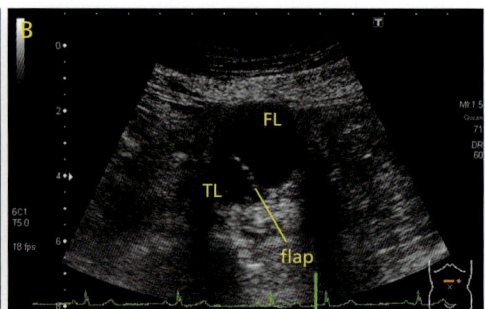

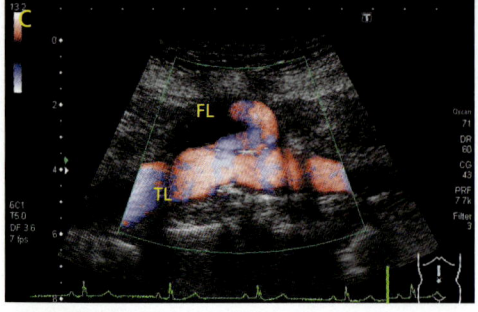

図 2-15 腹部限局型解離
Bモード像では腹部大動脈瘤に限局する解離（flap）が認められる．
カラー像では真腔（TL）と偽腔（FL）を交通する entry の血流が観察できる．

大動脈瘤

　大動脈瘤は「大動脈壁一部の全周，または局所が拡張した状態」である[2]．
　臨床的には①壁構造から真性（true），仮性（pseudo），解離性（dissecting），②瘤の形態からは紡錘型（fusiform type），嚢状型（saccular type），③病変部位から胸部（thoracic），腹部（abdominal），胸腹部（thoraco-abdominal）に分類され，さらに腹部では腎動脈より上部（suprarenal），あるいは下部（infrarenal）に区別される（図 2-16）．

　＜超音波検査での評価ポイント＞
・瘤の位置と大きさ
・瘤の形態と壁性状
・壁在血栓の有無
・瘤周辺部位と合併症の有無

1 瘤径

　大動脈径の基準値は胸部大動脈 30～35 mm，腹部大動脈 20 mm である．胸部では，嚢状，紡錘状で径 45 mm 以上，腹部では径 30 mm 以上あれば瘤とされる[1]．また，胸部大動脈瘤では 60 mm 以上，腹部大動脈では 50 mm 以上，総腸骨動脈では 30 mm 以上，あるいは瘤径増大スピード 0.5 cm/年以上の拡大で手術を考慮しなければならない[1,2]．

2 瘤の位置

　病変部位により胸部，胸腹部，腹部に分けられる．胸部では弓部分枝，腹部では腎動脈との位

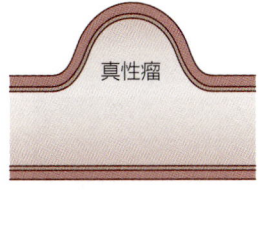

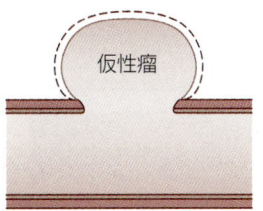

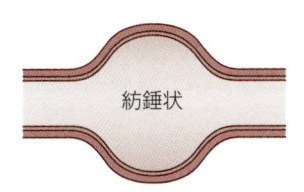

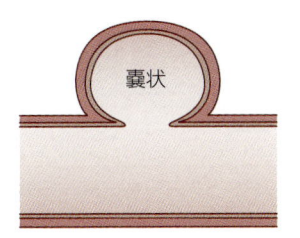

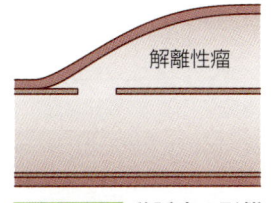

5 ● 代表的疾患と特徴的エコー所見

図 2-16 動脈瘤の形態

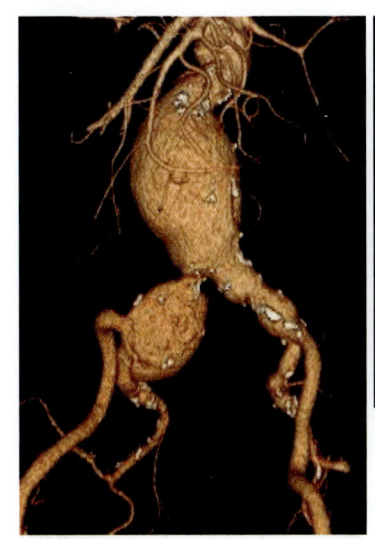

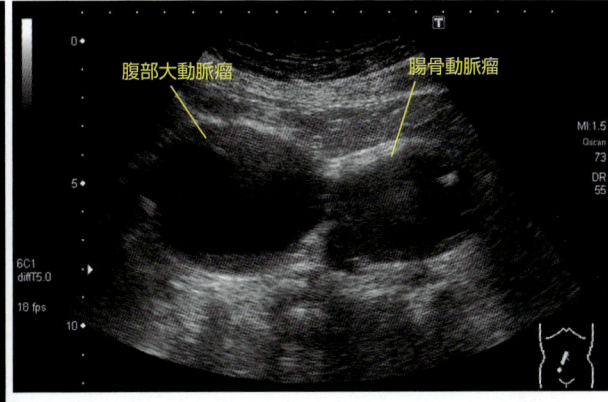

図 2-17 腹部大動脈瘤と腸骨動脈瘤

置関係を観察する．短軸像で腎動脈起始部の描出が困難な場合，長軸像により上腸間膜動脈から瘤までの距離を参考に，腎動脈下部（infrarenal）あるいは腎動脈上部（suprarenal）を判定する．また腹部大動脈瘤では，腸骨動脈瘤を合併することが多く，腸骨動脈領域の観察も必要である（図2-17）．

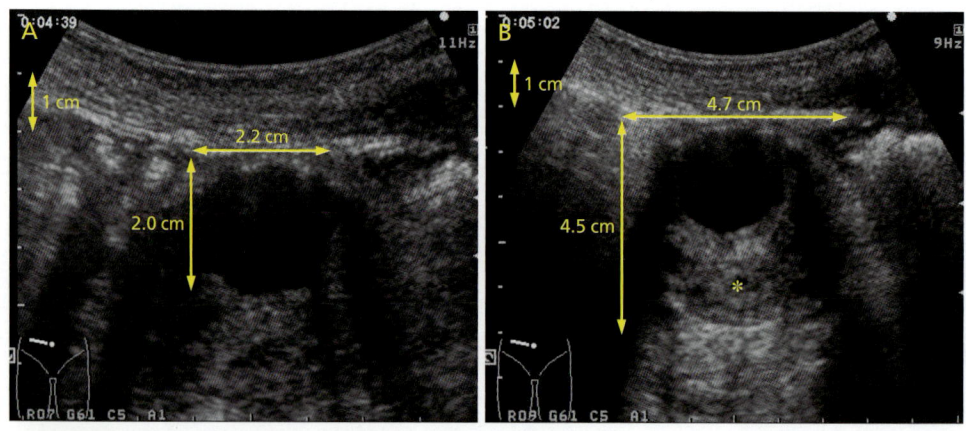

図 2-18 診断深度（depth）の調節
A：診断深度 7 cm で右腸骨動脈を観察すると，動脈が径 2.0×2.2 cm に拡大しているように見える．
B：同部位を診断深度 9 cm で観察すると，径 4.5×4.7 cm の動脈瘤であることが認識できる．つまり図 A では均一な性状を呈する壁在血栓を見逃してしまい，径を誤って計測している．（＊印は血栓を示す）

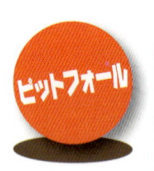

> **ピットフォール**
>
> **診断深度（depth）の調節**
> 　血管内部の状態を詳細に観察するためには，画像を拡大して観察することが大切である．ところが，同じ診断深度で観察し続けると思わぬ病変を見逃すことがある（図 2-18）．必ず一度は広範囲を検出できる深度に調節し，周囲の情報にも注意を払う習慣をつけることが大切である．

3 瘤の形態と内部性状評価

　瘤の形態は紡錘型と嚢状型に分けられるが，壁構造からは真性，仮性，解離性に分類される．腹部では嚢状型は仮性瘤に多く，真性瘤との鑑別が必要である．

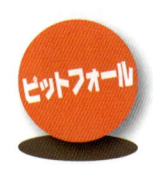

> **ピットフォール**
>
> **嚢状瘤**
> 　腹部大動脈が全周性，あるいは前後方向に拡張している症例では，初心者でも見逃すことはない．しかし，大動脈側方に突出する嚢状瘤は見落としやすく注意が必要である（図 2-19）．特に蛇行が著明な症例ではその傾向が高い．見逃さない対策としては，①短軸断面で大動脈の走行に合わせ，斜め切りにならないようにゆっくり走査する．②アプローチ方向を変えて多方面から走査する．③長軸像でも確認することである．

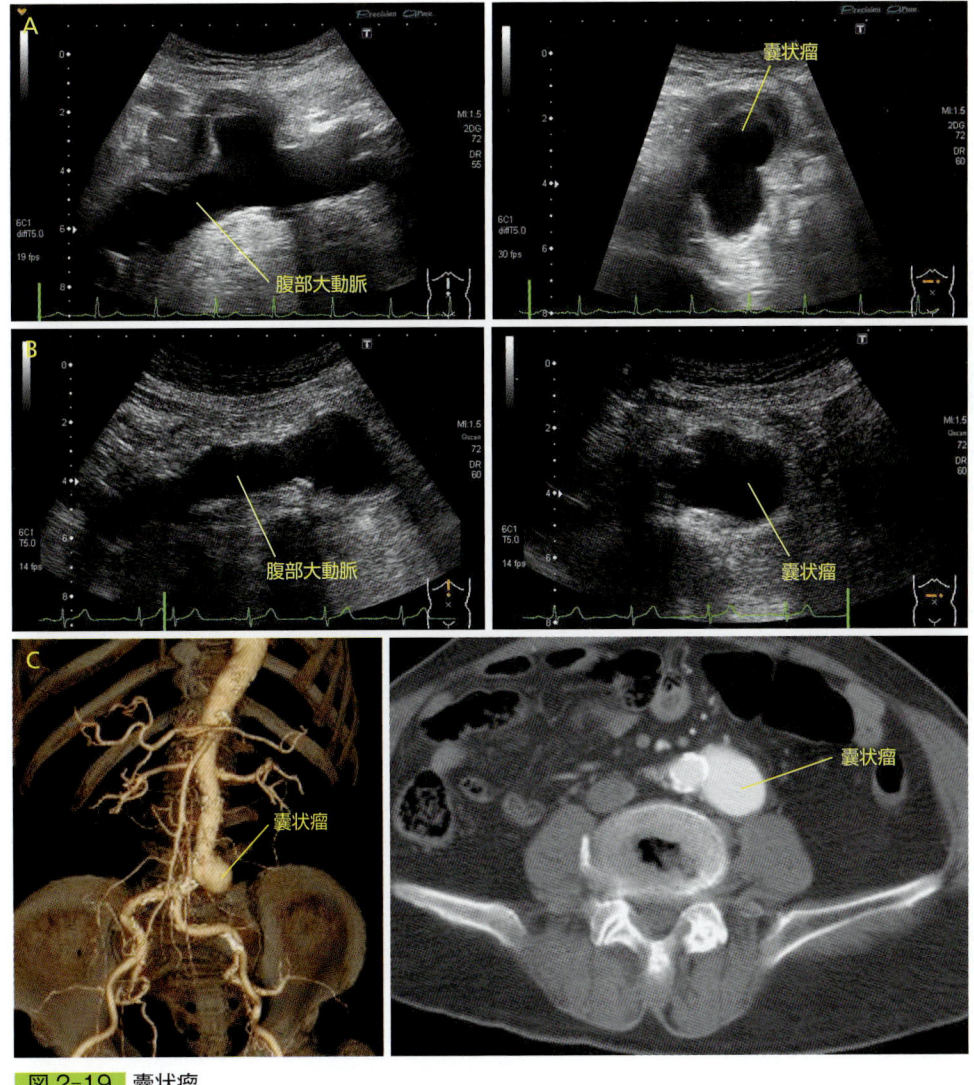

5 ● 代表的疾患と特徴的エコー所見

図2-19　嚢状瘤
A：腹部大動脈前方に拡張する嚢状瘤は見つけやすい
B：腹部大動脈の側方に突出する嚢状瘤では血管が蛇行しているように見え，見落としやすい．
C：症例BのCT像では腹部大動脈の後側方に突出する嚢状瘤であることが確認できる．

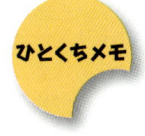

> **ひとくちメモ**
>
> **ULPとPAU**
>
> 　ULP（ulcer-like projection）とPAU（penetrating atherosclerotic ulcer）を明確に区別する定義はないが，両者の違いは理解して使用する必要がある．一般に，ULPは偽腔閉塞型大動脈解離の大動脈造影検査で見られる潰瘍様突出像のことで，画像上の所見であることから，種々の病態（tearや分枝の断裂部位，動脈硬化性潰瘍部位など）が含まれる．一方，PAUは大動脈の粥状硬化性病巣が潰瘍化して中膜以下にまで達したものを指す概念として提唱された用語である[2]．すなわち画像所見上の概念と組織学的概念との区別が必要である．

4 大動脈瘤周囲の観察

　動脈瘤検査では瘤内部の情報に加え，動脈周囲や臓器との関係を忘れずに確認したい．しばしば周囲臓器を圧迫している症例や動脈周囲に血腫像が見られる症例もある（図 2-20）．日頃から広範囲を観察する習慣をつけておくことが大切である．

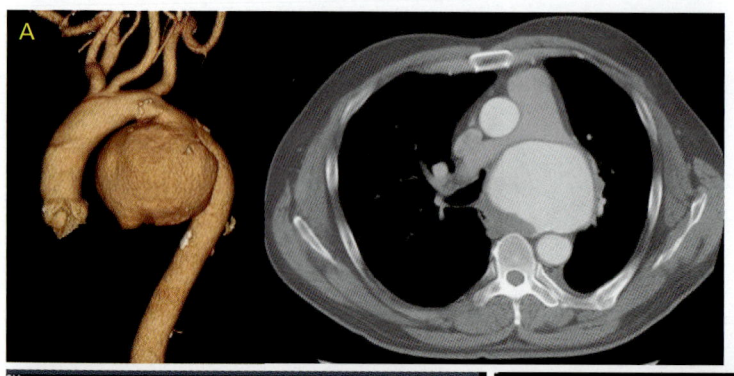

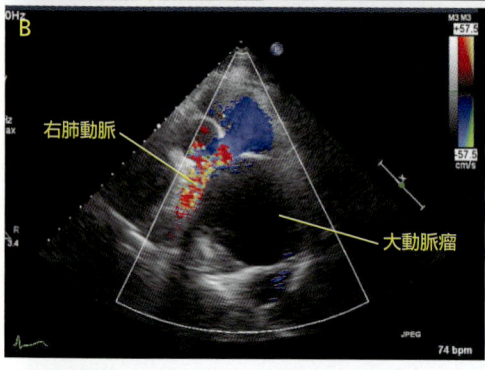

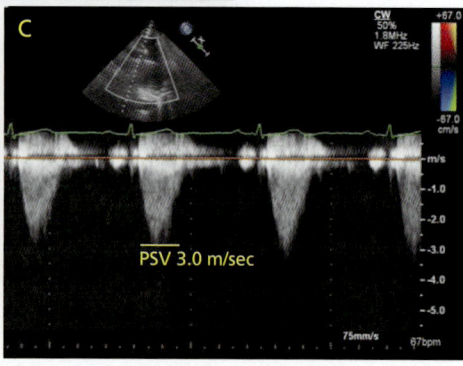

図 2-20　大動脈瘤による肺動脈狭窄症
A：CT 像では著明に拡大した囊状型の弓部大動脈瘤が観察され，肺動脈を圧迫している．
B：エコー像では右肺動脈が大動脈瘤に圧迫され，モザイク血流が検出される．
C：連続波ドプラ法では最大血流速度 3.0 m/sec を示し，肺動脈狭窄と判定される．

ワンポイントアドバイス

大動脈瘤が引き起こす意外な症状

　胸部や腹部の大動脈瘤では大多数は無症状で偶然発見されることが多い．しかし瘤が大きくなると嗄声や嚥下障害，呼吸障害などが出現することがある．大動脈瘤が大きい場合は食道や気管支，肺動脈や上大静脈など各部位における血流異常，圧迫所見についても慎重に評価する必要がある．時には，腹部大動脈瘤が原因となり，下大静脈と動静脈瘻を形成し，下肢腫脹をきたすこともある．検査する際，患者の全身状態に留意して観察する習慣をつけたい．

5 大動脈瘤破裂の診断

破裂のエコー診断は，仮性瘤では破裂孔や噴出血流を検出することにより直接診断できる（図2-21）．しかし，実際には大動脈周囲に流出した血液の血腫像から間接的に診断することが多い．上行大動脈の破裂では心臓周囲，弓部では縦隔，下行では胸腔内に血液貯留像が観察される．また，腹部では血管周囲血腫と瘤内部血栓や炎症性の大動脈壁肥厚との鑑別が必要である（図2-22）．

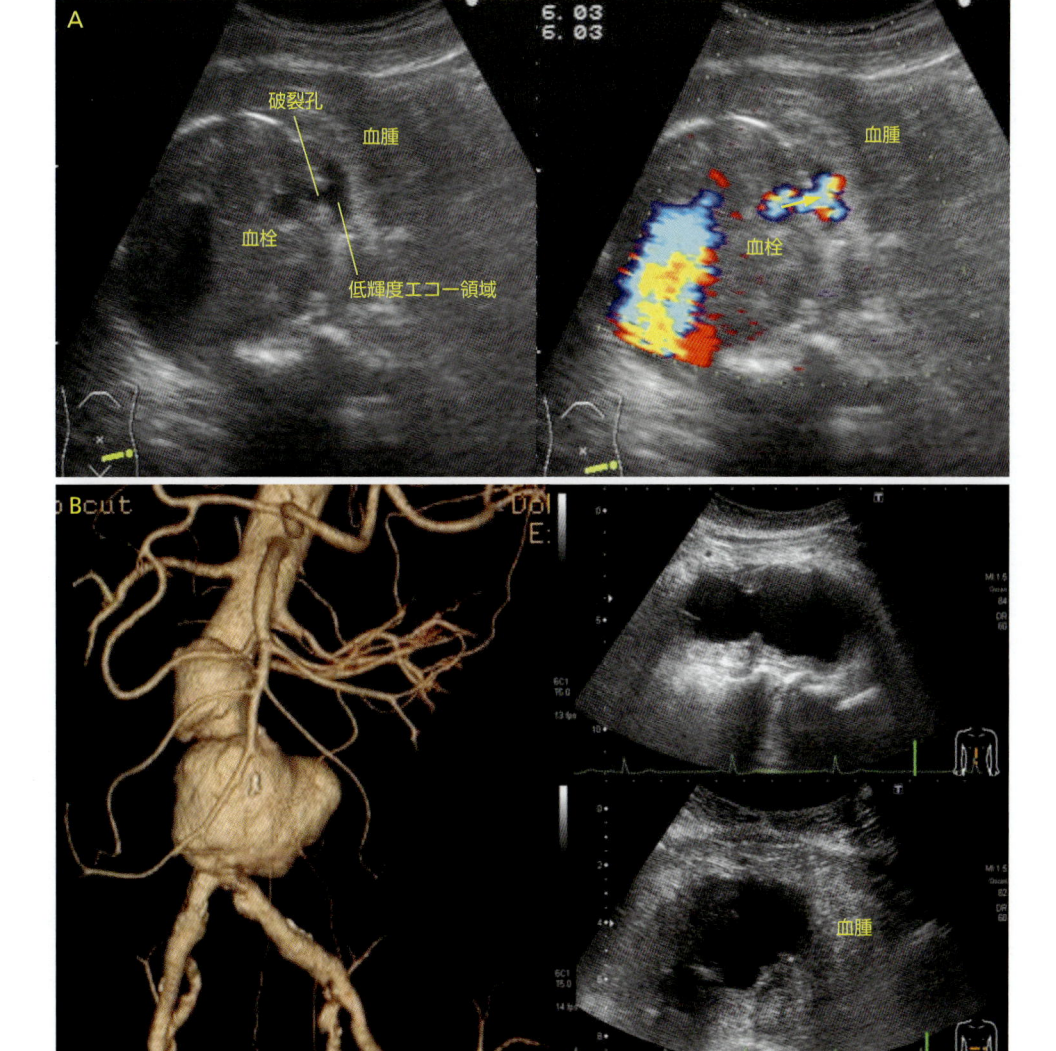

図2-21 腹部大動脈瘤破裂
A: 直接所見による診断：血栓を有する大動脈瘤の左前方に血腫により覆われた小さな袋状の低輝度エコー領域が認められる．カラードプラ法では破裂孔を通る血流（矢印）が確認されている．
B: 間接所見による診断：大動脈瘤の左前方から側方に血腫像が確認されている

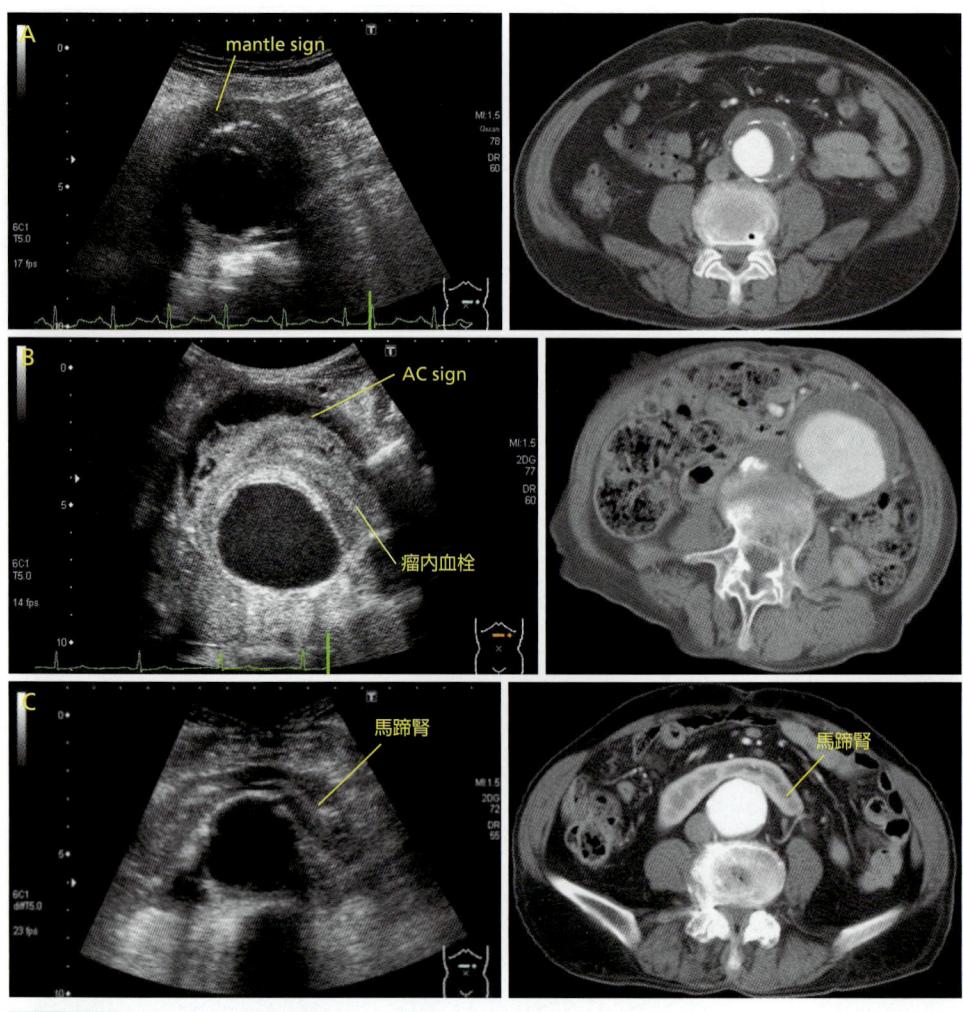

図 2-22 腹部大動脈破裂の類似エコー像

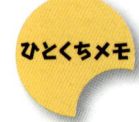

A 炎症性腹部大動脈瘤：瘤の前側方に広範囲の低エコー領域（mantle sign）を認める．
B 腹部大動脈瘤（AC sign を有する例）：瘤内部血栓の一部に液状化を認める．
C 腹部大動脈瘤（馬蹄腎を有する例）：腹部大動脈瘤前方で左右の腎実質の一部が融合している．

> **ひとくちメモ**
>
> **炎症性腹部大動脈瘤**
>
> 　腹部大動脈瘤の 5％前後に発生し，大動脈壁に成因不明の炎症細胞浸潤を伴う高度な線維性肥厚が認められる[12]．この著明な肥厚が尿管や消化管などの周囲組織を巻き込み癒着し，時には水腎症や腸閉塞をきたすことがある．通常の腹部大動脈瘤の患者は無症状のことが多いが，本症では腹痛や背部痛あるいは側腹部痛などの症状を有していることが多い．
> 　特徴的エコー所見として大動脈壁の前方や側方に炎症領域を示す高度な肥厚所見が認められる．この均一な低輝度エコー像は mantle sign とよばれ，本症診断の決め手となる（図2-23）．ただし，しばしば壁在血栓や大動脈瘤破裂に類似する症例があり注意を要する．mantle sign が確認される場合，検査範囲を広げ水腎症や腸閉塞についても忘れずに評価する．

5 ● 代表的疾患と特徴的エコー所見

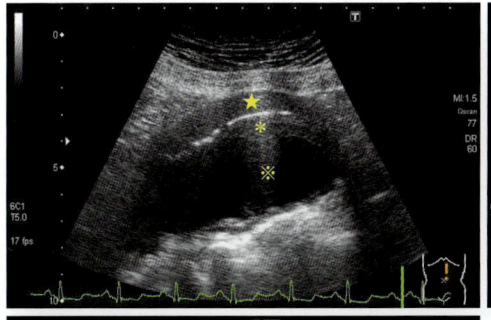

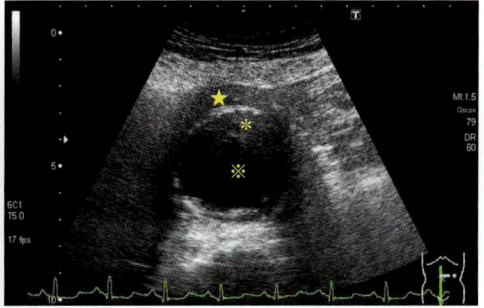

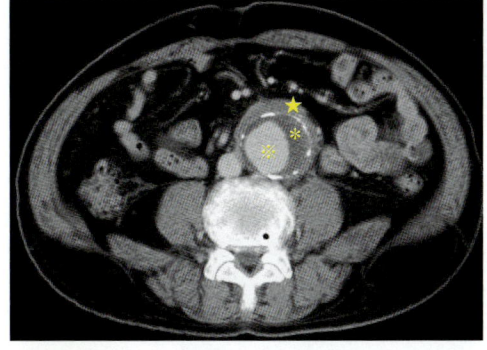

図 2-23 炎症性腹部大動脈瘤
大動脈壁の前方や側方に炎症領域を示す高度な肥厚所見が認められる．この均一な低輝度エコー像は mantle sign（★印）とよばれ，本症診断の決め手となる．（＊印は血栓，※印は血管内腔を示す）

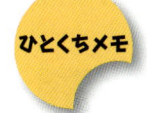

ひとくちメモ

腹部内臓分枝の動脈瘤　（腎動脈瘤については腎動脈の項を参照）

　大動脈瘤に比し腹部内臓分枝の動脈瘤はいずれもまれである．そのなかで発生頻度が高いのが脾動脈であり，全体の約6割を占める．次いで肝動脈（約2割）に多く，上腸間膜動脈や腹腔動脈，下腸間膜動脈などはまれである[12]．各部位により破裂の頻度は異なるが，破裂するまで無症状のことが多い点は共通している．

　超音波検査では腹部分枝血管の走行を確認し，拡張した動脈を検索する．また肝臓や脾臓の周囲に cyst 様に観察される場合も多く，誤認されることもしばしばある．観察に際しては，カラードプラやパワードプラモードを併用すると血管を認識しやすい（図2-24）．

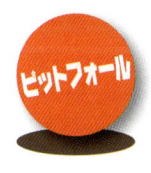

ピットフォール

腹部大動脈瘤内血栓と解離類似エコー像

　腹部大動脈内の血栓形状は様々であり，時には解離に類似するエコー像を示す（図2-25）．大動脈瘤壁と壁在血栓との間に形成された三日月状の無エコー領域は，ACサイン（anechoic crescent sign）とよばれている[5]．この領域は漿液と血液が混じった液体が貯留したもので，壁在血栓の一部が溶解されて生じるといわれている[13]．大動脈解離との鑑別では，カラードプラ法が有効であり，三日月状無エコー領域に血流が検出されなければ偽大動脈解離所見として断定できる．

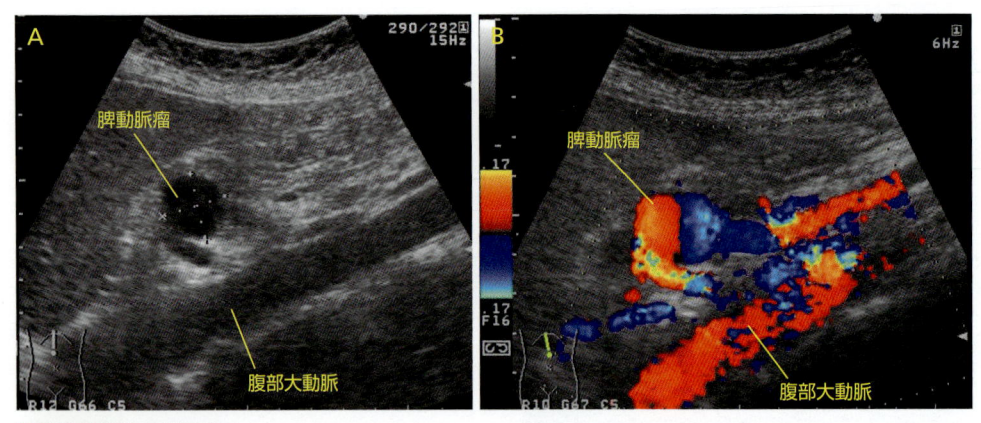

図 2-24 脾動脈瘤
A: 腹部大動脈前方に径 20×20 mm の低輝度エコー領域が認められる．
B: カラードプラ法では脾動脈が瘤状に拡大しているのが観察される．

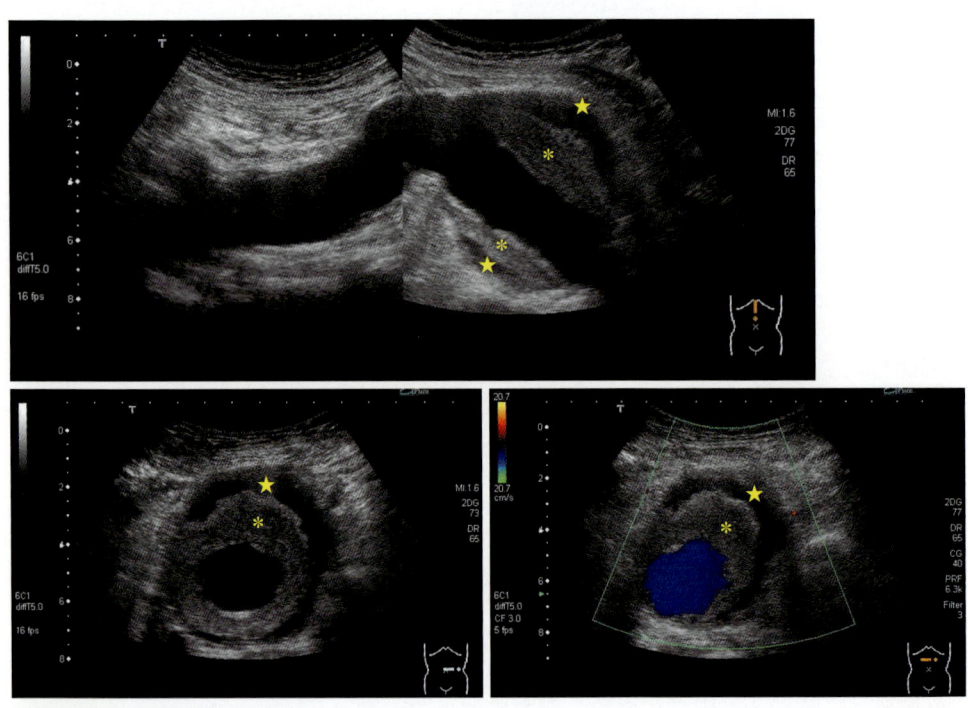

図 2-25 解離類似エコー像
大動脈瘤壁と壁在血栓（＊印）との間に無エコー領域（★印）が形成されている．カラードプラ法ではこの無エコー領域に血流が検出されず，偽大動脈解離所見として断定できる．この無エコー領域は AC サイン（anechoic crescent sign）とよばれている．

大動脈炎症候群（高安動脈炎）

本疾患は大動脈とその分枝動脈に狭窄や閉塞，あるいは拡張を呈する症候群であり，様々な血管病変が存在する（図 2-26）．

B モード単独では，狭窄や閉塞の判定は困難なことが多く，ドプラ法による血流評価が必要で

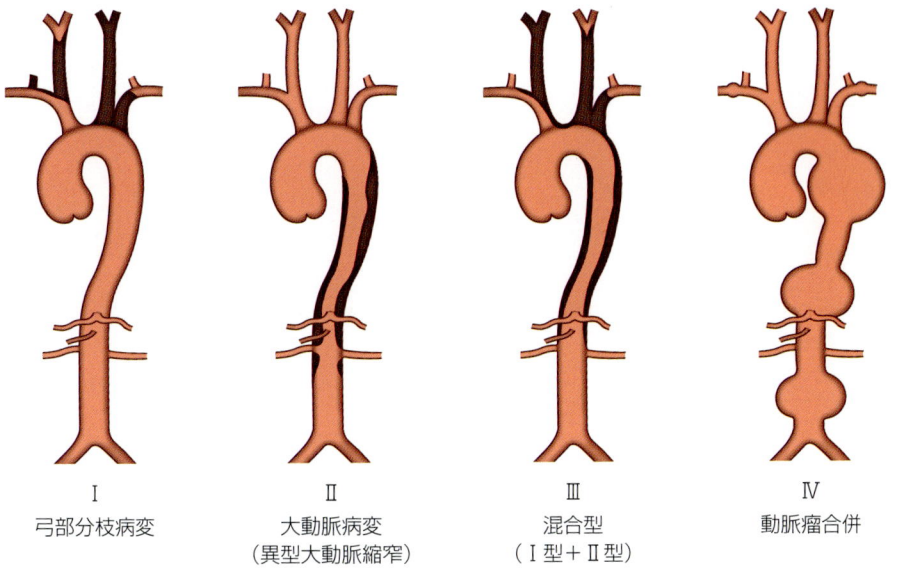

I	II	III	IV
弓部分枝病変	大動脈病変 （異型大動脈縮窄）	混合型 （I型＋II型）	動脈瘤合併

図 2-26　高安動脈炎の臨床病型分類[5,6]

ある．狭窄部ではカラードプラ血流像の狭小化，連続波ドプラ法で高い血流速度波形が検出される．この時，血管に対し超音波ビームが平行になるように入射させることが大切である．また，弓部分枝動脈病変の推定には椎骨動脈血流の評価が有効である．

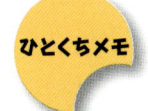

> **ひとくちメモ**
>
> **大動脈炎症候群（高安動脈炎）**
> 高安動脈炎は大動脈およびその基幹動脈，冠動脈，肺動脈に生ずる大血管炎である．本邦では大動脈炎症候群とよばれることが多いが，欧米での呼称は高安動脈炎（Takayasu's arteritis）である[14]．

＜診断のポイント＞
・若い女性で発熱や倦怠感がある
・脈拍，血圧の左右差
・血管雑音の有無
・心雑音，特に大動脈弁閉鎖不全による雑音の有無
・頭部乏血症状の有無

大動脈アテローム硬化

大動脈アテローム硬化は脳，末梢動脈塞栓症の重要なリスクファクターである．腹部では体表からのアプローチで十分観察できるが，胸部では TEE の併用が必要である．病変の進行度により，壁肥厚から壁不整，石灰沈着，潰瘍形成，突出性プラークなどが観察される．その中で，大動脈弓部に生じる可動性のプラークは塞栓症を起こす病変としてよく知られている．

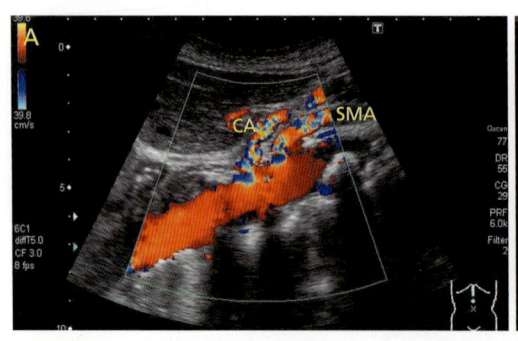

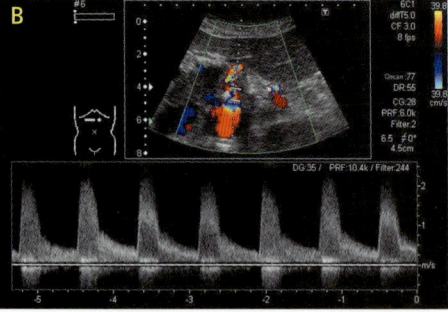

図 2-27　腹部分枝動脈の狭窄
A：腹腔動脈（CA），上腸間膜動脈（SMA）にモザイク血流が認められる．
B：CA の血流速度は 2 m/s を超える高速血流が記録された．

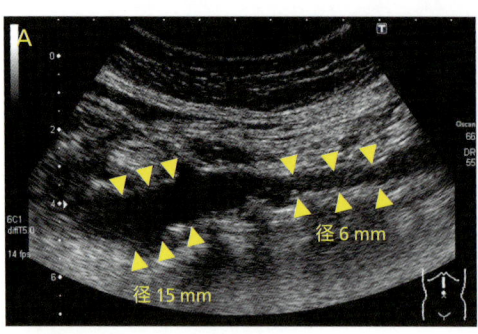

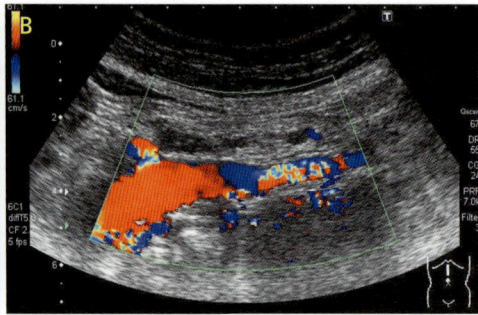

図 2-28　異型大動脈縮窄症
腹部大動脈が上腸間膜動脈分枝後，縮窄をきたしている．カラードプラ法ではモザイク血流が認められている．

　大動脈分岐部と腹部主要分枝血管の起始部を中心に検索する（図 2-27）．血管壁性状と内腔の状態を観察し，狭窄や閉塞の有無，病変の程度や範囲を把握する．通常，最高血流速度 2.0 m/sec を超える場合，主要分枝血管の狭窄を疑うが，上腸間膜動脈では PSV 2.75 m/sec を超える場合，狭窄率＞70％とされている[15]．

異型大動脈縮窄症

　胸腹部大動脈およびその主要分枝の閉塞性病変を主病変とするものを異型大動脈縮窄症とよび，高安動脈炎の病型分類ではⅡ型に分類される（図 2-28）．本症では血管雑音が聴取され，ほぼ全例において左右上肢の血圧が下肢に比較し高い特徴がある．また高率に腎動脈狭窄を合併する．治療方針の決定には大動脈造影が必要である．
　超音波検査では胸骨上窩アプローチにより弓部から下行大動脈，腹壁アプローチにより腹部大動脈を描出し血流像を確認する．カラードプラでモザイク血流を認める場合，内腔の狭窄を疑い最高血流速の計測を行う．大動脈縮窄部では狭窄病変の進行により狭窄度を徐々に強め，その前後の大動脈が拡張し瘤状を呈する症例もある（図 2-29）．

5 ● 代表的疾患と特徴的エコー所見

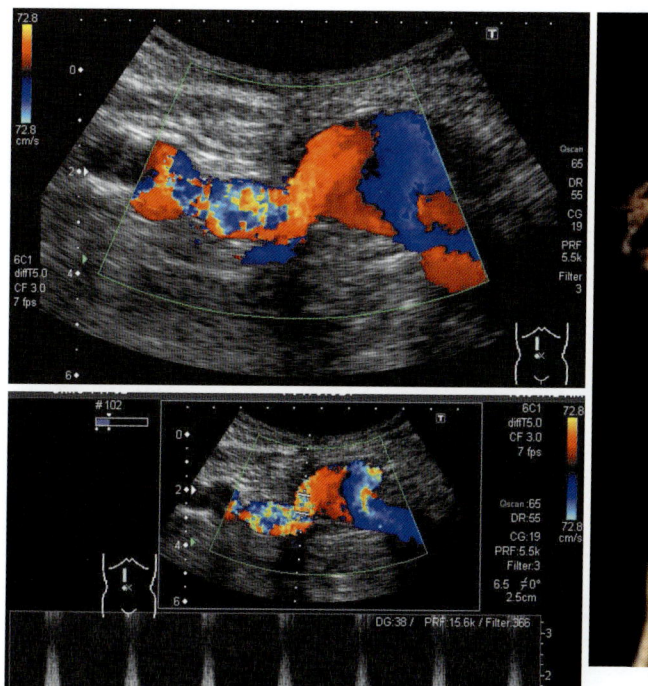

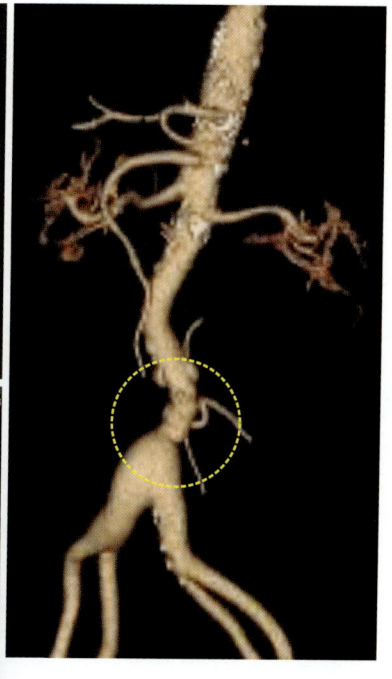

図 2-29　異型大動脈縮窄症
腹部大動脈にモザイク状の血流が検出されている．
パルスドプラ法では血流速度 2.5 m/s あり有意狭窄と判定される．また狭窄部末梢側では瘤状に拡張し，
3DCT でも同様の所見が得られている．

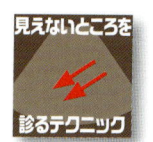

見えないところを診るテクニック

大動脈縮窄症（図 2-30）

　目的とする血管や疑われる病変が直接検出できない場合，同部位を間接的に診断するテクニックを身につけたい．たとえば大動脈縮窄症では（遠位）弓部大動脈に高速血流を検出することで診断されるが，同部位が不鮮明で正確な診断ができないことも少なくない．その際，腹部大動脈の血流速波形から病変の存在を推測することができる．大動脈縮窄症では収縮期最大血流速度の低下，加速時間の延長，血流減衰速度の緩徐化を伴い拡張期にも末梢側へ流れる波形を呈する．また，理学所見では上肢の高血圧，血圧の上下肢差，下肢の脈拍触知不良などの特徴的所見が参考になる．

■ Leriche 症候群

　「腹部大動脈の末梢側から両側腸骨動脈近位部が閉塞した病態」の総称である．病理組織学的には動脈炎，血栓形成を認める．比較的若年者に発症し，両下肢の虚血症状を訴える場合，本症が疑われる．

　B モード単独で血管開存性の判定は難しく，カラードプラ法の併用が必要である．中枢側からの血流信号の途絶により閉塞を診断するが，この時，流速レンジを下げて観察することが大切で

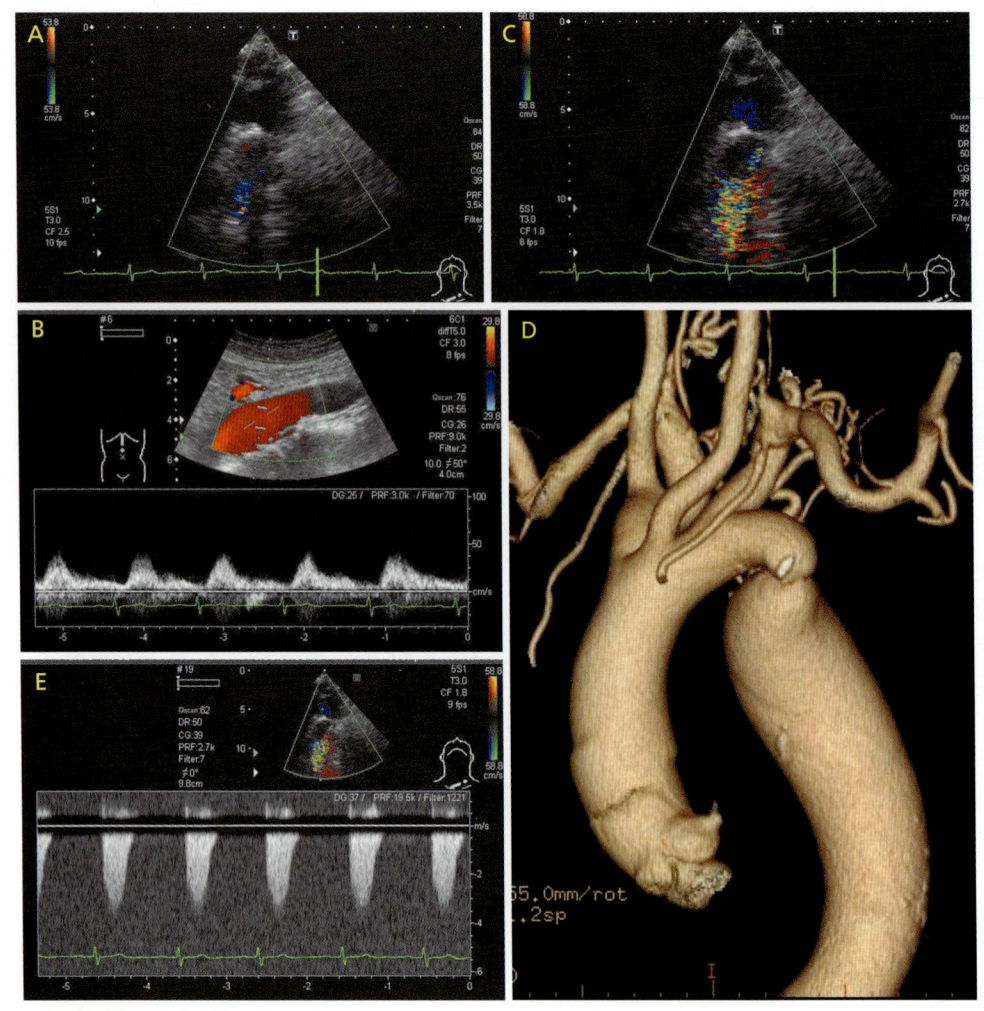

図 2-30 大動脈縮窄症の確認
A: 弓部大動脈から下行大動脈に明らかな高速血流は検出されていない.
B: 腹部大動脈の血流速波形では収縮期最大血流速度の低下, 加速時間の延長, 血流減衰速度の緩徐化を伴い拡張期にも末梢側へ流れる波形を呈している. いわゆる大動脈縮窄症が疑われる.
C: カラードプラ周波数を低く設定し, 白黒とカラーのバランスをカラー優位に調整するとモザイク状の高速血流像が確認できる.
D: 3D-CT 像で大動脈の縮窄と下行大動脈の拡大が見られている.
E: 連続波ドプラ法で最大血流速度 3m/s を超える狭窄血流が検出される.

ある. また大動脈周囲の分枝血管が拡張し血流が明瞭に観察される場合, 側副血行路が考えられ, 流入部位を確認する.

下肢動脈エコー実施時に両側の大腿動脈血流速度が低下している場合, 腸骨動脈領域の閉塞病変を疑うだけでなく, 本症も原因の一つに考え, 腹部大動脈の観察が必要である (図 2-31).

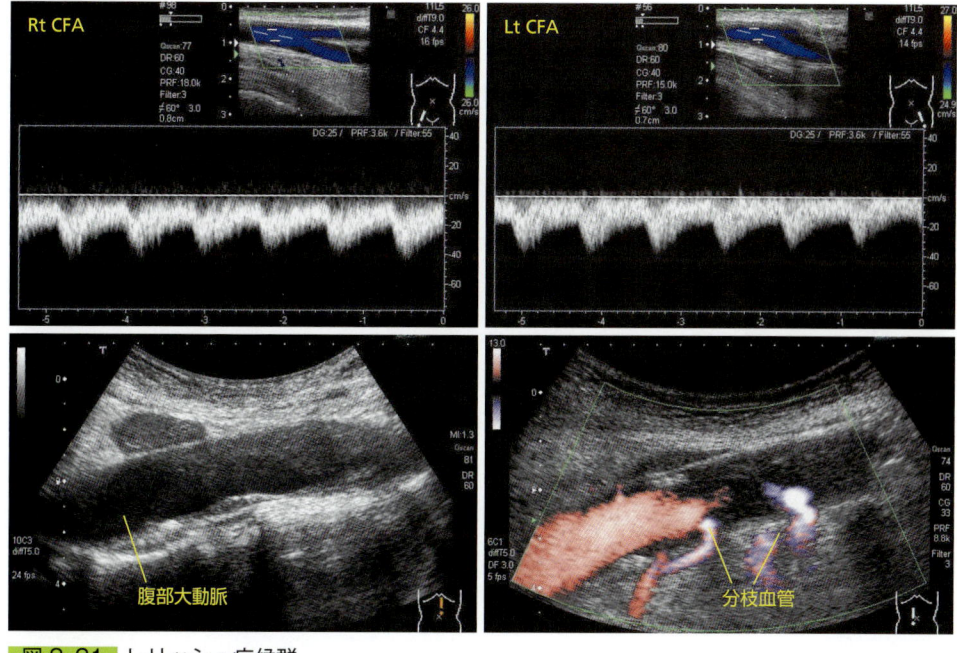

図 2-31 レリッシュ症候群
両側の大腿動脈血流速度が低下している.
腹部大動脈の途中から血流が検出されず閉塞している.大動脈周囲には分枝血管が拡張し,側副血行路が発達している.

6 知っておきたい治療法と評価法

　大動脈疾患の治療法には,高血圧に対する降圧治療や動脈硬化の伸展予防などの内科的治療法と外科的治療法が存在する.ここでは外科的治療法について述べる.外科的治療では古くから一般的に実施されている人工血管置換術とカテーテルを用いた血管内治療であるステントグラフト留置術が施行されている(図 2-32).治療法の選択基準は病変の位置や範囲,形態,患者の臨床的な背景などを考慮し決定される.

■ 人工血管置換術後の評価[3]

　病変の位置や範囲,分枝血管との関係などから,実施される術式は異なる.観察時には実施された術式を把握し,人工血管内とその周囲を中心に観察することが大切である.主な術後評価項目を表 2-4 に示す.通常,人工血管では高輝度の線状エコー像として描出されるため,血管を認識しやすく同定は容易である.

1 人工血管内の狭窄(図 2-33)

　腹部大動脈瘤に対し,Y字型人工血管置換術が施行された症例である.右脚の起始部が屈曲し,

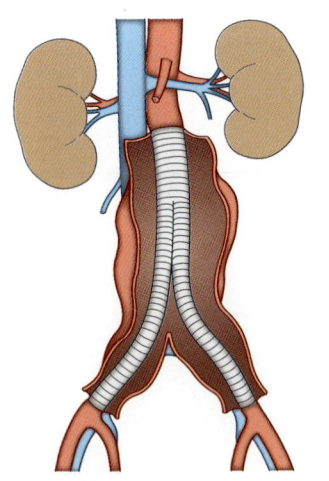

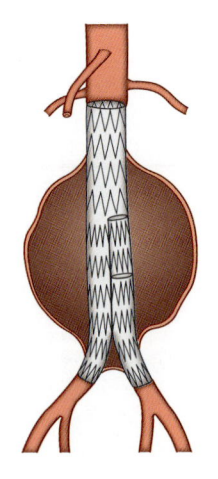

図 2-32 Y字型人工血管置換術とステントグラフト留置術

表 2-4 人工血管置換術後の観察ポイント

人工血管内部	人工血管周囲	人工血管の吻合部
血栓付着の確認 血流評価（狭窄，閉塞の有無）	血腫像や free space の確認 異常血流の検出	吻合部狭窄の検出 仮性動脈瘤の有無

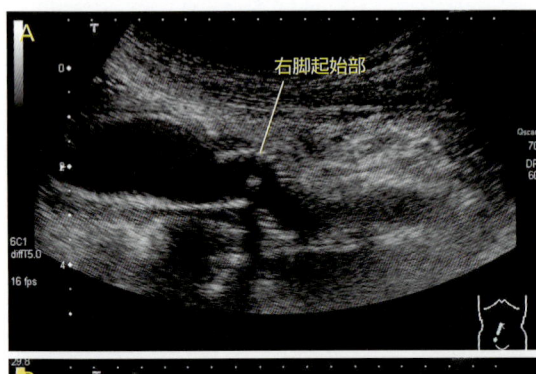

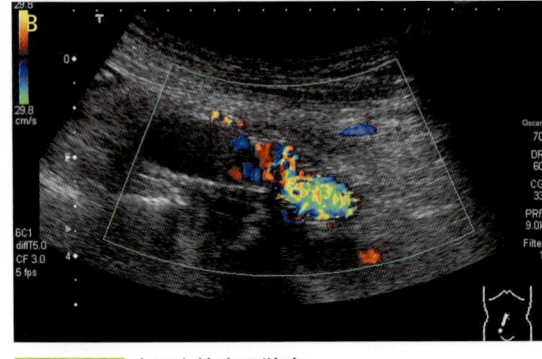

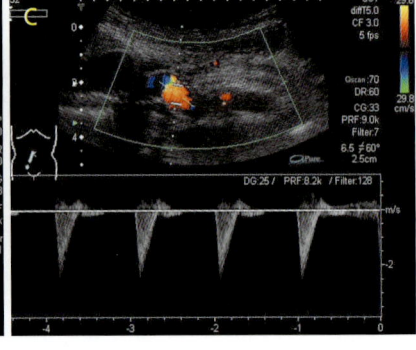

図 2-33 人工血管内の狭窄
A：Y字型人工血管の右脚起始部が屈曲している．
B：カラードプラ法ではモザイク血流が観察されている．
C：右脚起始部の血流速度は 2m/s を超え狭窄と判定される．

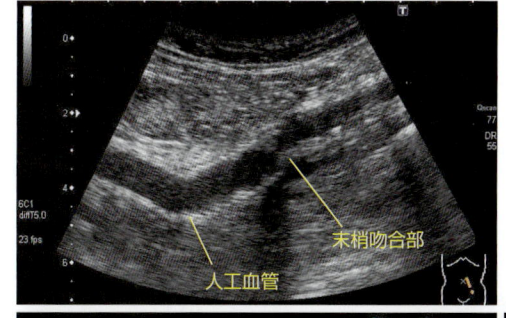

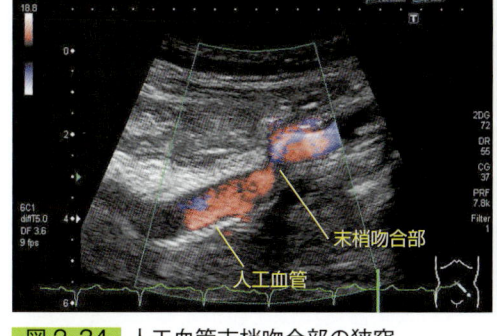

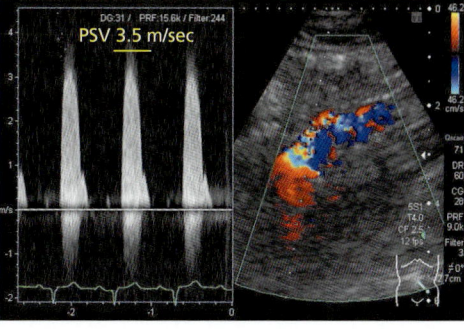

図 2-34 人工血管末梢吻合部の狭窄
Y字型人工血管の左脚末梢吻合部が狭小化している．
連続波ドプラ法では 3.5 m/s の高速血流が検出され狭窄と判定される．

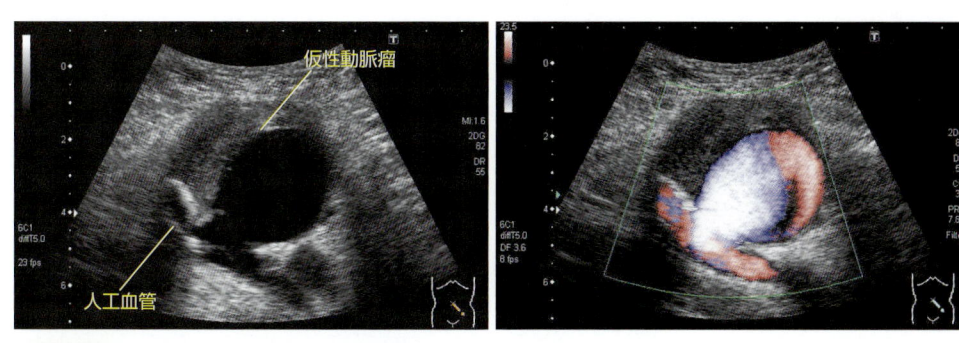

図 2-35 人工血管吻合部の仮性動脈瘤
人工血管末梢端と腸骨動脈との間に隙間が開き，袋状のエコー像が認められる．
ダイナミックフローではグラフト内部と交通する血流が検出されている．

狭窄血流が検出されている．

2 人工血管吻合部の狭窄（図 2-34）

　Y字型人工血管置換術が施行された症例である．末梢側吻合部が狭小化し，カラードプラではモザイク血流が観察されている．連続波ドプラで血流速度 3.5 m/s の高速血流が検出され狭窄と判定される．

3 吻合部の仮性動脈瘤（図 2-35）

　腹部，腸骨部動脈瘤に対し，Y字型人工血管置換術が施行された症例である．人工血管末梢吻

合部の周囲に，血腫に覆われた袋状のエコー像が観察されている．ダイナミックフローではグラフト内部と交通する血流が認められ，仮性動脈瘤と判定された．

■ ステントグラフト（stent graft: SG）留置術後の評価

　胸部，腹部の大動脈瘤あるいは大動脈解離に対し，瘤拡大の防止，entry閉鎖を目的としてSGを大動脈内に留置するカテーテル治療が行われる．術後の観察ポイントは，endoleak（エンドリーク）と瘤の大きさの評価が重要である．

　このendoleakとは「ステントグラフトより外側の大動脈瘤あるいは近接大動脈内部に血流が存在する状態」であり，単なるleak（血管外部に漏出する血流）とは区別して用いられる．

　通常，endoleakがない例では瘤とステントグラフトの間の腔内への血流が遮断され，内部の血栓化，瘤縮小が認められる．一方，endoleak例では瘤の拡大や破裂の発生率が高く，遠隔期成績は不良になる．このendoleak診断はCT検査を中心に行う施設が多いが，"どの部位から""どの程度の漏れ"など，詳細な血流情報はエコー検査のほうが正確に評価でき有用性は高い[16, 17, 18]．endoleakは発生部位により4型（Ⅰ〜Ⅳ型）に分類される（図2-36）．通常，Ⅰ型とⅢ型ではステントグラフト側，Ⅱ型では血管壁側から瘤内へ流入する血流像を観察することができる．

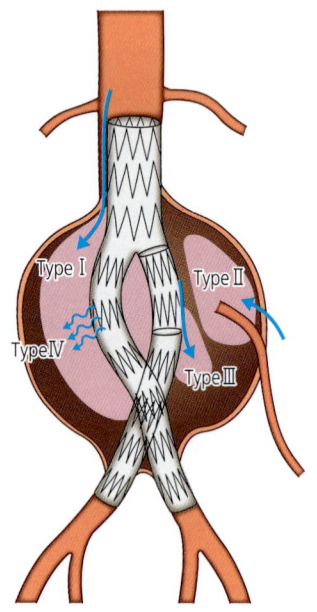

図 2-36 endoleakの分類

endoleakは発生機序によりⅠ〜Ⅳ型に分類される．
- type Ⅰ： ステントグラフトと血管との接合部の隙間から漏れる．
  - Ⅰa：中枢側から漏れる．　Ⅰb：末梢側から漏れる．
- type Ⅱ： 瘤内の分枝血管（腰動脈や下腸間膜動脈など）からの逆戻りする血流
  - Ⅱa：1本の分枝からの血流．　Ⅱb：2本以上の分枝が関与する複雑な血流．
- type Ⅲ： ステントグラフト自体の破損部や，つなぎ目から漏れる．
  - Ⅲa：ステントグラフト同士の接合部から漏れる．　Ⅲb：グラフトの破損部から漏れる．
- type Ⅳ： 人工血管布を貫通した血液成分が，にじみ出るように漏れる．

6 ● 知っておきたい治療法と評価法

1 Endoleak 例（図2-37）

　ステントグラフト留置術後3日の症例である．ステントグラフト周囲の瘤内部は等輝度，均一なエコー性状を示し血栓化している．一部，ステントグラフトの後側方に限局する無エコー領域が存在している．高分解能カラー表示では，この限局した無エコー領域に瘤外部から流入する血流シグナルが確認され type Ⅱ endoleak と判定される．

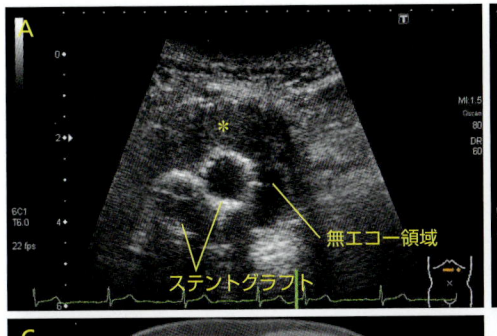

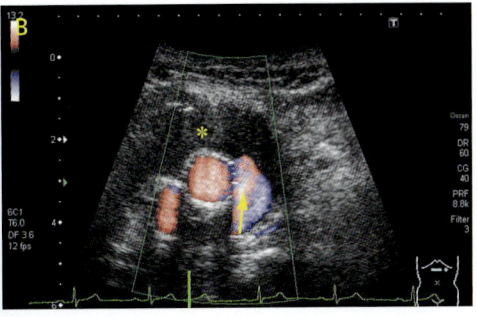

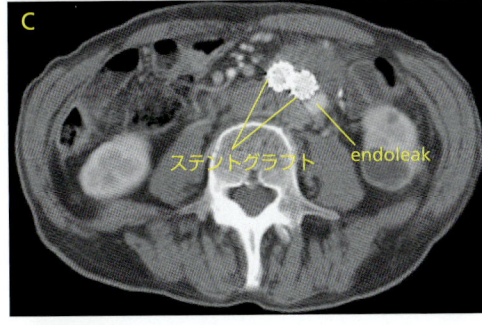

図 2-37 endoleak 例

A：腹部大動脈瘤の内部にステントグラフトが留置されている．ステントグラフト周囲の瘤内部性状は等輝度，均一なエコー像を示し血栓化（＊印）が示唆されるが，一部，限局した無エコー領域が存在している．
B：高分解能カラー表示では，限局した無エコー領域に瘤外部から流入する血流シグナルが確認され type Ⅱ endoleak と判定される．（矢印は endoleak の血流方向を示す）
C：造影CT検査でもステントグラフト後方に endoleak が確認されている．

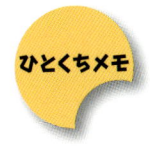

> **ひとくちメモ**
>
> **endoleak（エンドリーク）**
> 　エンドリークとは「ステントグラフトより外側の大動脈瘤あるいは近接大動脈内部に血流が存在する状態」であり，血管外部に漏出する血流を意味する leak とは区別して用いられる．またエンドリークは，endovasucular leak（血管内の漏れ）という意味で "end leak" ではなく，"endoleak" と記述することも留意したい．

2 ステントグラフト閉塞（図2-38）

　ステントグラフト（Bifurcated type）留置術後，右下肢に疼痛が出現し検査を施行した症例である．

　断層像では右脚内部のエコー輝度が左脚に比べ上昇している．カラードプラ法で血流速度レンジを下げて観察しても，右脚には血流シグナルが検出されず閉塞と判定される．血管造影にて右脚の閉塞が確認できる．

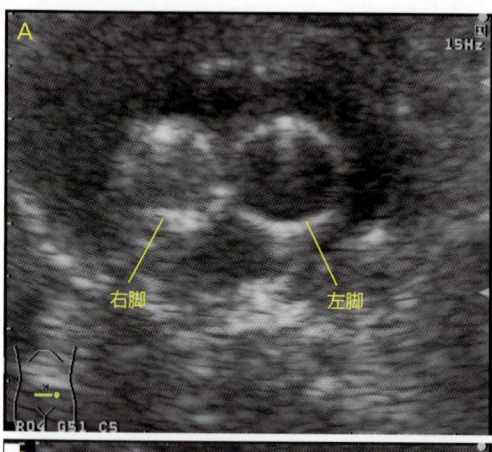

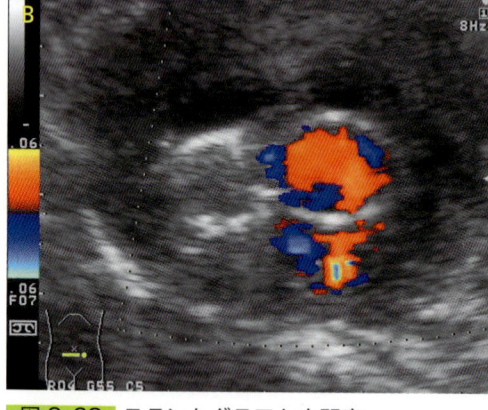

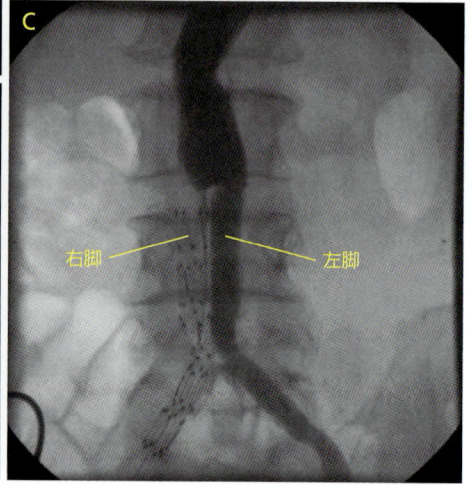

図2-38　ステントグラフト内閉塞
A： Bモードでは右脚内部のエコー輝度が左脚に比べ上昇している．
B： 血流速度レンジを下げて観察すると，右脚には血流が検出されず閉塞が疑われる．
C： 血管造影にて右脚の閉塞が確認できる．

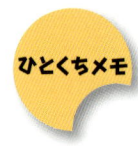

ひとくちメモ

type II endoleak
　一般に，血液は圧の高いほうから低いほうへと流れる．そのため，ステントグラフト留置術後，瘤内部の圧が下がると下腸間膜動脈や腰動脈などから腹部大動脈瘤内への buck flow が生じるようになり type II endoleak と判定される．そもそもステントグラフト治療の目的は瘤内圧を減少させることにある．type II endoleak では，その発生機序から瘤壁に伝わる圧は低く，瘤径の拡大が見られなければ破裂の危険性は低く経過観察とされることが多い．

6 ● 知っておきたい治療法と評価法

3 ステントグラフトによる腎動脈狭窄（図2-39）

　ステントグラフト（Straight type）留置術後の症例である．造影CT像ではステントグラフトが腎動脈に接しているのが確認できる．カラードプラ像では右腎動脈起始部に狭窄血流が検出され，パルスドプラ法で高速血流が測定された．

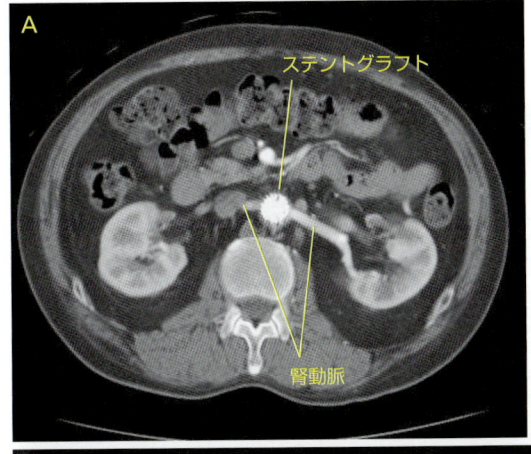

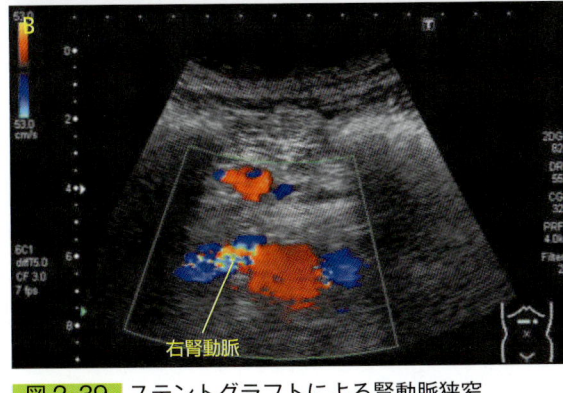

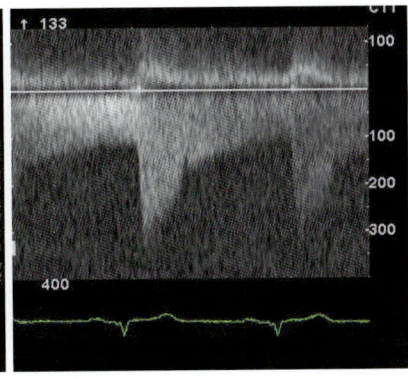

図2-39　ステントグラフトによる腎動脈狭窄
A：造影CT像ではステントグラフトが腎動脈分枝部に接しているのが確認できる．
B：カラードプラ像では右腎動脈起始部に狭窄血流が検出され，パルスドプラ法では最大血流速度3.0 m/sの高速血流が測定された．

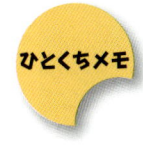

> **ひとくちメモ**
>
> **ハイブリッド治療**
>
> 　人工血管置換術とステントグラフト留置術を併用した治療法をハイブリッド治療と呼ぶ．これは胸腹部大動脈瘤に対する治療法でLanding zone確保のために閉鎖しなければならない腹部主要分枝動脈に対して，非解剖学的な経路でバイパス血行再建を施行した後，ステントグラフトを留置する方法である．このような腹部分枝を再建した症例では，数本の人工血管が挿入されているため走行が複雑であり，それぞれを区別するのが難しい．観察に際しては，カラードプラを併用し，横断面で大動脈縫着部から末梢縫合部へと血流方向に合わせて1本ずつ血管を確認すると解りやすい．

ワンポイントアドバイス

endoleak 診断のコツ

　ステントグラフト留置術後の endoleak 診断は重要であり，血流情報を正確に評価できる超音波検査の有用性は高い．一般に，"漏れ" はカラードプラ法を用いて診断される．しかし，カラードプラ法でも検出されないような低流速の endoleak を断層法で流動エコーとして検出することができる．コンベックス型探触子の視野幅を狭め，断層画像の分解能を落とさずにフレームレートを向上させた状態で瘤内部血栓性状を丹念に観察すると確認しやすい．また，高精細パワードプラ法である Directional eFlow を用いると従来のカラードプラよりも高分解能で高フレームレート，低ブルーミングな血流表示が可能になり，ステントグラフト留置術後の微細な血流評価に有効性が高い（図 2-40）．

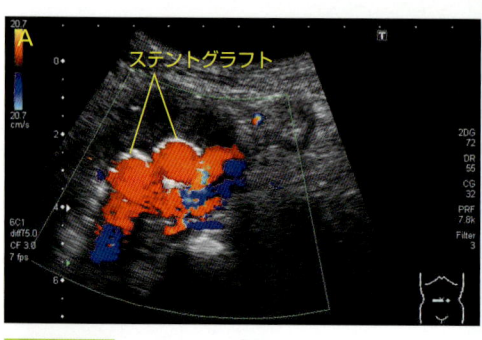

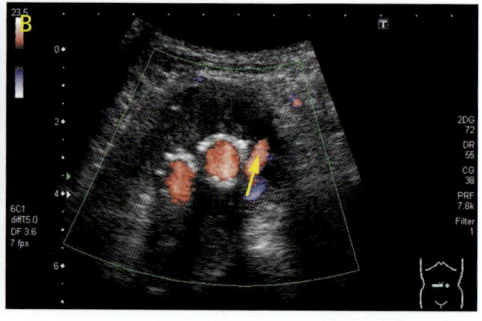

図 2-40 endoleak 診断
A： カラードプラ表示：
　　カラードプラ法ではステントグラフトからのアーチファクトとはみ出し血流が多く，endoleak の評価は困難である．
B： 高分解能カラー表示：
　　高分解能カラー表示ではアーチファクトとはみ出し血流は消失し，ステントグラフト留置術後の血流評価に有効性が高い．本例ではステントグラフト後方からの endoleak が確認される．（矢印は endoleak の血流方向を示す）

ワンポイントアドバイス

type Ⅲ と type Ⅳ endoleak の区別

　type Ⅲ と type Ⅳ の endoleak は挿入されたステントグラフトの中部付近から漏れることが多く，両者の区別が難しいことがある．その際，ステントグラフトの種類を確認し，何番目のステントが接合部なのかを把握し観察したい．また，type Ⅳ はステントグラフト留置術直後に多く，人工血管布からにじみ出るように漏れ，複数個所から血流が観察されることが多い（図 2-41）．一般に，type Ⅲ は追加の治療が必要となるが，type Ⅳ は経過とともに消失する．

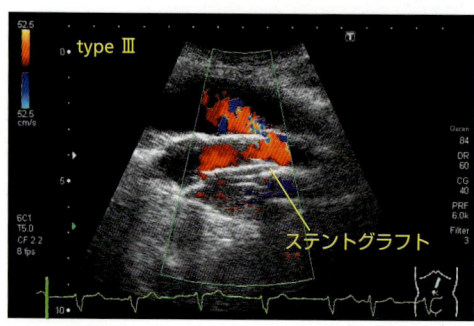

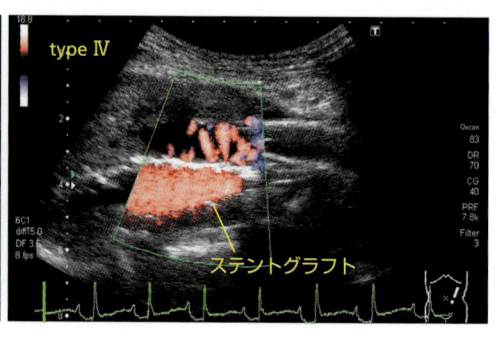

図 2-41 type Ⅲ と type Ⅳ endoleak

参考文献

1) 松尾　汎，松村　誠，小田代啓太，他．超音波による大動脈・末梢動脈病変の標準的評価法（案）．超音波医学．2012; 39: 147-68.
2) 髙本眞一，石丸　新，上田裕一，他．循環器病の診断と治療に関するガイドライン．大動脈瘤・大動脈解離診療ガイドライン（2011年改訂版）．http://www.j-circ.or.jp/guideline/pdf/JCS2011_takamoto_h.pdf
3) 山本哲也，松村　誠．腹部大動脈，末梢動脈疾患と超音波検査の進め方・評価．超音波エキスパート 9; 71-95，医歯薬出版；2009.
4) 山本哲也，松村　誠：超音波 大動脈，血管検査マニュアル．Vascular Lab; 2005. p.213-9.
5) 佐藤　洋．大動脈．血管超音波テキスト．日本超音波検査学会，編．2005; 127-158.
6) 松尾　汎．大動脈瘤・大動脈解離の臨床と病理．由谷親夫，松尾　汎，編，医学書院；1994. p.2-8.
7) 松村　誠．大動脈疾患．目でみる循環器病シリーズ7，心エコー図．メジカルビュー社；1993. 196-207.
8) 松尾　汎．大動脈をどう見るか．別府慎太郎，編，心臓病プラクティス．文光堂：1994; 1: 148-61.
9) DeBakey ME, Henly WS, Cooley DA, et al. Surgical management of dissecting aneurysms of the aorta. J Thorac Cardiovasc Surg. 1965; 49: 130-49.
10) Daily PO, Trueblood HW, Stinson EB, et al. Management of acute aortic dissections. Ann Thorac Surg. 1970; 10: 237-47.
11) 松村　誠．大動脈疾患に対する超音波検査．ICU と CCU．2003; 27(11): 969-78.
12) 稲田　潔．腹部大動脈瘤．血管疾患の臨床，稲田潔，松本興治，正木久男，編．金原出版；2002. 47-84.
13) King PS, Cooperberg PL, Madigan SM. The anechoic crescent in abdominal aortic aneurysms: not a sign of dissection. AJR Am J Roentgenol. 1986; 146: 345-8.
14) 血管炎症候群の診療ガイドライン．Circulation Journal. 2008; 72(Suppl. IV): 1253-318.
15) 佐藤　洋．腹部血管（動脈・門脈），血管診療テキスト．Vascular Lab; 2010. p.154-61.
16) 山本哲也，松村　誠，許　俊鋭．大動脈 Stent graft 留置術後の血管エコーの有用性．超音波医学．2003; 30: 267.
17) 山本哲也，松村　誠，加藤雅明．Stent graft 留置術後の血管超音波検査による endoleak の有無と動脈瘤径変化の検討．超音波検査技術．2005; 30: 7-13.
18) 山本哲也，松村　誠，許　俊鋭，他．Stent graft 留置術後の血管超音波検査による動脈瘤径変化の検討．超音波医学．2004; 31: 171.

Chapter 3
腎動脈エコー

1 検査に役立つ解剖 [1~3]

腎動脈

　腎動脈は上腸間膜動脈分岐後の約1cm遠位で，腹部大動脈の側壁から左右直角に分枝する血管径3～5mmの血管である．腎動脈の約70％は左右一対であるが，発生段階の変異で約20～30％に複数本の動脈が片側および両側で見られることがある．この付加的な腎動脈で，腎門部を通過するものを「副」腎動脈，腎門部を通過せず腎実質に直接入るものを「迷入」腎動脈という．右の腎動脈は左の腎動脈よりやや高位に分枝し長く，分枝直後の走行は上向き，水平，下向きのvariationがあり腎動脈の走行が若干異なっている．腎動脈主幹部は，腎静脈の背側を走行し，右腎動脈は下大静脈の背側を横切り腎に流入する（図3-1A）．

腎臓

　腎は第11胸椎から第3腰椎に位置する左右一対の臓器である．正常腎の大きさは長径10～12cm，短径5～6cm，厚径4～5cmであり，通常，左腎は右腎より大きい．形状は長楕円形のソラマメ状で，表面は平滑である．腎動脈は腎門部直前で腎盂を挟むように前枝と後枝に分かれ，腎門部で約5本の区域動脈に分枝する．区域動脈はその後分枝して腎錐体間を通る数本の葉間動脈となり，弓状動脈，小葉間動脈へと続く（図3-1B）．

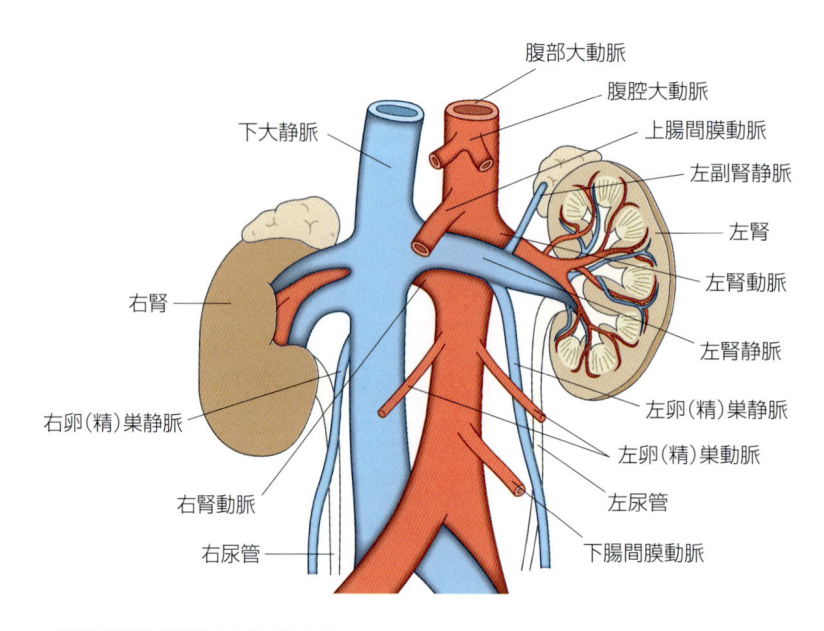

図3-1A 腎動脈の位置関係

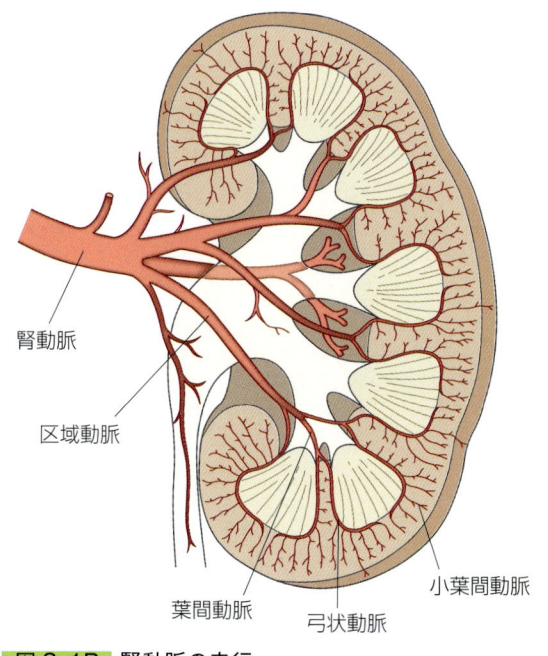

図 3-1B 腎動脈の走行

（腎動脈／区域動脈／葉間動脈／弓状動脈／小葉間動脈）

2 検査の実際

■ 装置の選択

腎動脈の検査で使用する装置は心臓専用機や腹部専用機，あるいは汎用機でも検査可能であるが，コンベックスとセクタ型探触子を有していることが条件である．

■ 探触子の選択

3～6 MHz のコンベックス型，2.5～3.5 MHz のセクタ型探触子を使用する．それぞれ目的や状況に応じて使い分ける．コンベックス型は観察視野が広いため全体像把握に有利であり，カラードプラでは腎実質の細く低流速の血管の描出に有効性が高い[2]．一方，セクタ型はドプラ周波数が低いためドプラ感度も高く，肥満者などにおける深部の血流観察に優れる．また，探触子が小さく操作性がよいことからドプラ入射角度をコンベックス型より小さくすることができることや，連続波ドプラ法も使用できる利点を有する．

■ 検査体位

腎動脈起始部の観察では仰臥位，腎実質内の血流観察では側臥位を基本とする．また腹部を露出させるため，バスタオルなどを用意しておく配慮も必要である．

■ 検査前処置

腎動脈入口部では腸管ガスが描出の障害となることが多い．腸管ガスの影響をできるだけ少なくすることで腎動脈の描出が容易になるため，絶食のうえで検査を施行することが望ましい．また喫煙も腸管ガスの発生を多くするため，検査の6時間前から喫煙は避けるべきである[2]．

> **ワンポイントアドバイス**
>
> **患者様への説明**
>
> 検査を始める前に検査の目的と必要性を説明し，理解を得ることが大切である．検査中，腹部を圧迫することを説明し，被検者には可能な限り腹部の力を抜いてもらうように指示する．また，腹部を押されて痛みを感じる場合には，遠慮せずに言ってもらうように告げておくことはトラブルを回避するために大切である．

■ 装置条件の調整方法

1 Bモード

Bモードでは血管内腔が無エコーに近い状態になるようにゲインやダイナミックレンジを調整する．その際，AIP（Adaptive Image Processing）やEdge Optimizerを用いてスペックル低減と血管壁や血管内腔の輪郭強調を行い，画像の視認性を向上させると良い（図3-2）．また，断層範囲を広げすぎるとフレームレートが低下し，リアルタイム性が低下するため，観察視野は可能な限り狭めたほうがよい．フォーカスポイントは検査対象部位に合わせるが，フォーカス数を多くしすぎるとフレームレートが低下するため留意したい．

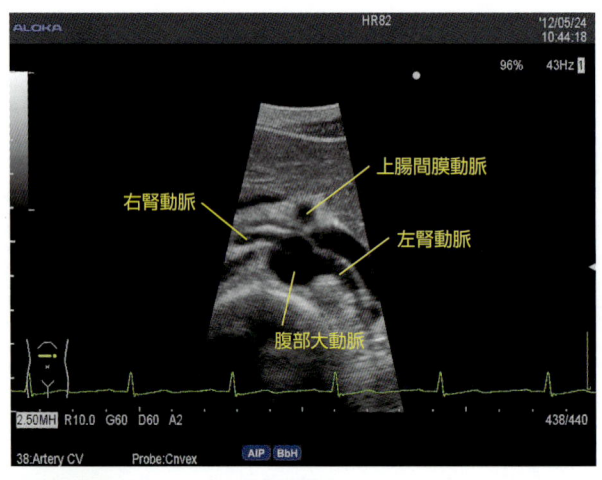

図3-2 Bモードの条件設定
ゲインやダイナミックレンジは血管内腔が無エコーに近い状態になるように調整する．また，AIP（Adaptive Image Processing）を用いるとスペックルノイズの低減と血管壁や血管内腔の輪郭が強調され，画像の視認性を向上できる．

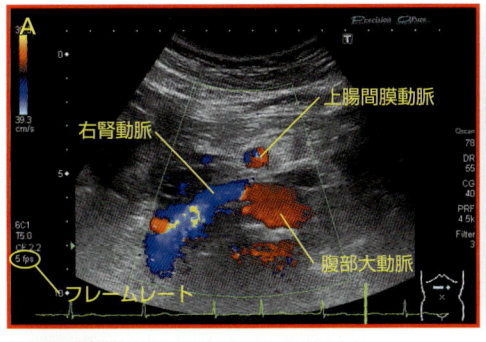

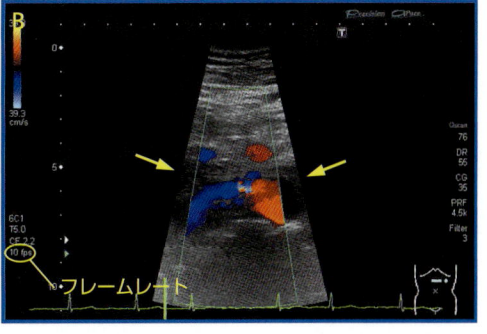

図 3-3 カラードプラの条件設定
A：広い観察視野で確認しているためフレームレートが低すぎる．
B：B モードおよびカラーの表示範囲を必要最低限に狭めるとフレームレートを確保できる．

2 カラードプラ

　カラーと白黒バランスの設定では，カラーを優位に設定することで血流をより明瞭に描出できる．血流観察時の血流速度レンジ設定は，腎動脈起始部では 30～50 cm/sec 程度，腎実質内では 10～20 cm/sec 程度とする．ただし，低く設定しすぎると腎静脈血流が優位に描出され，腎動脈の血流表示は不明瞭になる．また，フレームレートが低すぎる（リアルタイム性が低下する）と血流の連続性が得られず，病変を見落とす危険性が高くなるため，最低 10 フレーム以上になるように調整したい．その際，カラーの表示範囲を必要最低限に狭めるとフレームレートを上げることができる（図 3-3）．なおフィルタはクラッタノイズを除去するためやや高く（低い周波数をカット）設定するとよい．

3 パルスドプラ法と連続波ドプラ法

　腎動脈の血流速度測定にはパルスドプラ法や連続波ドプラ法が利用される．通常，連続波ドプラ法では高速な血流が検出され，角度補正が不要な場合に用いられる（図 3-4）．一方，パルスドプラ法では角度補正が行われるが，可能な限り角度補正を小さくする断面に設定することが大切である（図 3-5）．角度補正が 60 度を超えるような血流速度の測定はしてはならない．また，報告書記載時にはパルスドプラ法と連続波ドプラ法のどちらのモードで測定したかを明記し，パルスドプラ法で測定した際，角度補正が大きくなる場合には補正角度も記載すべきである．

ワンポイントアドバイス

ドプラ入射角度を小さくする工夫
・血管を可能な限り，斜めに描出させる
・画面の端の方で測定する
・狭窄がない症例であれば入射角度を小さくできる位置で測定する
・セクタ型探触子を使用する
・背部からのアプローチで計測する

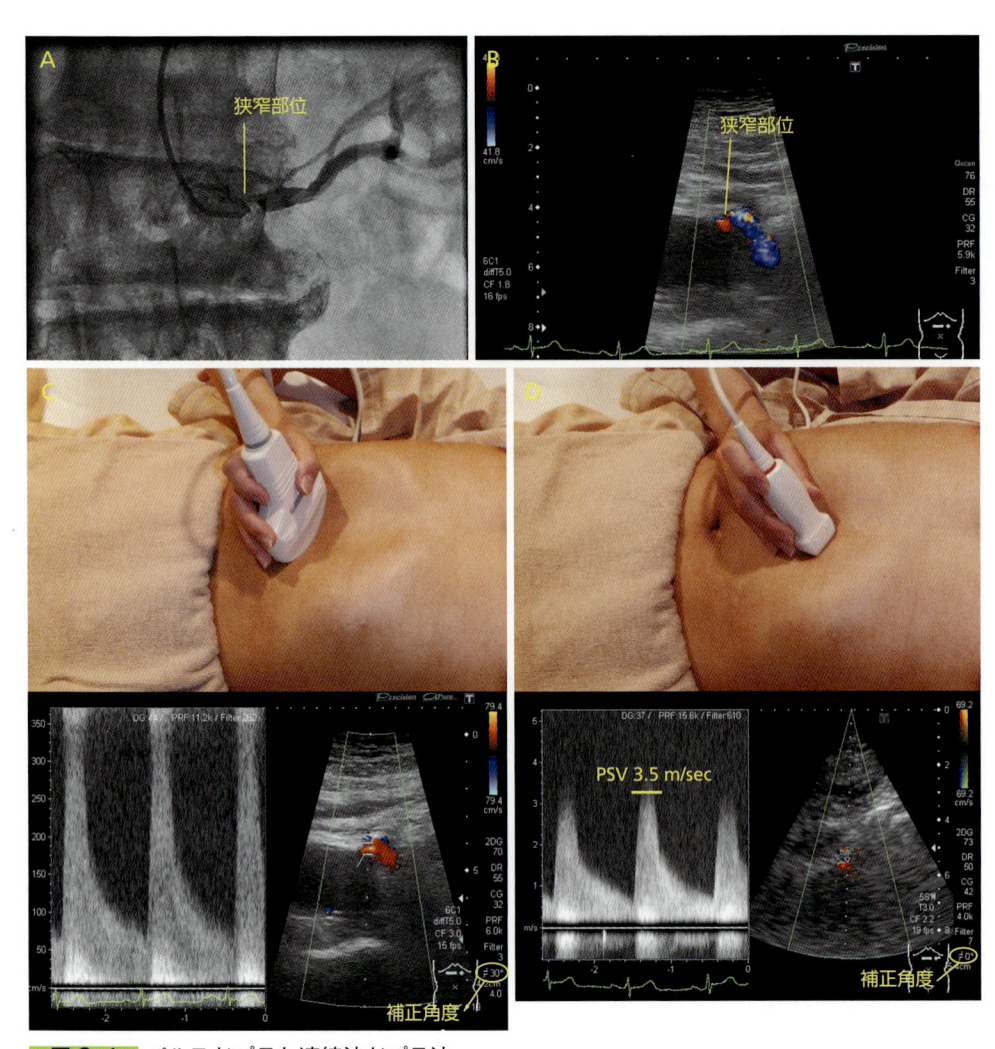

図3-4 パルスドプラと連続波ドプラ法

A: 血管造影による狭窄部位
B: カラードプラ法による狭窄部位の観察
C: コンベックス型探触子におけるパルスドプラ法による血流速度測定
　角度補正が小さくなる断面を設定し，血流速度を測定する．本例では補正角度は30°である．
D: セクタ型探触子における連続波ドプラ法による高速血流速度測定
　セクタ型探触子を用いて血流方向と超音波ビーム方向を一致させた断面を設定し，感度よく高速血流を検出する．本例では PSV 3.5 m/sec を示している．

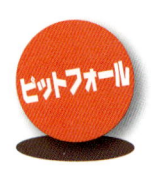

ピットフォール

腎動脈狭窄における最大血流速度の測定

　腎動脈狭窄症を疑う症例では，1カ所の最大血流速度を一度だけ測定するのではなく，カーソルの位置を微細に動かしながら数カ所，数回測定することが大切である．それは，狭窄部位の形状は様々で，色々な方向の血流が存在し，パルスドプラ法ではサンプルゲートの位置や幅によって正確な流速が得られていない場合があるからである．一方，連続波ドプラ法では，サンプルゲートに関係なく血流方向と超音波ビームの方向を一致させる必要がある．いずれにしても入射角度を小さくさせる工夫が必要である．

A：右腎動脈起始部血流速度測定

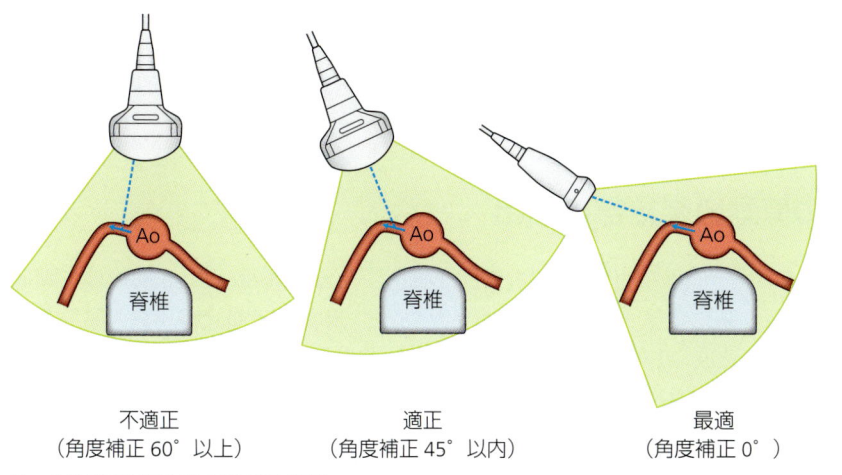

不適正　　　　　　　　適正　　　　　　　　最適
（角度補正 60°以上）　（角度補正 45°以内）　（角度補正 0°）

B：左腎動脈起始部血流速度測定

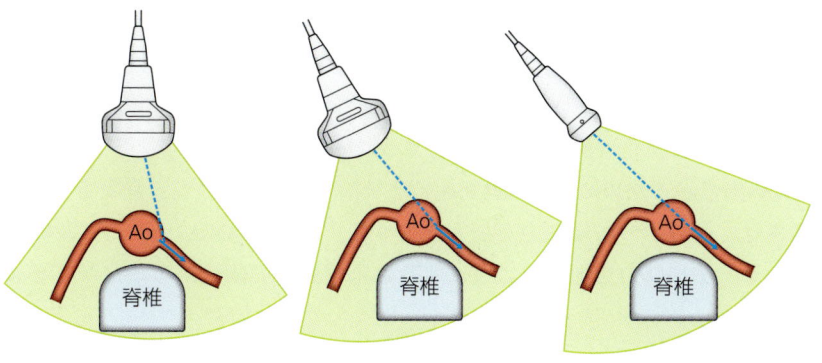

適正　　　　　　　　適正　　　　　　　　最適
（角度補正 45°以内）　（角度補正 45°以内）　（角度補正 0°）

C：血流速度測定時の画面表示設定

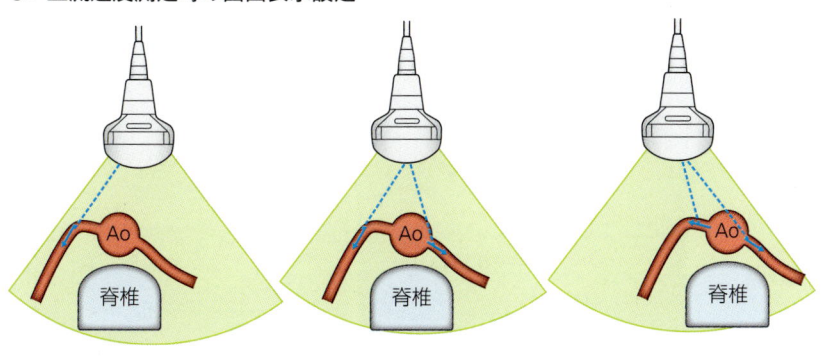

画面左端で測定　　　画面中央で測定　　　画面右端で測定

図 3-5 腎動脈起始部血流速度測定時のテクニック

探触子の位置を少し変え，角度補正をなるべく小さくできる断面を設定する．セクタ型はコンベックス型探触子に比べ小さく操作性がよいため，ドプラ入射角度を小さくできる．また，画面の端で測定すると入射角度を小さくできる．

3 描出方法と正常像

■ 上腹部からの腎動脈起始部の描出

　心窩部に探触子を置き，短軸断面で腹部大動脈を描出させる．通常，2 cm前後の拍動血管として観察される．（右）隣には下大静脈が走行しているが，両者の区別は容易である．心窩部から腹部大動脈が描出されない場合，カラーガイド下で心窩部正中線上をゆっくり下行させて走査すると血流像が確認され同定しやすい．腹部大動脈上部から腹腔動脈，上腸間膜動脈，腎動脈と分岐する．腹腔動脈，上腸間膜動脈の基部は体表に向かってくる血流として描出され，腎動脈は大動脈から左右横方向に描出される．したがって腎動脈は長軸像では描出することはできない．

　描出のコツは，腎動脈を最初から探さずに上腸間膜動脈の基部の血流を確認してから，その約1 cm末梢側の腎動脈起始部付近を検索することである．その際，探触子操作はビームをやや斜め上方に傾けた(探触子を下肢側に傾け)状態で上腸間膜動脈の上向き血流を確認し，その後，徐々にビームを垂直に入射させるよう（探触子を立てるようなイメージ）に走査する（図3-6）．腎動脈をなるべく長く描出させるためには，腎動脈起始部を描出させた後，右腎動脈では探触子を反時計方向に回転させ，探触子の右端に力を加えるようにする（図3-7A）．一方，左腎動脈では時計方向に回転させ，左端に力を加えるようにすると末梢側まで観察することができる（図3-7B）．

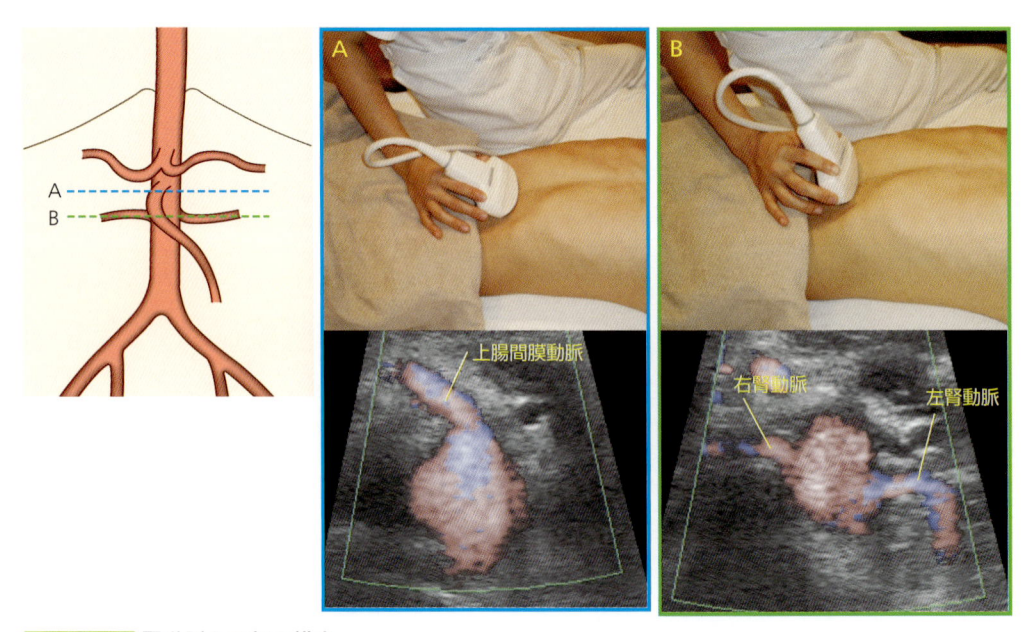

図 3-6　腎動脈入口部の描出
A：探触子を傾けた状態で上腸間膜動脈起始部の上向き血流を確認する．
B：探触子を少しずつ立てるように走査し，上腸間膜動脈起始部の約1 cm末梢側付近にある腎動脈入口部を描出する．

3 ● 描出方法と正常像

A: 右腎動脈の描出

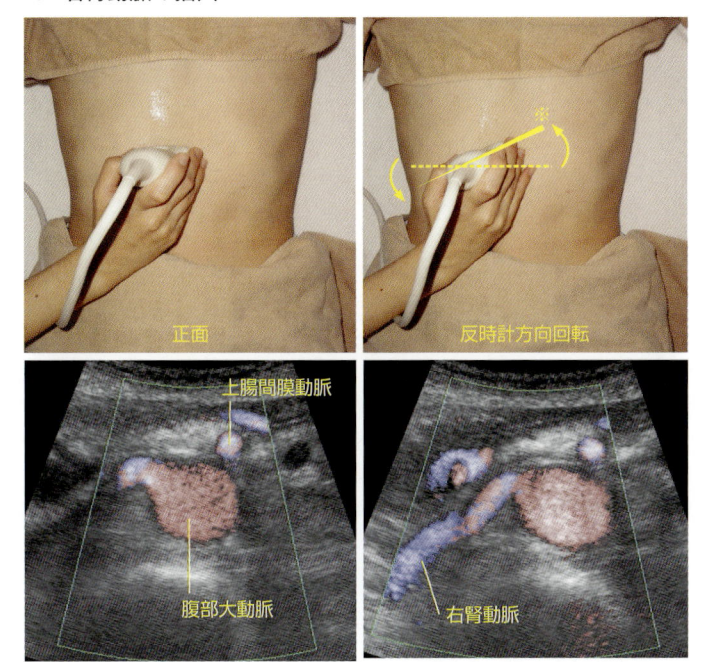

B: 左腎動脈の描出

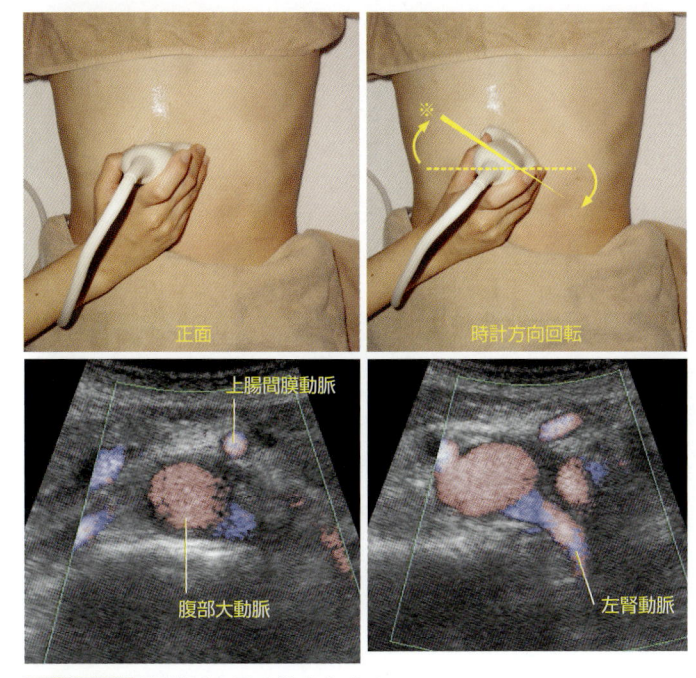

図 3-7 腎動脈を長く描出させる

右腎動脈では探触子を反時計方向に回転させ，探触子の右端に力を加えるようにする．
左腎動脈では探触子を時計方向に回転させ，探触子の左端に力を加えるようにする．
（※印は力を加える側を示す）

ワンポイントアドバイス

腹部圧迫走査のコツ

患者の姿勢は仰臥位を基本とするが，腕を頭側に上げると腹部に自然と力が入ることが多く，腕は足側または胸の上に軽く置くとよい．さらに膝を軽く曲げることで腹部の緊張が取れる場合がある．腹部を圧迫する際，患者に大きく深呼吸させ，呼気時のタイミングで腹部を圧迫することが効果的である（図3-8）．この時，検査者は椅子に座って検査を施行するより，ベッドサイドに腰を掛け，肩から自分の体重を押し掛けるようにして上腹部を圧迫すると安定した画像が得られやすい（図3-9）．

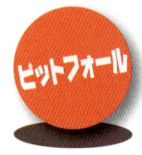

ピットフォール

腎静脈にだまされない！

腎動脈を検索する際，腎静脈が目立ち紛らわしいことが多い．これは腎動脈起始部の前方に腎静脈が伴走していることと，腹部を圧迫して観察するため腎静脈が圧縮され血流速度上昇をきたし，血流カラー表示が腎動脈と類似してしまうことで生じる．そのため血流速度レンジの調節や探触子の傾きを調整し，注意深い観察が必要になる．なお血流速度波形を記録すれば，両者の区別は容易である（図3-10）．また，左腎動脈は左腎静脈の背側を走行するため，左腎静脈の背側で血流方向が異なる血管を探すとよい．

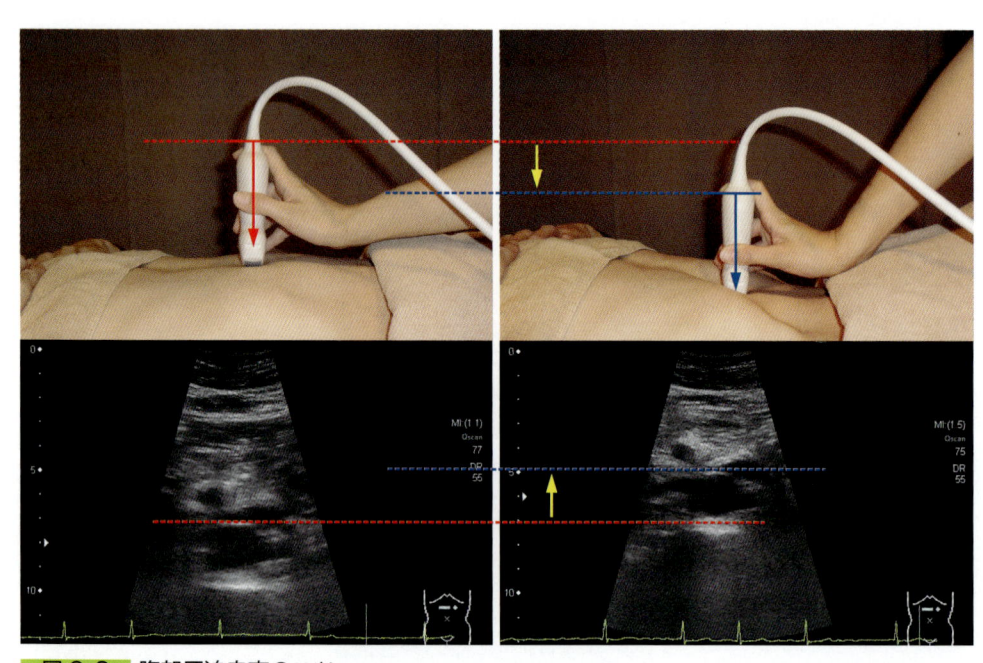

図3-8 腹部圧迫走査のコツ

患者に大きく深呼吸させ，呼気時のタイミングで腹部を圧迫する．探触子による圧迫で目的血管を浅い位置に描出させることができ，明瞭な画像が得られるようになる．

3 ● 描出方法と正常像

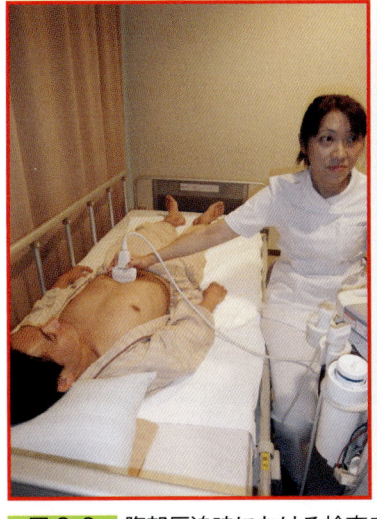

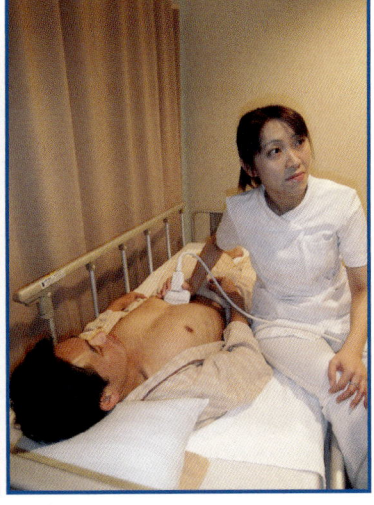

図 3-9 腹部圧迫時における検査者の姿勢

検査者は椅子に座って検査を施行するより，ベッドサイドに腰を掛け，肩から自分の体重を押し掛けるようにして上腹部を圧迫すると安定した画像が得られやすい．

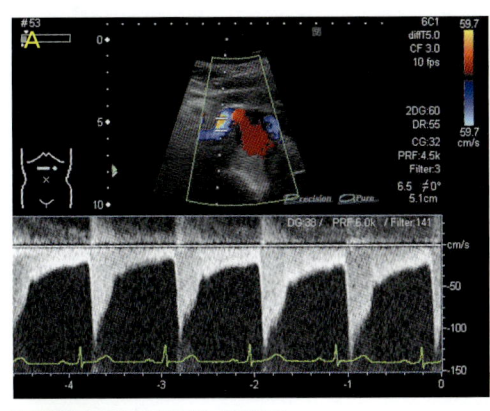

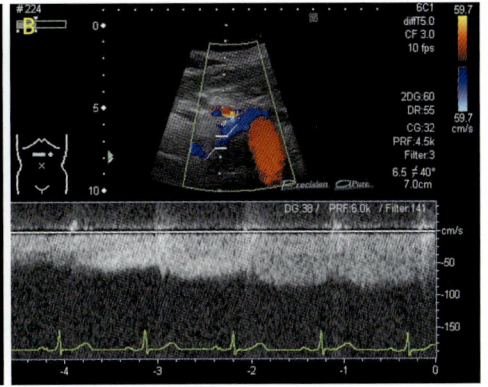

図 3-10 腎動脈と腎静脈
A：腎動脈
B：腎静脈

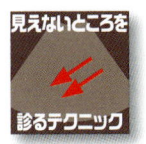

腎動脈起始部の血流が描出できない時の対策

心窩部より腎動脈起始部が描出できない時，下記の対策を試みる．
1 探触子の圧迫を強くして消化管ガスを排除する．
2 探触子をやや横にずらして走査する．
3 セクタ型探触子（周波数 2.5 MHz 程度）に変える．
4 腎実質の血流や腎萎縮の有無を確認し腎動脈閉塞がないか確認する．
5 側背部からのアプローチを試みる．
6 時間を置いてから検査する．

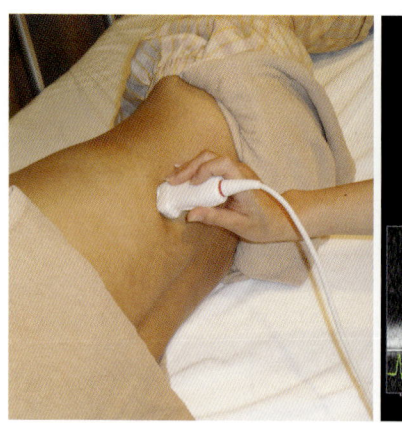

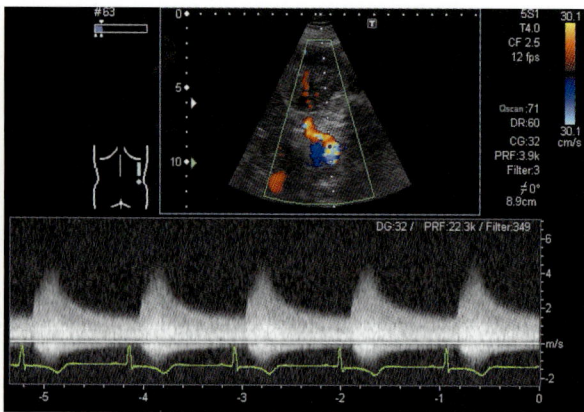

図 3-11 側背部からの腎動脈起始部血流測定

セクタ型探触子を用いて側背部からアプローチする．その際，装置条件は断層の深度を 15 cm 程度，カラーの速度レンジは 30 cm/sec 程度に調節する．
腎臓と大動脈が同時に描出される断面を設定し，大動脈から腎門部に連続する血流シグナルを確認して腎動脈起始部の血流測定を行うと血流速度を精度よく測定できる．本例では連続波ドプラ法で最大血流速度 4.0 m/sec を示し狭窄している．

■ 側背部からの腎動脈起始部血流測定

　上腹部からの血流測定が不可能な場合に側背部から腎動脈起始部の血流を測定する場合がある．被検者を側臥位とし，側背部から胸椎と肋骨の間か最下肋間付近よりやや斜め上方にビームを向けアプローチする．その際，断層の深度は 15 cm 程度，カラーの速度レンジは 30 cm/sec 程度に調節する．腎臓と大動脈が同時に描出される断面を設定し，腎門部から大動脈に連続する血流シグナルを確認して腎動脈起始部の血流測定を行う（図 3-11）．腎動脈血流が描出できない場合は，カラーゲインをややオーバーゲインにして，腎動脈と併走している腎静脈血流を確認し，その付近で腎動脈の検索を行う[2]．カラーの速度レンジが低い場合には腎静脈しか描出されないため速度レンジを徐々に上げていき腎動脈を描出するとよい．

■ 腎内血管の描出

　腎内動脈は，左右ともに側腹部からアプローチし腎臓の長軸断面を描出する．カラードプラ法で腎内を探触子に向かってくる動脈拍動性の血流を描出する（図 3-12）．腎門部で分岐した区域動脈，あるいは腎錐体に沿って走行する葉間動脈を確認する．血流速波形の記録時では浅呼吸での息止めをさせることで安定した血流速波形が得られるようになる．

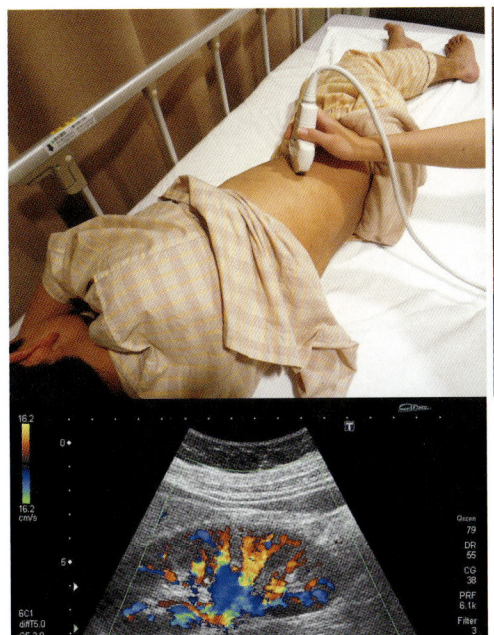

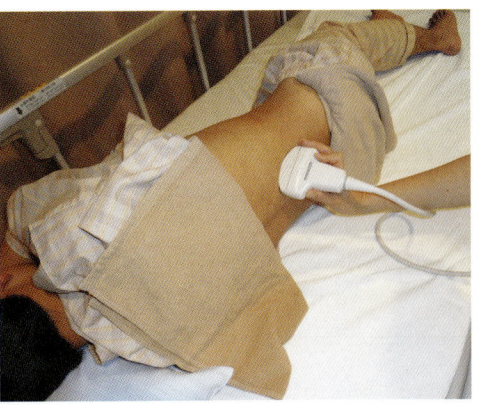

図 3-12 腎内血管の描出

腎内動脈は左右ともに側腹部，あるいは側背部からアプローチし腎臓の長軸断面を描出する．
カラードプラ法で腎内を探触子に向かってくる動脈拍動性の血流を描出する

4　観察・評価方法

　腎動脈狭窄（renal artery stenosis: RAS）の検査に有効な観察・評価項目を表3-1に示す．これらの検査項目すべてを全例に実施すべきではあるが，日々のルーチン検査では時間的制約もあり現実的ではない．検査を効率よく行うためには，スクリーニング検査と精密検査の2つに

表 3-1　使用される血流指標

腎動脈狭窄の判定は血流情報から判定される．主な血流指標を下記に示す．
腎動脈起始部
・収縮期最高血流速度（peak systolic velocity: PSV）
・拡張末期血流速度（end diastolic velocity: EDV）
・renal/aorta ratio: RAR
・狭窄直後乱流の有無
腎内血流
・acceleration time（AT）
・diastolic/systolic ratio: DSR
・resistance index: RI

腎動脈スクリーニング検査
■腹部大動脈病変の否定（瘤状病変の否定）
■腎動脈起始部の血流速度（腹部大動脈より分岐する腎動脈の血流速度）
■腹部大動脈の血流速度（SMA 直下付近の腹部大動脈の血流速度）

腎動脈精査
■腎サイズの計測（腎臓全体の確認，長径の計測，皮質・髄質）
■腎実質血流の加速時間（腎門部より末梢血流波形にて AT 測定）
■腎実質血流での機能評価（腎門部より末梢血流波形にて RI 測定）

図 3-13　RAS のスクリーニング検査と精密検査の手順

分けて検査を実施するとよい．通常，スクリーニング検査では腹部大動脈と腎動脈起始部の血流速度を測定する．一方，精密検査では，精査としてこれらの項目をすべて実施したい（図 3-13）．

腎動脈狭窄のスクリーニング検査

スクリーニング検査では腹部に瘤状病変がないことを確認し，腎動脈と腹部大動脈の血流速度を測定する．

1 腎動脈起始部の血流速度測定

腎動脈起始部の血流速度測定はカラーガイド下で腎動脈を描出し，最大血流速度の測定を行う．その際，ドプラ入射角度ができる限り小さくなるように装置条件を調整する．起始部に明らかな狭窄血流が検出されない症例では，無理に起始部で測定せず，ドプラ入射角度を小さくできる部位で測定してもよい（図 3-14）．どうしてもドプラ入射角度が大きくなる場合には，背部からアプローチすることで入射角度を小さくすることができる．また呼吸で血流が記録しにくい場合は，浅呼吸で息止めをさせると安定した血流速波形が得られるようになる．

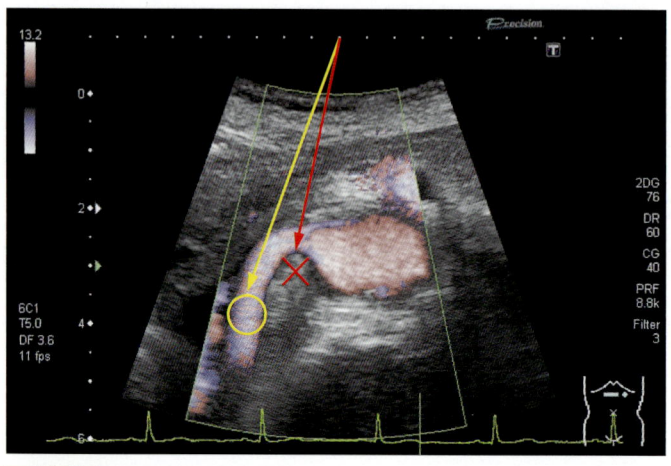

図 3-14　血流速度測定部位
狭窄がない症例では，ドプラ入射角度を小さくできる部位で測定する．

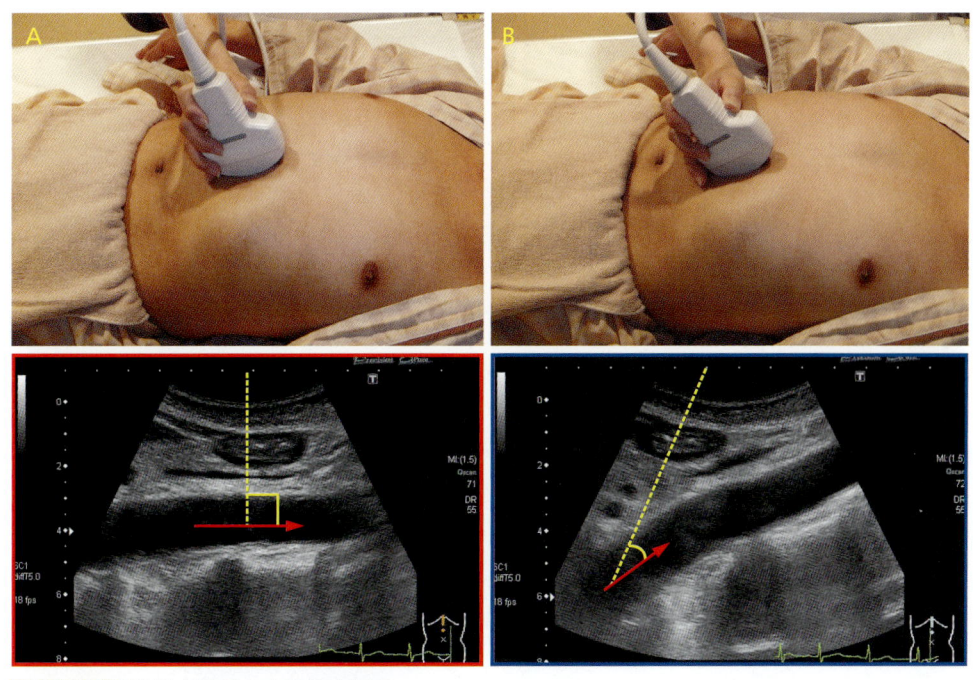

図 3-15 腹部大動脈の血流速度測定
A：腹部大動脈をまっすぐ描出させ，画像の中央で測定するとドプラ入射角度は大きくなる．
B：腹部大動脈を斜めに描出させ，画面の端で測定するとドプラ入射角度を小さくすることができる．

　血流計測は収縮期最高血流速度（peak systolic velocity: PSV）と拡張末期血流速度（end diastolic velocity: EDV）が必要である．

2 腹部大動脈の血流速度測定

　腹部大動脈の長軸像で上腸間膜動脈分岐部を目印にして，腎動脈分岐部付近にカーソルを合わせ測定する．その際，探触子の片側に力を加え，腹部大動脈をなるべく斜めに描出させ，画面の端で測定すればドプラ入射角度を小さくすることができる（図 3-15）．腎動脈と腹部大動脈の収縮期最高血流速度から RAR（renal artery to aortic peak systolic velocity ratio：腎動脈起始部 PSV/腹部大動脈 PSV）を算出する．

■ 腎動脈精査

　上記のスクリーニング検査に下記項目を追加する．

1 腎サイズ計測

　腎サイズは長径の計測が必須である．腎を描出するためには側腹部から観察するが，しばしば，全体像が描出されない場合がある．呼吸の影響が強い場合は息止め，腸管ガスの影響を受ける場合には，伏臥位で背部から描出すると腸管ガスの影響を受けにくくなる．日本人では 7.5〜8.0 cm 以下が萎縮とされ，1.5 cm 以上の左右差が見られる場合，左右差ありと判定する（図 3-16）．また，腎サイズ計測時には腎皮質厚やエコー輝度も同時に観察する．

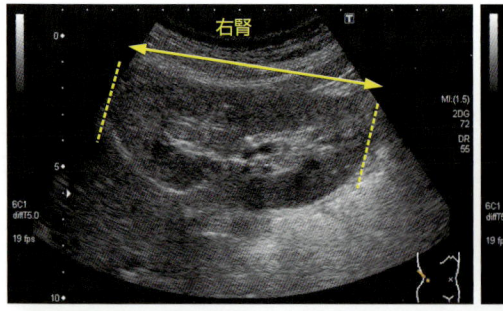

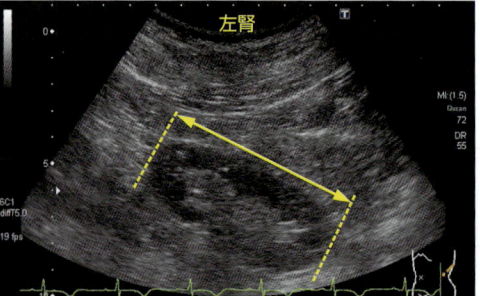

図3-16 腎サイズ計測

左腎（長径8.0 cm）は右腎（長径10.5 cm）に比べ萎縮している．

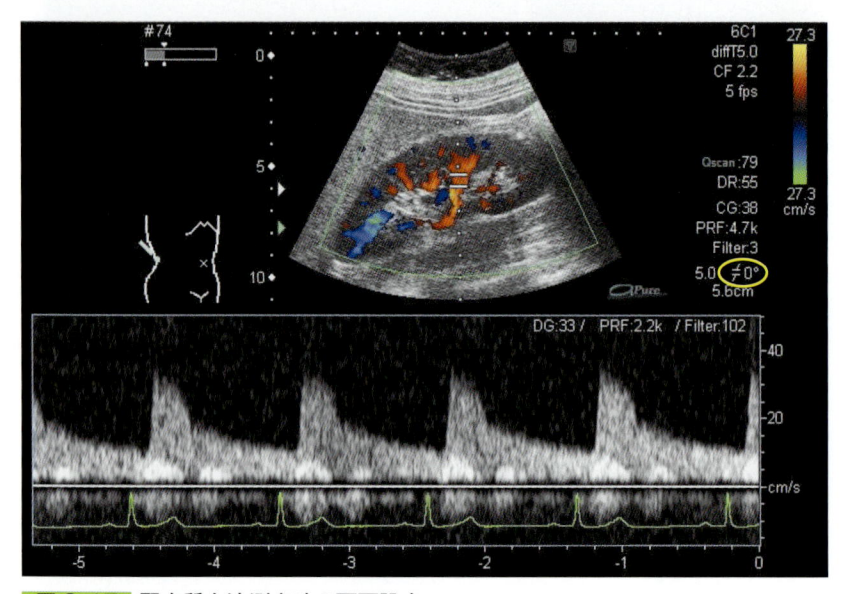

図3-17 腎実質血流測定時の画面設定

血流が探触子に向かってくるように画面を設定し，角度補正をしないで測定できるようにする．

2 腎実質の血流測定

　腎内血流測定は側腹部からアプローチする．カラードプラの速度レンジを10 cm/sec程度の低めに設定し，腎内の動脈血流を描出する．血流測定は血流が探触子に向かってくるように画面を設定し，角度補正をしないで測定できるようにする（図3-17）．血流測定時は呼吸を止めた状態で血流記録を行えば良好な血流速波形が得られる．上極部，下極部，中央部の3カ所で血流速を記録すると複数腎動脈での狭窄の検出に有効である[1]．

　腎実質の血流測定では，収縮期加速時間（acceleration time：AT）とRI（resistance index）の測定，および収縮早期ピーク波（early systolic peak：ESP）とtardus parvus血流速波形を確認する（図3-18）．

- 収縮期加速時間(acceleration time: AT)の測定：A-B 間隔
- RI（resistance index）の測定：(C−D)/C
- 収縮早期ピーク波（early systolic peak; ESP）：B の有無

(A, D: end diastolic velocity, B: early systolic peak, C: peak systolic velocity を示す．)

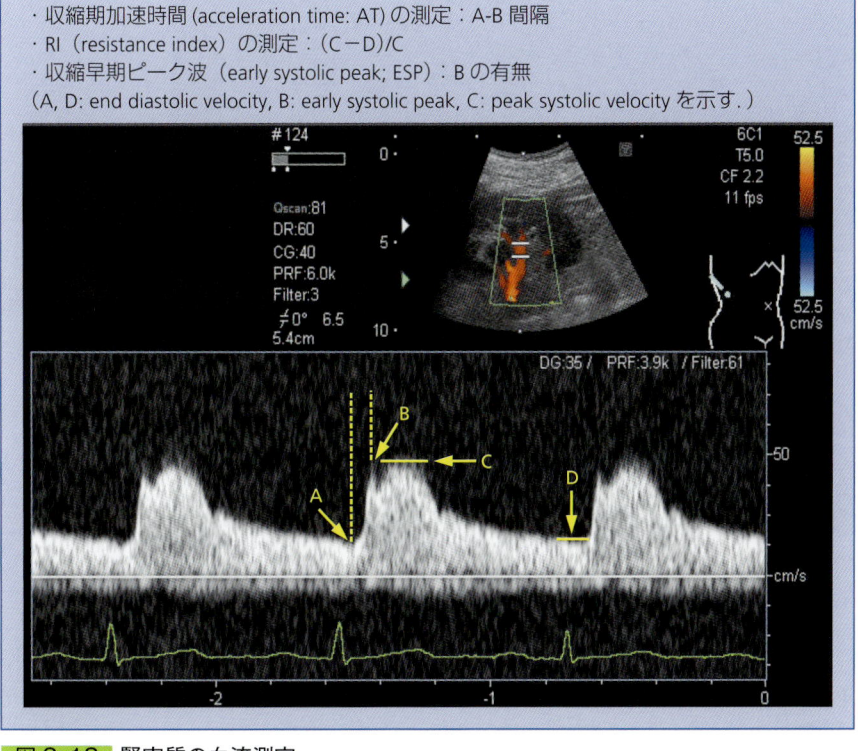

図 3-18 腎実質の血流測定

> **ワンポイントアドバイス**
>
> **収縮期加速時間（acceleration time：AT）の測定**
>
> AT を測定する際，血流速波形を大きめに表示させるよう流速レンジを調整し，Sweep Speed（ドプラ掃引速度）を速く設定するとより正確な計測ができる．血流速波形は 3 心拍以上連続して明瞭な血流速波形が得られている波形を選択し測定する（図 3-19）．

腎動脈狭窄の判定

腎動脈狭窄（径狭窄率 60％以上）の判定基準はいくつかの報告がある．腎動脈起始部，または近位部の収縮期最高血流速度が 180 cm/sec あるいは 200 cm/sec 以上，RAR 3.5 以上で，狭窄後の乱流が見られる場合，有意狭窄を示唆する直接所見である[1,4,5]．また，間接所見に際しても診断の一助になるため理解を深めておくことが大切である（表 3-2，3）（図 3-20）．

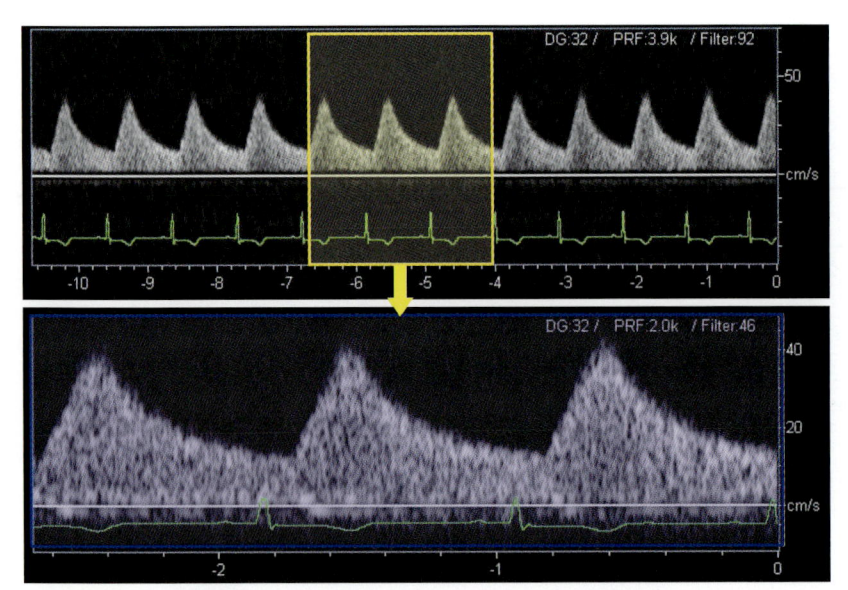

図 3-19 収縮期加速時間（acceleration time；AT）の測定
ドプラ掃引速度を速めると，詳細な時間計測が可能になる．

表 3-2 腎動脈狭窄の直接所見と間接所見（文献 1，4 より改変）

直接所見（径狭窄率≧60%）
・収縮期最高血流速度（peak systolic velocity：PSV）≧200 cm/sec ・RAR（renal/aorta ratio）≧3.5 ・狭窄後乱流
間接所見（径狭窄率≧60%）
腎内区域動脈血流 ・収縮早期ピーク波（early systolic peak；ESP）の欠如 ・収縮期加速時間（acceleration time；AT）＞0.07 sec ・tardus parvus 血流速波形 ・RI（resistance index）の左右差＞0.15（片側性狭窄の場合）

表 3-3 狭窄率と PSV，RAR の関係（Strandress らによる診断基準）（文献 5 より改変）

超音波検査基準	狭窄率
PSV＜180 cm/sec，RAR＜3.5	正常
PSV≧180 cm/sec，RAR＜3.5	60%未満
PSV≧180 cm/sec，RAR≧3.5	60%以上
血流シグナルなし	閉塞

正常例
・収縮早期ピーク波（ESP）：あり
・収縮期加速時間（AT）≦0.07 sec
・RI（Resistance index）＝0.6 前後

腎動脈起始部狭窄例
・収縮早期ピーク波（ESP）：なし
・収縮期加速時間（AT）＞0.07 sec
・RI（Resistance index）＝0.6 前後

腎機能低下例
・収縮早期ピーク波（ESP）：あり
・収縮期加速時間（AT）≦0.07 sec
・RI（Resistance index）≧0.8

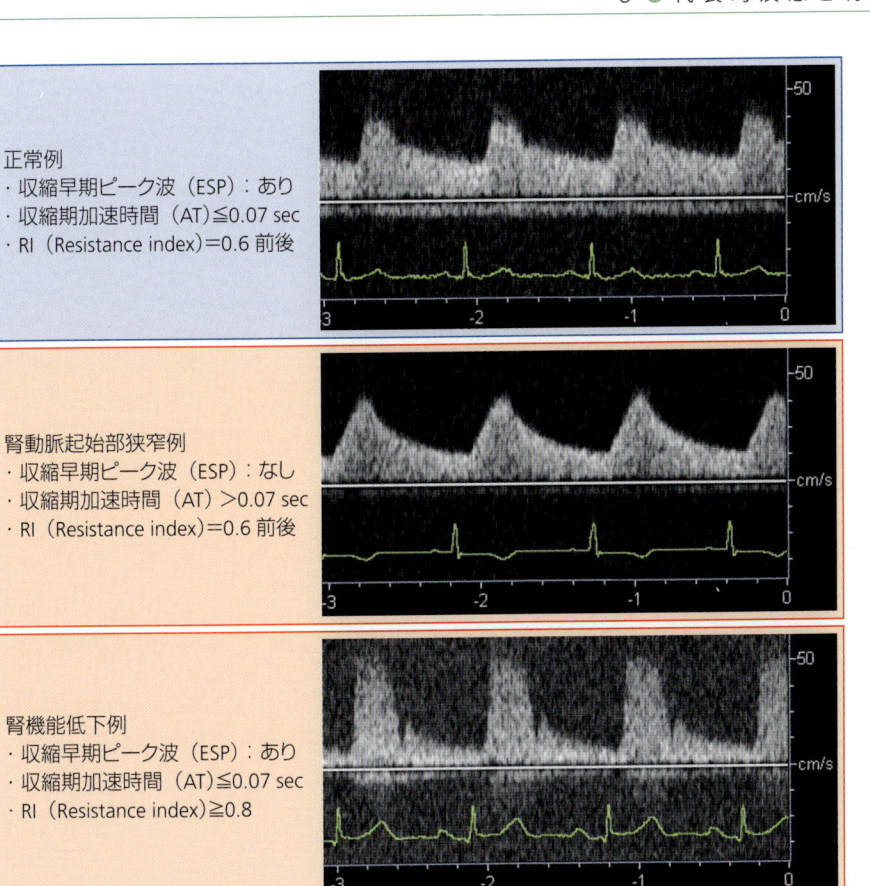

図 3-20 腎区域動脈血流

5 代表的疾患と特徴的エコー所見

　腎動脈狭窄（renal artery stenosis：RAS）の原因疾患を表3-4に示す．主に動脈硬化によるものが多く，線維筋性異形成と高安動脈炎がこれに続く．これらの疾患により重点的に検査するポイントが異なるため，それぞれの特徴を理解したうえで検査を開始しなければならない．

表 3-4 腎動脈狭窄の原因疾患

・動脈硬化
・線維筋性異形成
・高安動脈炎
・その他
　大動脈または腎動脈解離，血栓またはコレステロール塞栓，膠原病，神経線維腫症，外傷，腎臓移植後，放射線治療後など

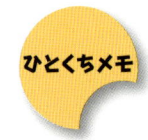

> **ひとくちメモ**
>
> **腎動脈狭窄を示唆する臨床所見**[6]
>
> 　高血圧症全例に腎動脈狭窄を疑い，本検査を施行するのではなく，下記の腎動脈狭窄を示唆する臨床所見を有する症例に対し，積極的に検査を行う．
> ・30歳以下，50歳以上で発症の高血圧
> ・高血圧の病歴が短い，あるいは最近増悪
> ・急速に悪化する治療難治性の高血圧
> ・ACE阻害薬またはARB治療開始後の血清クレアチニン値の上昇
> ・原因不明の腎萎縮，または腎臓サイズの左右差が1.5 cm以上
> ・原因不明の腎機能低下
> ・原因不明の心不全
> ・末梢動脈疾患（大動脈瘤やASO）
> ・多枝冠動脈疾患・狭心症
> ・腹部血管雑音

■ 動脈硬化（arteriosclerosis）

　中高年の男性に多く，両側性の起始部狭窄が多い．動脈硬化性の腎動脈狭窄症では約9割が腎動脈分岐から2 cm位までの範囲に病変を生じる（図3-21）．そのため近位側を注意深く確認することが大切である．観察時のコツはカラードプラを併用し，血流シグナルの狭小化やモザイク血流を検出することである．糖尿病や脂質異常症，高血圧が原因となり，時には閉塞に至ることもある．

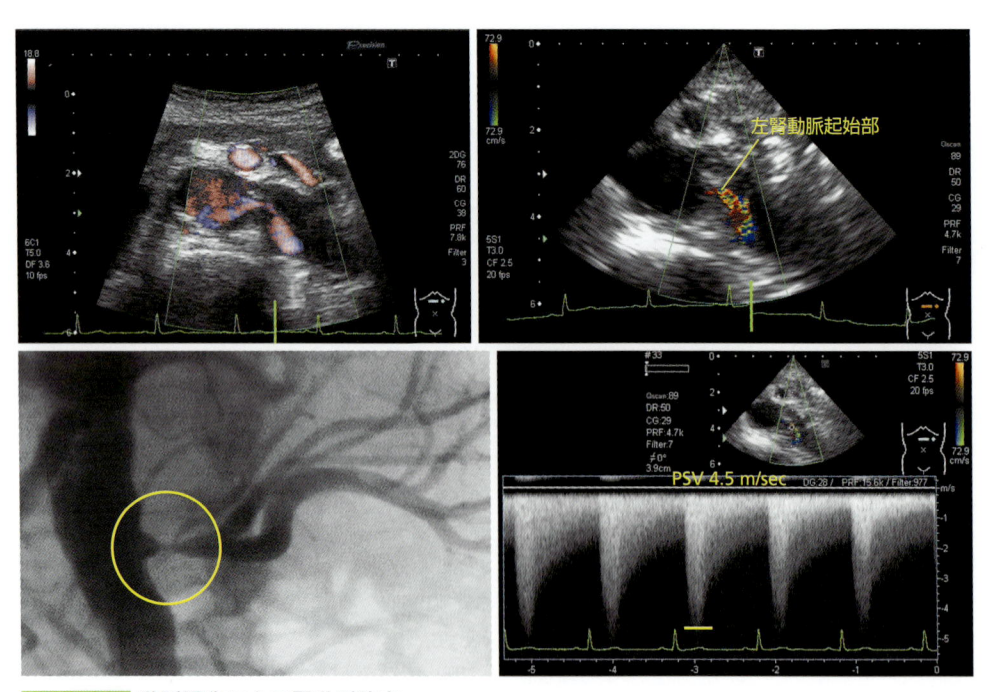

図3-21　動脈硬化による腎動脈狭窄

左腎動脈起始部に血流シグナルの狭小化とモザイク血流が検出されている．
セクタ型探触子を用いた連続波ドプラ法における最大血流速度は4.5 m/secを示し，高度狭窄と判定される．

線維筋性異形成（fibromuscular dysplasia: FMD）

原因不明で比較的若年者に多く見られる．腎動脈中部から遠位部にかけ数珠状の血管狭窄が特徴的な所見である（図3-22）．学童期や若年期の高血圧症では本症を疑い，上腹部から腎動脈入口部の血流測定のほか，カラードプラで腎動脈を描出，中部から遠位側に血流シグナルの狭小化やモザイク血流の有無を確認し血流速度を測定する．さらに側背部からのアプローチを追加し，腎動脈遠位部までしっかり確認することが大切である．

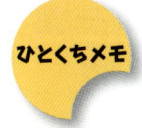

> **ひとくちメモ**
> **線維筋性異形成（fibromuscular dysplasia: FMD）**
> FMDは腎動脈だけに生じるわけではない．腎動脈に60〜75％と高頻度に見られるが，頭蓋外脳血管25〜30％，内臓の動脈9％，四肢の動脈5％程度に関与があるとされる．FMDと診断される場合では，最低限，頸動脈エコー検査を追加で実施しておきたい．

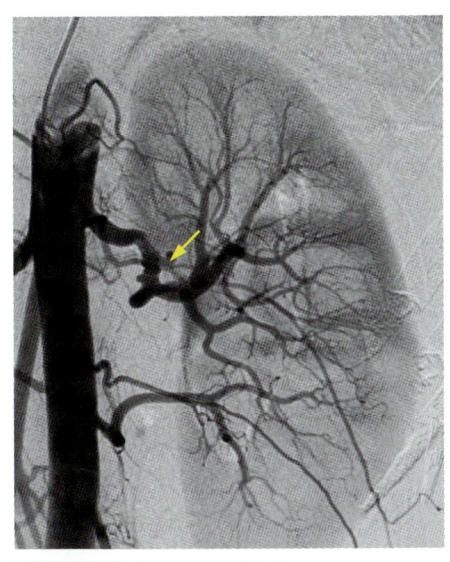

図3-22 線維筋性異形成
腎動脈中部から遠位部に数珠状（矢印）の血管狭窄が見られる．

高安動脈炎

若い女性に好発し，大動脈およびその主要分枝や肺動脈，冠動脈に狭窄，閉塞あるいは拡張性病変をきたす原因不明の非特異性炎症性疾患である．腎動脈狭窄を合併する場合は起始部で両側性が多い．異型大動脈縮窄症に合併して生じる例もある（図3-23）．

大動脈解離

腹部大動脈が解離している症例では，flapが腎動脈起始部へかかっていると腎動脈起始部に狭窄をきたすことがある．また，腎動脈が偽腔から起始している症例やflapが伸展している症

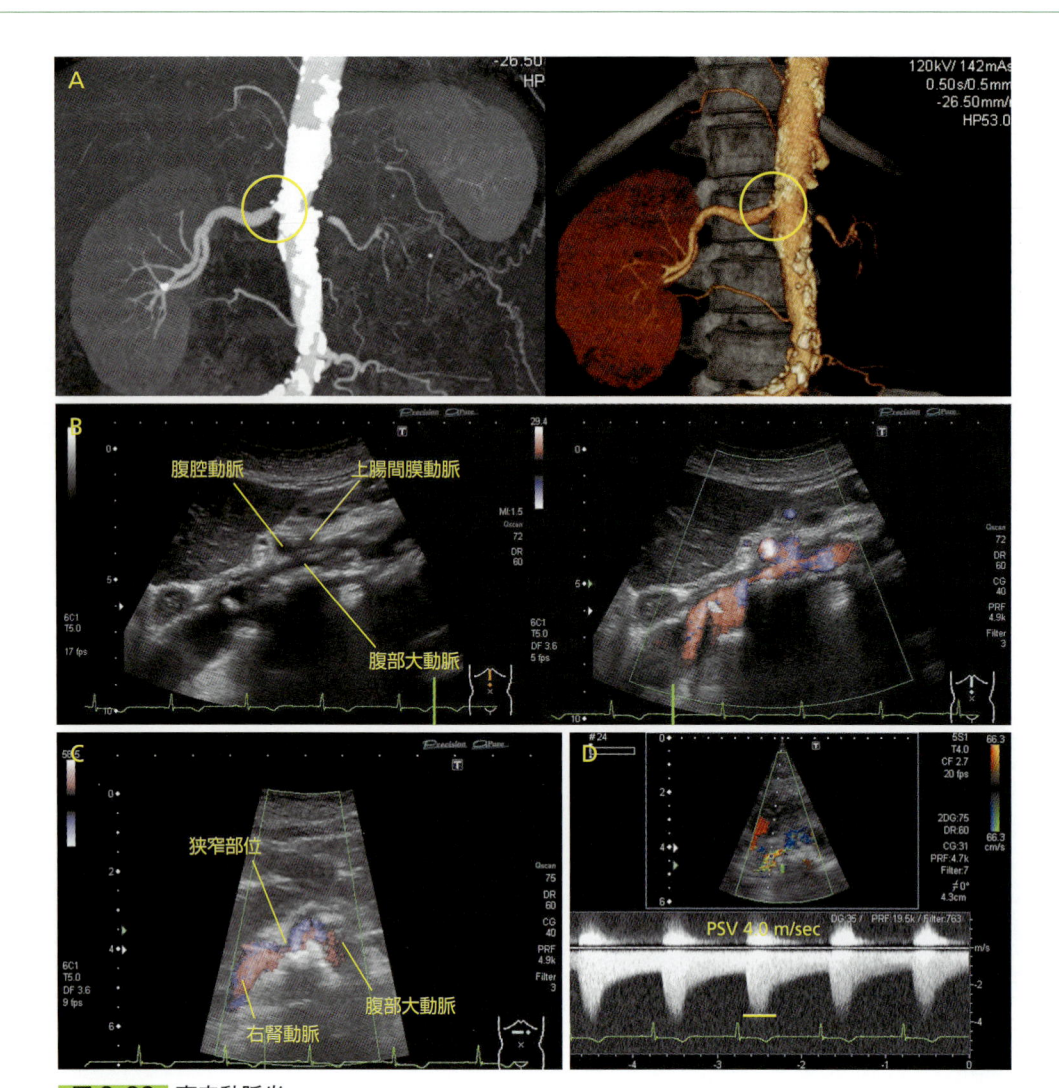

図 3-23　高安動脈炎
A: 造影 CT 像
　　大動脈壁は著明に肥厚，石灰化している．右腎動脈起始部が高度狭窄している．
B: 腹部大動脈長軸断面像
　　大動脈壁は著明に肥厚，石灰化し，内腔が狭小化している．
C: 右腎動脈起始部長軸断面 ADF 像
　　腎動脈起始部が狭小化している．
D: 右腎動脈狭窄部連続波ドプラ像
　　最大血流速度 4.0 m/sec を示し，高度狭窄している．

例もある（図 3-24）．B モードでの血管内腔の観察に加え，カラードプラ法による血流シグナルの確認，ドプラ法による血流速度波形の確認が大切である．

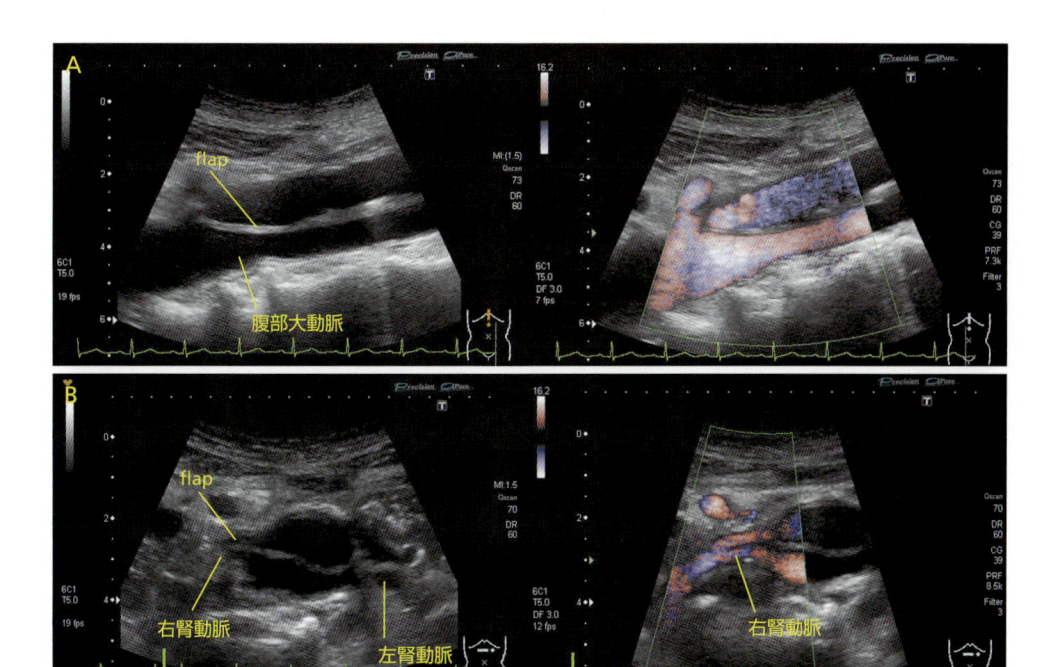

図 3-24 大動脈解離の腎動脈への伸展

A: 腹部大動脈長軸断面像：
腹部大動脈に flap が確認されている．
B: 腹部大動脈短軸断面像：
右腎動脈へ flap が伸展し，真腔，偽腔ともに血流が確認されている．

6 知っておきたい治療法と評価法

　血行再建までの期間や血行再建が不可能，あるいは行わない症例には降圧薬による保存的治療を行う．レニン・アンジオテンシン系阻害薬は，片側性の腎血管高血圧（RVHT）では有効であるが，両側性の場合には禁忌である．

　血行再建術では経皮的腎動脈形成術（PTRA: percutaneous transluminal renal angioplasty）が多く施行されている．PTRA は線維筋性異形成に対しては初期成功率が高く，長期予後も比較的良好である．一方，粥状動脈硬化性における腎動脈狭窄症では，降圧には有効と考えられるが，腎機能への有効性については明らかではなく，適応を吟味して施行すべきである．

■ 治療前後の評価

　腎動脈ステント留置術前の評価では血流情報や腎サイズ，腹部大動脈瘤および壁在血栓の有無，アクセスルートの確認が大切である．一方，ステント留置術後の評価ではステント形状を観察し，ステント径を計測する．ステント径が小さくなると再狭窄率は高くなる傾向がある．カラードプラ法によるステント内血流を観察し，モザイク血流の有無を確認する（図 3-25）．血流速度の計

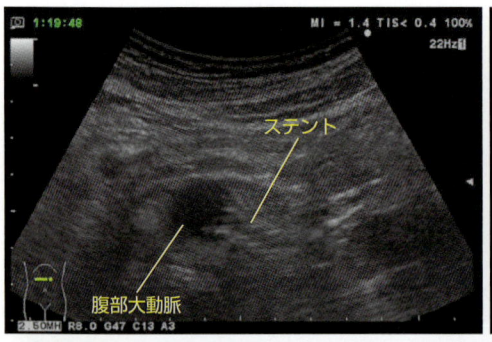

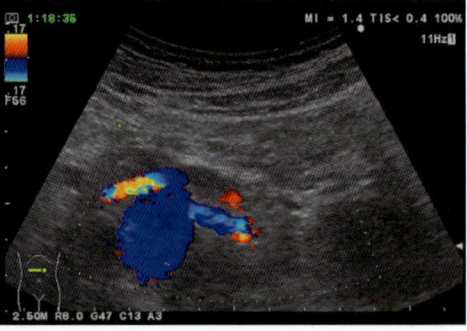

図 3-25　左腎動脈狭窄に対するステント留置術後
左腎動脈起始部にステントが留置されている．カラードプラ像ではステント内部全体に血流シグナルが確認され，モザイク血流は検出されていない．

測はステント内とステント末梢側で測定する[2]．また，腎臓内血流や腎サイズの計測も大切である．血行再建術後の経過観察，再狭窄評価に超音波検査は有用である．

参考文献

1) 米田智也, 佐藤　洋. 腎動脈, 末梢動脈疾患と超音波検査の進め方・評価. 超音波エキスパート. 2009: 9; 96-119.
2) 竹本和司. 腎動脈, 血管診療技師認定機構・血管無侵襲診断法研究会編. 血管無侵襲診断テキスト. 南江堂; 2007. p.135-45.
3) 尾崎俊也. 腎動脈. Vascular Lab 増刊. MC メディカ出版; 2005. p.220-5.
4) Rundback JH, Sacks D, Kent KC, et al. Guidelines for the reporting of renal artery revasculariation in clinical trials. Circulation. 2002; 106: 1572-85.
5) Strandress Jr. DE. Duplex ultrasound screening. In: Novick A, editor. Renal Vascular disease. London: Saunders; 1996. p.119-33.
6) ACC/AHA 2005 practice guidelines for the management of patients with peripheral arterial disease(lower extremity, renal, mesenteric, and abdominal aortic). Circulation. 2006; 113: 463-654.

Chapter 4

下肢動脈エコー

1 下肢動脈の解剖 [1,2] （図4-1）

腸骨領域

　総腸骨動脈は第4腰椎のレベルで腹部大動脈から左右に分岐し，大腰筋の内側縁に沿って外側方に下り，仙腰関節の前方で内腸骨動脈と外腸骨動脈に分岐する．

　内腸骨動脈は総腸骨動脈から内側後方に分岐し，骨盤内臓器に分枝を出し，骨盤内臓器の栄養血管となる．一方，外腸骨動脈は総腸骨動脈から連続する下肢の動脈幹で，内腸骨動脈の分岐から鼠径靱帯下の血管裂孔までをいう．この外腸骨動脈は鼠径靱帯付近で下腹壁動脈と深腸骨回旋動脈を分枝する．

大腿・膝窩領域

　大腿動脈は外腸骨動脈から連続する大腿部の動脈幹で，鼠径靱帯下の血管裂孔から膝窩部の内転筋管裂孔を出るまでの範囲をいう．総大腿動脈は深大腿動脈を分岐後，浅大腿動脈に連続する．

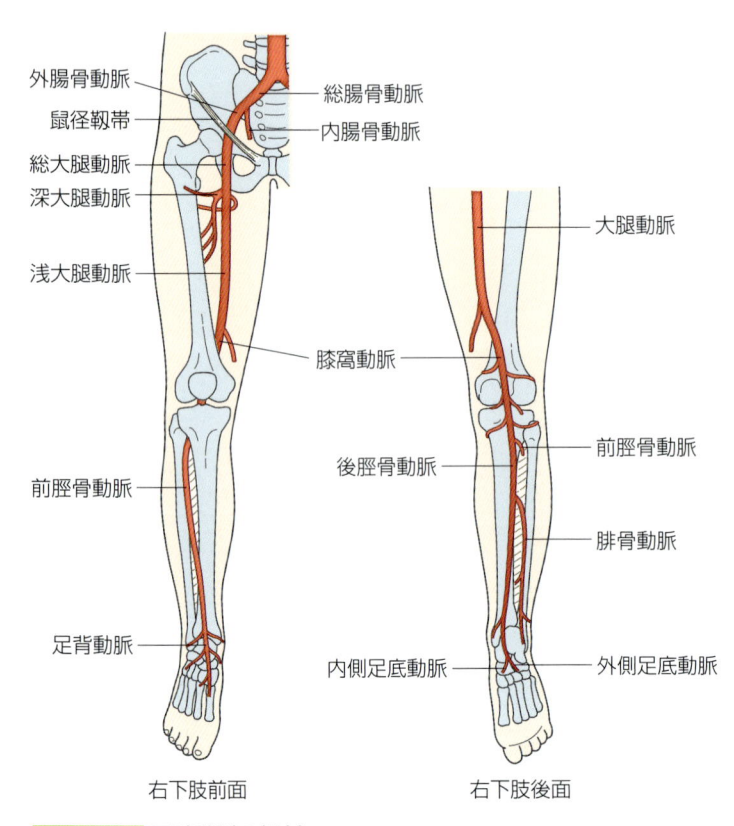

図4-1　下肢動脈の解剖

深大腿動脈は大腿動脈の後外側から分枝し，広範囲に大腿部を養う血管である．一方，浅大腿動脈は膝窩動脈に連続する人体で最も長い動脈である．

膝窩動脈は浅大腿動脈が内転筋管裂孔を出たレベルから前脛骨動脈および後脛骨動脈（脛骨腓骨幹）に分岐するまでをいう．この膝窩動脈には上・中・下膝動脈，腓腹動脈などの分枝が左右一対あり，膝関節を中心に動脈網を形成している．

■ 下腿領域

前脛骨動脈は骨間膜を貫通し下腿前面を走行して足背動脈に連続する．前脛骨動脈を分岐した後，腓骨動脈を分岐するまでの後脛骨動脈の部分を脛骨腓骨幹という．後脛骨動脈は下腿の背側を下行して足部に到達した後，内踝の背側を走行し足底で内側・外側足底動脈に分岐する．腓骨動脈は後脛骨動脈の最大分枝で，後脛骨動脈起始部から約1 cmのレベルで分岐し腓骨に沿って下行し外踝に至る．

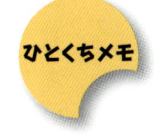

> **ひとくちメモ**
>
> **大腿動脈**
> 大腿動脈は解剖学的には『大腿動脈』と『大腿深動脈』と称されている．しかし，臨床の現場では分岐前を『総大腿動脈』，分岐後を『浅大腿動脈』，『深大腿動脈』の名称がよく用いられている．本書では臨床的な観点から総大腿動脈，浅大腿動脈，深大腿動脈で解説する．

2 検査の実際

■ 超音波診断装置と探触子の選択

下肢動脈のエコー検査は上位機種を用いなくても，心臓や腹部などを観察できる汎用機で十分行える．ただし，リニア型やコンベックス型探触子が接続可能でカラードプラおよびパルスドプラ機能を有していることが条件である．

対象となる血管の深度や観察部位に合わせ探触子を選択する．大腿部から足部までの血管では，体表面からの距離が3 cm以内であり高周波のリニア型（5～10 MHz），腸骨部では深部を広範囲に観察できるコンベックス型（3～5 MHz）が適している．狭窄部位や仮性瘤の入孔部などで流速の速い部分ではセクタ型（連続波ドプラ法併用）を用いる[3]．

■ 装置条件の調整方法[4]

装置の条件設定で得られる画質は全く異なり，時に診断は左右される．各部位で条件を同一にして観察する習慣を身につけ，客観的な画像を記録することが大切である．また画面上にボディマークとプローブマークで観察部位・方向を示すことも忘れてはならない．

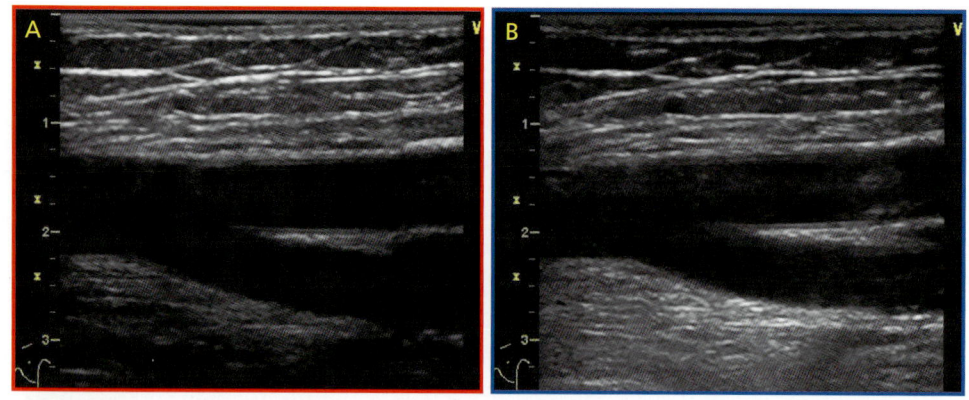

図 4-2 STC (TGC) の調節
A: 不適正な設定　浅部で高く，深部で低い設定である．
B: 適正な設定　　近距離と遠距離のエコー輝度が同程度になるように調節する．

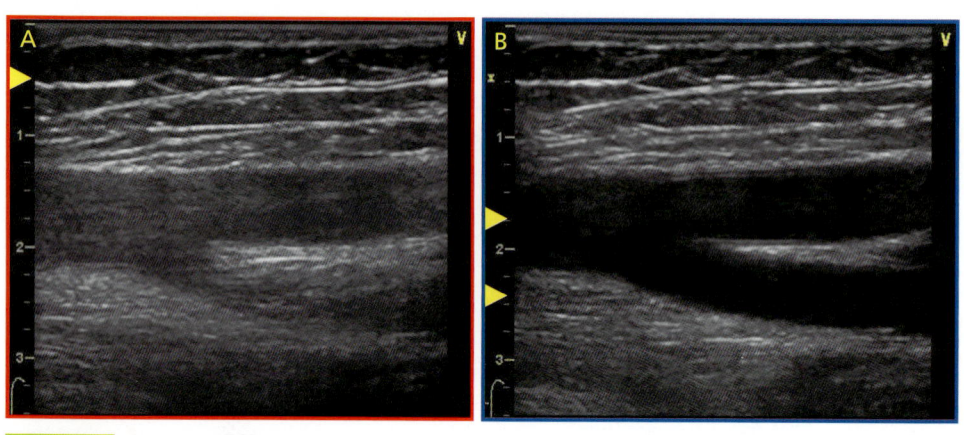

図 4-3 Focus の調節
A: 不適正な設定　Focus が血管と一致していないため、血管内が不明瞭である．
B: 適正な設定　　多重反射の影響が避けられ，明瞭な画像が得られる．

1 Bモード

　Gain は動脈内部が無エコーになるような条件に調節する．ただし，低すぎると血管壁性状の評価ができず，異常構造物の存在を見逃すことがあり留意する．近距離と遠距離のエコー輝度が同程度になるように STC (TGC) を調節し，Dynamic range は比較的広く（通常 55～65 dB の範囲）設定するとよい（図 4-2）．Focus を目的血管に一致させると多重反射の影響が避けられ，より明瞭な画像が得られる（図 4-3）．また tissue harmonic imaging を利用するとサイドローブや多重反射によるノイズが軽減され，血管壁はより鮮明になる．

2 カラードプラ法

　断層法のゲインを低めに調整し，血管外にノイズが出現しない程度にカラーゲインを高く，ドプラフィルタを低く設定する．流速レンジ（繰り返し周波数）はエイリアシング（折り返し現象）を起こさないように調節する（図 4-4）．通常，20～40 cm/s 程度に設定しているが，閉塞が疑

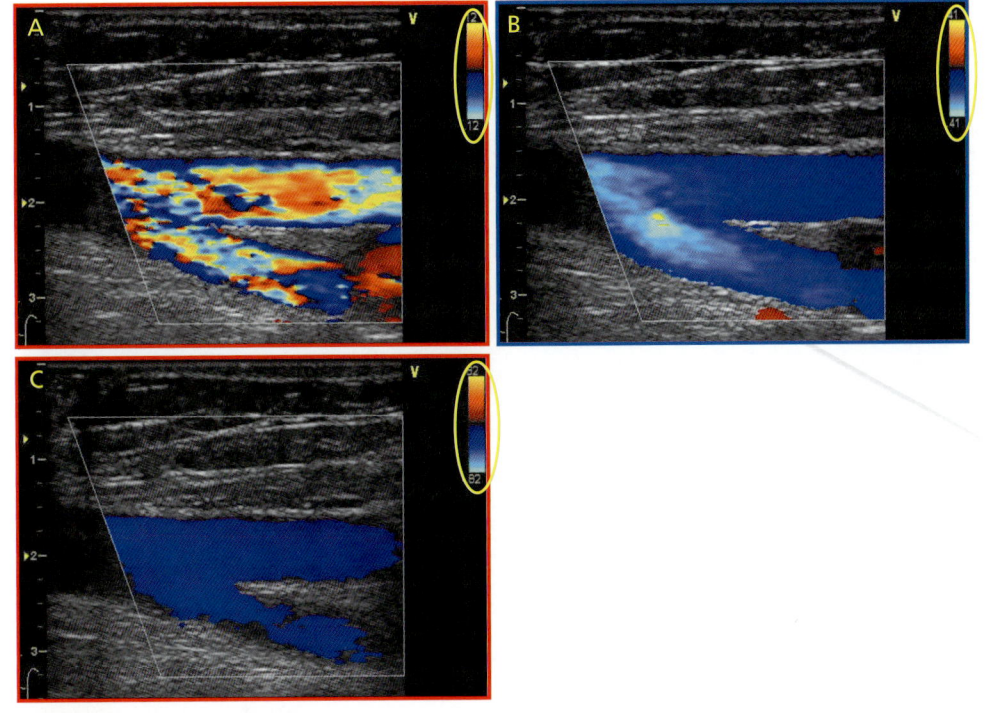

図 4-4 流速レンジの調節
A: 流速レンジが低い設定のため，エイリアシング（折り返し現象）が生じている．
B: 適正な設定
C: 流速レンジが高い設定のため，血流シグナル欠損部位が認められる．

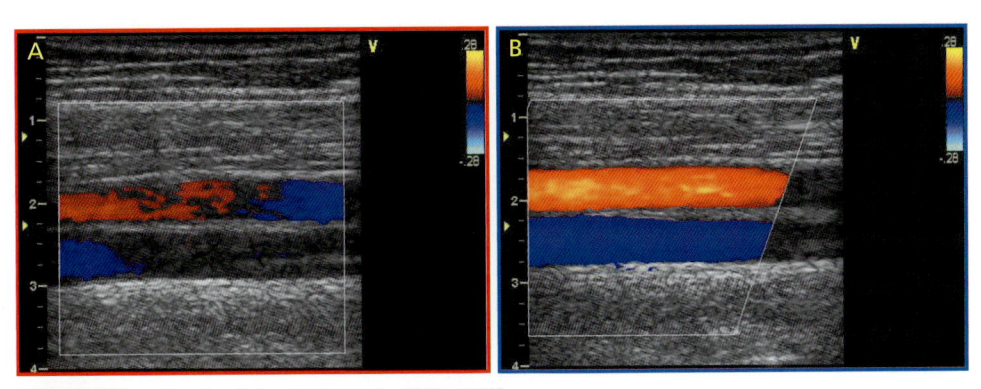

図 4-5 スラント（ビームステア）機能の調節
A: 不適正な設定　血流方向と超音波ビーム方向が直角のため，血流欠損部位が認められる．
B: 適正な設定　　血流方向と超音波ビーム方向がやや斜めであり，血管内部全体に血流が認められる．

われる部位では 10 cm/s 前後で確認する．
　血流シグナルを明瞭に描出させるために，血流方向と超音波のビーム方向が，やや斜めになるようにスラント（ビームステア）機能を調節する（図 4-5）．ただし，スラント機能を極端にかけ過ぎるとドプラ感度が低下するため 20°以内に抑えたい．なるべく探触子走査で血管を斜めに描出させるよう心がける．

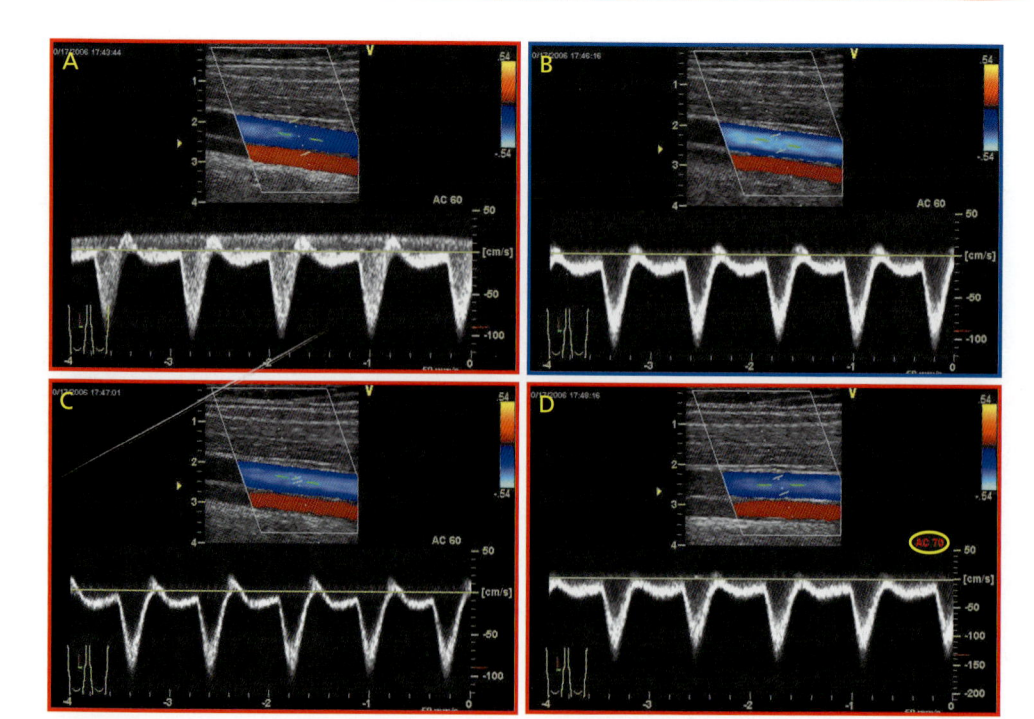

図 4-6 sample volume の設定
A: sample volume が大き過ぎるため，静脈血流が混入している．
B: 適正条件（計測部位の血管径よりやや小さめに設定し，角度補正は 60°以内に調節する．）
C: sample volume が小さく中央部のみに設定されているため、血管壁近傍の低流速が表示されていない．
D: 角度補正が 60°を超えているため，流速値が上昇している．

3 パルスドプラ法

　サンプルボリュームは計測部位の血管径よりやや小さめに設定し，角度補正は 60°以内に調節する（図 4-6）．その際，ドプラ入射角度ができるだけ小さくなる断面を設定したい．ただし，施設内で検者間の角度補正に差があるのは好ましくない．前回所見と補正角度が大きく異なる場合は報告書に明記すべきである．またドプラ入射角度が 60°を超える場合，血流速度の測定は行うべきではない．流速レンジやフィルタは血流速度にあわせた調節が必要である．

ワンポイントアドバイス

異なる至適断面

　血管の断層像は超音波ビームを垂直に，血流像では平行に投入すると明瞭になる．Bモードとドプラ法では至適断面が異なることを認識すべきである（図 4-7）．また，探触子で動脈が変形しない程度の力を加えると，対象血管が近づき画質は向上する（図 4-8）．ただし，ドプラ法では過度の圧迫により血流波形が変化することに注意しなければならない．

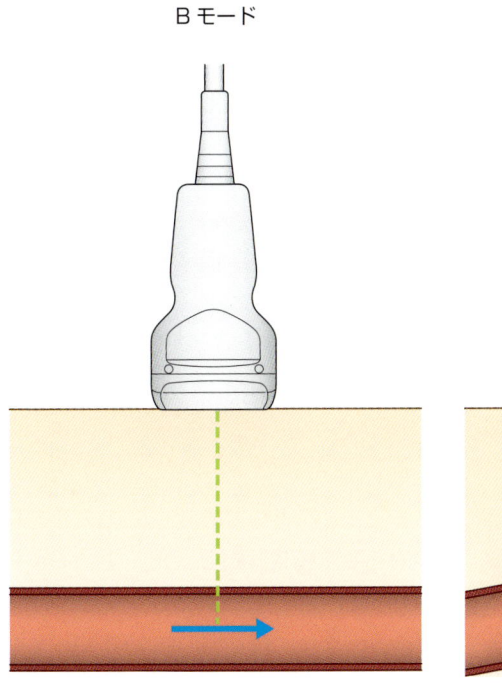

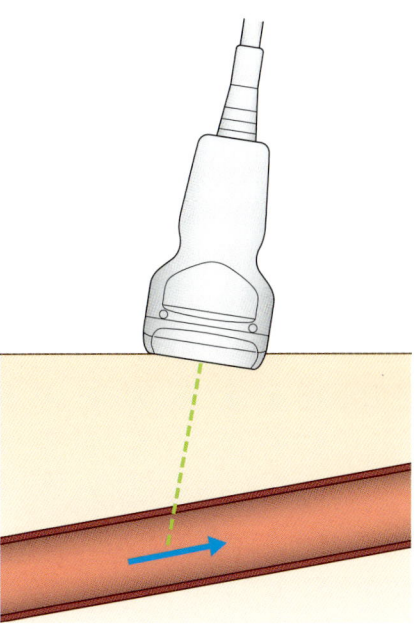

2 ● 検査の実際

Bモード　　　　　　　　　　ドプラ法

血管と超音波ビームを直交させる．　　　血管に対し超音波ビームを斜めに入射させる．

図 4-7　異なる至適断面

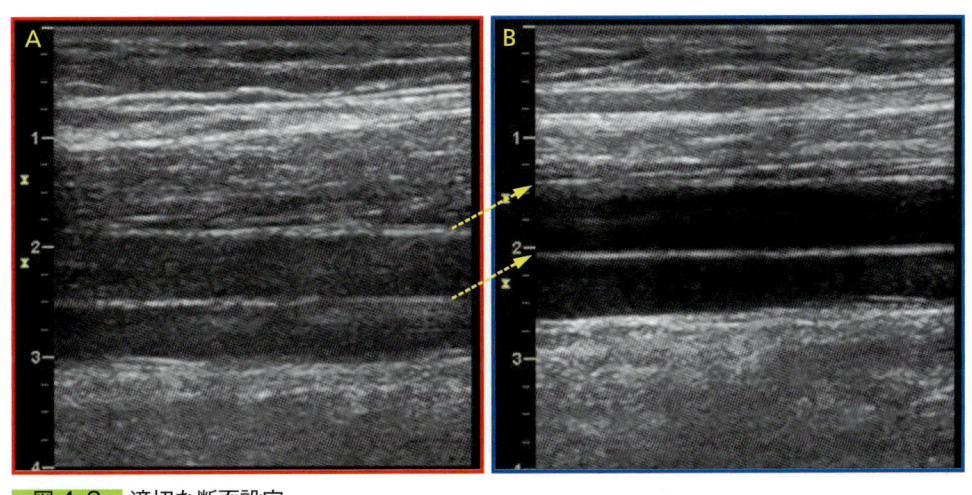

図 4-8　適切な断面設定

断層法では血管と超音波ビームを直交させるだけでなく，探触子で動脈が変形しない程度に力を加えて観察すると，対象血管が近づきより鮮明に描出できる．

■ 前処置

特に前処置を必要としないが，傷や手術創などがある場合では，創部にサージットフィルム®を貼布して観察する．

■ 検査体位

腸骨部，大腿部では仰臥位，膝窩部と下腿部では膝を外側に屈曲させた姿勢や側臥位で行う．また座位が有効なこともある．

■ 身体所見の取得

エコー検査を始める前になるべく多くの情報を取得することが大切である．これによりポイントを絞った効率のよいエコー検査が可能になる．代表的な臨床症状分類を（表4-1）に示す．下肢疼痛（pain），蒼白（pale），知覚麻痺（parethesia），脈拍喪失（pulseless），運動障害（paralysis）などが突然生じる場合，急性動脈閉塞が疑われる．また，慢性期の動脈閉塞症状としてFontaine分類（表4-2）が有名であり，一般的に用いられている．

1 問診（自覚症状の確認）

動脈硬化の危険因子（高血圧，高脂血症，糖尿病，喫煙など）の有無や脳血管障害，虚血性心疾患および腎虚血などの既往歴を確認する．次いで自覚症状についてできるだけ詳しく聴取することが大切である．特に間欠性跛行による最大跛行距離や回復時間，疼痛出現部位などは重要であり，重症度や病変部位を推測できる．

> **ワンポイントアドバイス**
>
> **疼痛出現部位による病変部位の推測**
>
> 閉塞性動脈硬化症（arteriosclerosis obliterans: ASO）では約70〜80％が間欠性跛行症状を主訴とする．疼痛が最初に出現する部位から病変部位を推測できることがある．通常，臀部や大腿部に痛みが生じる時，総腸骨動脈病変が考えられ，臀部痛では内腸骨動脈，大腿部痛では外腸骨動脈領域の虚血が疑われる．また，下腿腓腹部痛では大腿動脈や膝窩動脈病変を，足部痛では下腿動脈病変を疑う（表4-3）．
> Buerger病も代表的な末梢動脈疾患であるが，病変部位がさらに末梢であるため跛行症状は下腿末梢や足底部に出やすい[5]．

表4-1 臨床症状分類

代表的な臨床症状分類（5P徴候）
・Pain: 下肢疼痛
・Pale: 蒼白
・Parethesia: 知覚麻痺
・Pulseless: 脈拍喪失
・Paralysis: 運動障害

表4-2 Fontaine分類

Fontaine分類
・Ⅰ度: 無症状
・Ⅱ度: 間欠性跛行
・Ⅲ度: 安静時痛
・Ⅳ度: 虚血性潰瘍，壊疽

Ⅲ度，Ⅳ度に至らない状態で治療することが重要

2 視診

蒼白やチアノーゼは血液の循環障害によって生じるため，両下肢の色調に注意して観察する．特に Ratschow's test（下肢挙上下垂試験）が動脈閉塞肢の検出に有効である．動脈閉塞肢では，仰臥位で下肢を挙上させると足部が蒼白となり，下垂時には足部の反応性充血や足背静脈の充満時間が遅れることで判定される．

また，閉塞性の下肢動脈疾患では筋萎縮や皮膚病変，足や爪の変形，潰瘍，壊死などを合併することが多い．

3 触診（動脈拍動の触知）

動脈拍動の触知は，最も大切な理学所見である．足背動脈と後脛骨動脈，膝窩動脈，大腿動脈の順に，脈拍の強弱と皮膚温の左右差を確認する（図4-9）．その際，膝窩部以外では左右同時に触診すると比較しやすい．ただし，足背動脈では正常例でも拍動を触知されない場合があり注意する．

表4-3 歩行時における疼痛出現部位と病変部位

- 臀部：　　　内腸骨動脈
- 大腿筋部：外腸骨動脈，総大腿動脈
- 腓腹筋部：大腿動脈，膝窩動脈
- 足筋部：　　下腿動脈領域

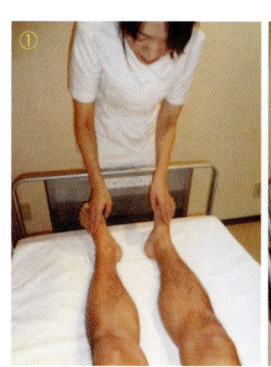

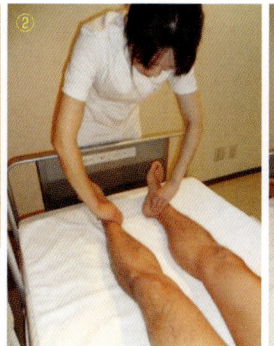

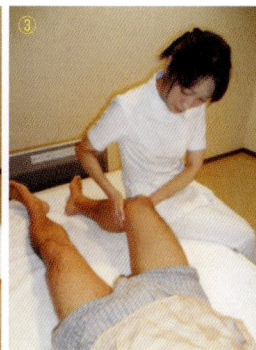

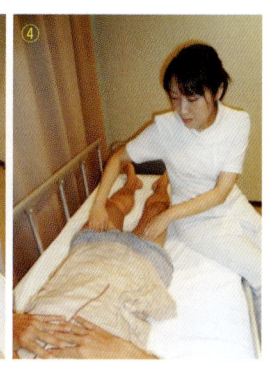

図4-9 触診

①足背動脈，②後脛骨動脈，③膝窩動脈，④大腿動脈の順に末梢から中枢へ触診する．膝窩部以外は左右同時に同部位を触診すると比較しやすい．
3本ないし4本の指で最初は軽く触れてみる．脈拍がわかりにくい時には，徐々に力を強めるか，位置を少し変えてみるとよい．その際，脈拍の強弱だけに留意するのではなく，皮膚温の左右差やむくみの有無を同時に確認する．

表4 ABPI：ankle-brachial pressure index による診断基準

正常：0.9＜ABPI＜1.3
異常：ABPI≦0.9
- 0.5＜ABPI≦0.8　　狭窄あるいは閉塞が1カ所はある
- 0.3＜ABPI≦0.5　　狭窄あるいは閉塞が複数箇所
- ABPI≦0.3　　　　重症虚血肢
- 1.3≦ABPI　　　　高度石灰化例

4 聴診（血管雑音の有無）

　大動脈から大腿動脈では，血管雑音から狭窄が推定されることがある．複数箇所に狭窄がある場合や閉塞例では雑音を聴取できず注意が必要である．

> **ワンポイントアドバイス**
>
> **ABPI: ankle-brachial pressure index（足関節・上腕血圧比）**
>
> 　下肢循環障害の有無を判定するのに有効な指標として，ABPI（ABI or API）が広く一般に利用されている．これは虚血肢の病態を短時間に定量的にとらえることができ，治療後の効果判定などにも有効である．
>
> 　安静仰臥位にて両側の足関節部と上腕部の血圧を測定し，足関節部で得た収縮期圧を上腕部の収縮期圧（左右で高いほうを用いる）で除して求める．一般に，ABPI 1.0 以上を正常，0.9 未満が異常とし，0.7 前後を中等症，0.3 以下を重症としている．また，この値が 0.8〜0.5 の時，動脈閉塞が 1 カ所があることが推定され，0.5 以下の場合は複数箇所の病変が考えられる．なお糖尿病や透析患者のようなメンケベルク型動脈硬化症に伴う中膜石灰化が強い例では 1.3 以上を示すこともあり，200 mmHg 以上の圧力でも駆血できない時には動脈壁の石灰化を考慮する（表 4-4）．

■ 画像の表示方法

　縦断面では画像左側が中枢側（心臓側），右側が末梢側（足側），すなわち動脈血流が左側から右側へ流れるように表示させる．一方，横断面では画像左側が被検者の右側として，患者の足側から見上げた画像として表示する．

3　描出方法と正常像

■ 腸骨動脈

　腸骨動脈領域の観察には低周波数のコンベックス型探触子を用いる．患者を仰臥位にさせ腹部の力をぬいてもらい，臍部上方から短軸断面で観察する．腹部大動脈は円形で拍動を伴うため，下大静脈とは容易に区別できる．血管の同定が難しい場合，カラードプラを併用して血流を確認しながら観察する．徐々に末梢側へ移動していくと腹部大動脈が第 4 腰椎付近で分岐し，左右の総腸骨動脈になる（図 4-10）．

　総腸骨動脈が最も深部を走行する付近で，内腸骨動脈と外腸骨動脈に分岐する．内腸骨動脈は内側の深部へ向かい，外腸骨動脈は徐々に表在へ近づき，鼠径靱帯部で大腿動脈へ移行する．どうしても腸骨動脈が描出されない場合，低周波のセクタ型探触子を利用し，カラードプラガイド下で総大腿動脈から逆行性に走査して血流の検出を試みるとよい．

3 ● 描出方法と正常像

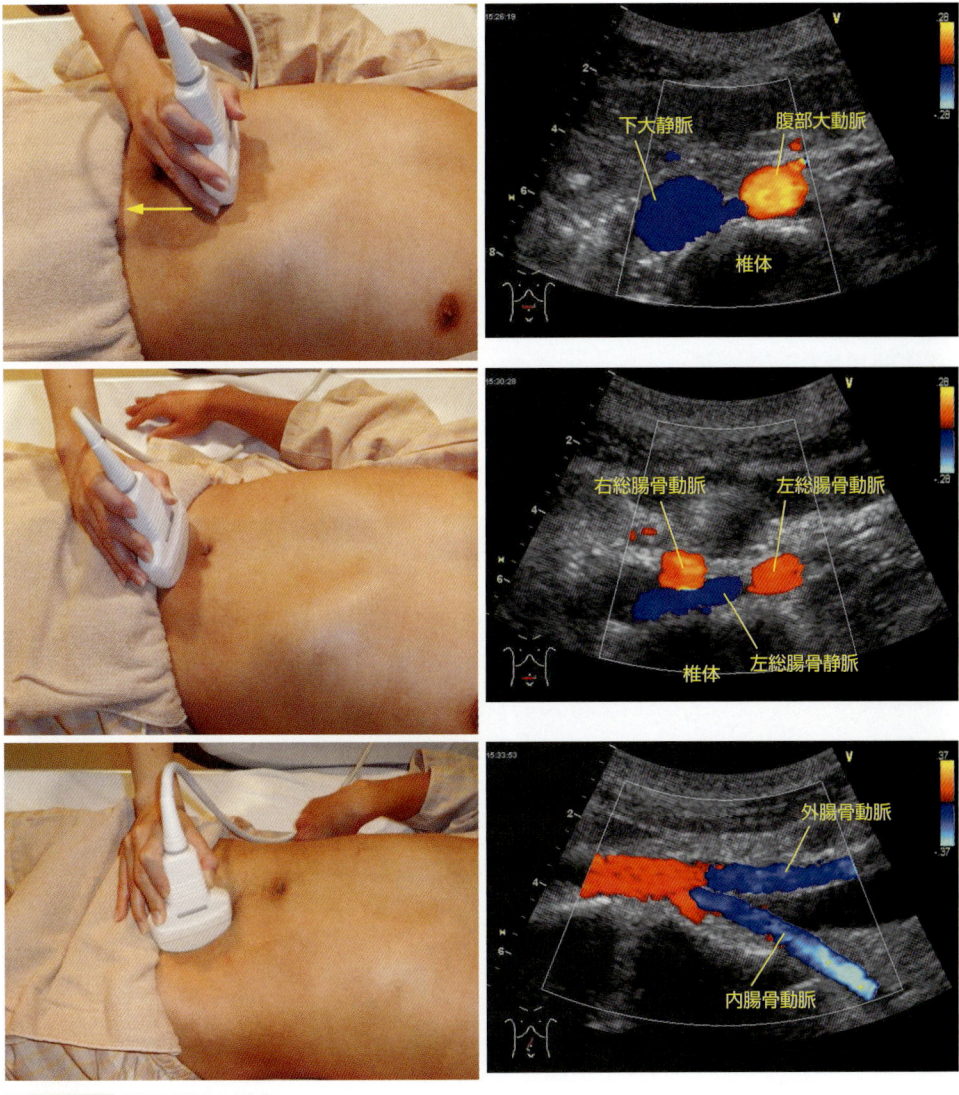

図4-10 腸骨動脈の観察

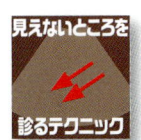

腸管ガスの対処法

総腸骨動脈から動脈は徐々に深部を走行し，また腸管ガスの影響を受け画質が不良になる．対処法としては，横断面でガスの位置を確認し，なるべく影響の少ない方向からアプローチするように工夫したい．探触子を下腹部に潜り込ませるように力を加え，ガスを移動させながら走査するとその影響を少なくすることができる（図4-11）．また体位変換もガスを移動させる有効な手段である．

■ 大腿動脈

大腿動脈から末梢側では，主にリニア型探触子を用いる．鼠径靭帯部のやや下方から短軸断面

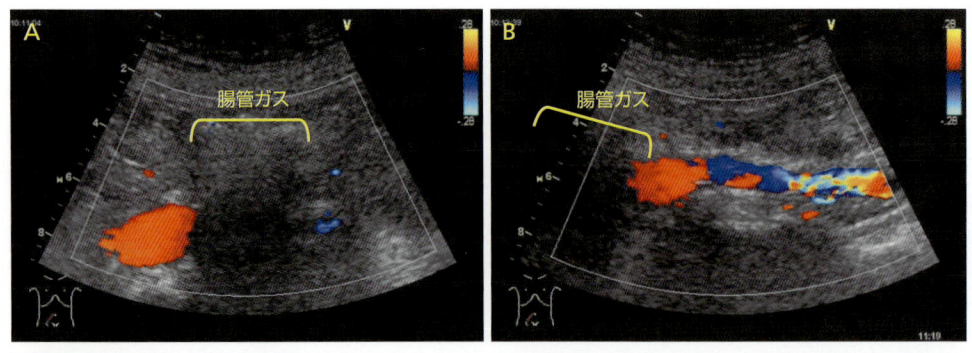

図 4-11　腸管ガスの対処法
A：ガスの影響が強く腸骨動脈が一部しか描出されていない．
B：アプローチ方向を変え，探触子を下腹部に潜り込ませるように力を加えると，ガスが移動し腸骨動脈は描出できる．

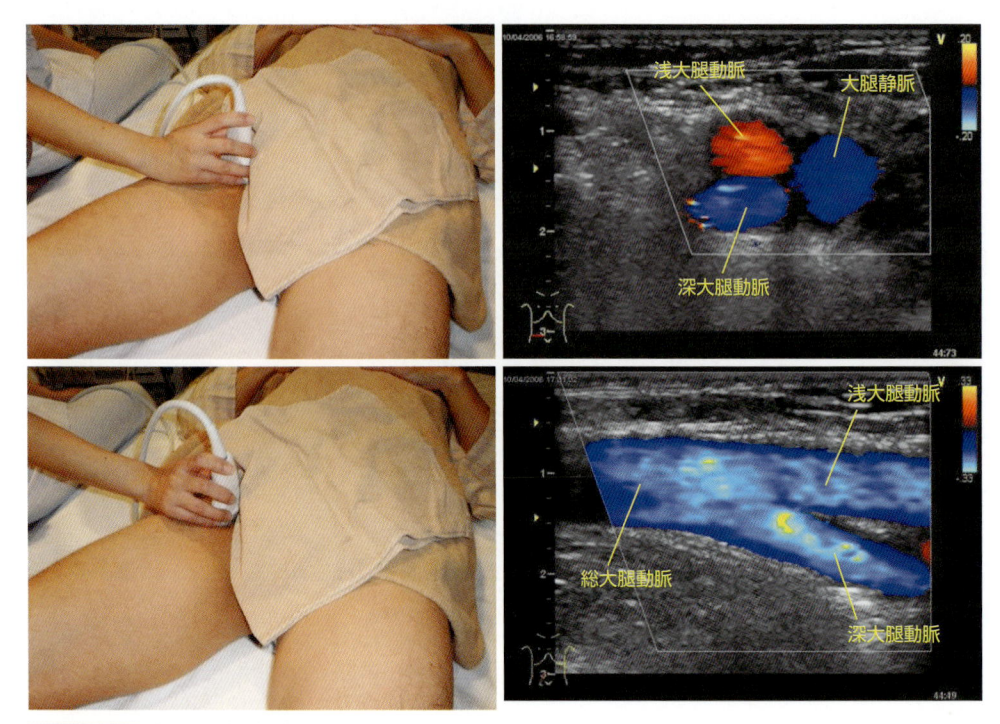

図 4-12　大腿動脈の観察

で観察を開始する（図 4-12）．通常，深さ 1〜2 cm に総大腿動静脈が描出される．もし描出されない場合や画面の隅に描出されている時には，下肢の丸みに合わせて探触子を平行移動させ，血管を画面中央部に描出させる．動静脈の鑑別では，探触子で軽く圧迫すると容易に変形するほうが静脈である．

　動脈の同定後，探触子を 90°時計方向に回転させ長軸断面で観察する．鼠径靱帯部から約 5 cm 末梢側で総大腿動脈の分岐部が描出される．分岐後，ほぼ直線的に走行する方が浅大腿動脈，直ちに深度が増すほうが深大腿動脈である．浅大腿動脈の遠位側では徐々に深部に移行するため，周波数や Depth，Focus，Gain など細かな画像調整が必要である．

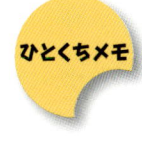

> **ひとくちメモ**
>
> **鼠径靭帯と内転筋管裂孔**
>
> 大腿動脈の範囲を説明する際，鼠径靭帯（外腸骨動脈と総大腿動脈の境界）と内転筋管裂孔（浅大腿動脈と膝窩動脈の境界）が用いられる．しかしながら，エコーでは鼠径靭帯の認識は困難である．これらの位置がエコー画像ではどのように見えるかを知っておくことは大切である．
>
> 一般に，外腸骨動静脈は前後方向に伴走している．しかし，鼠径靭帯部では狭いスペースを血管が走行するため，動静脈が横に接して並ぶように見える．また，内転筋管裂孔は浅大腿動脈が内側広筋から離れていく部分（筋膜から動脈が離れるように見える部位）で膝窩動脈移行部になる．

■ 膝窩動脈

膝関節部をやや外側に屈曲させて，下肢の内側や裏側から観察する．内側から観察する場合，膝窩静脈の前方に膝窩動脈が表示されるが，裏側から観察する場合では，両者が逆に表示されることに留意したい（図4-13）．また，この領域では患者を腹臥位にしてアプローチすると描出しやすいが，実際には腹臥位になれない患者や体位変換に苦慮する場合も多い．その際，仰臥位で下腿末梢側に枕を入れ，膝関節部を浮かせた状態にすると同様のアプローチが可能になる．

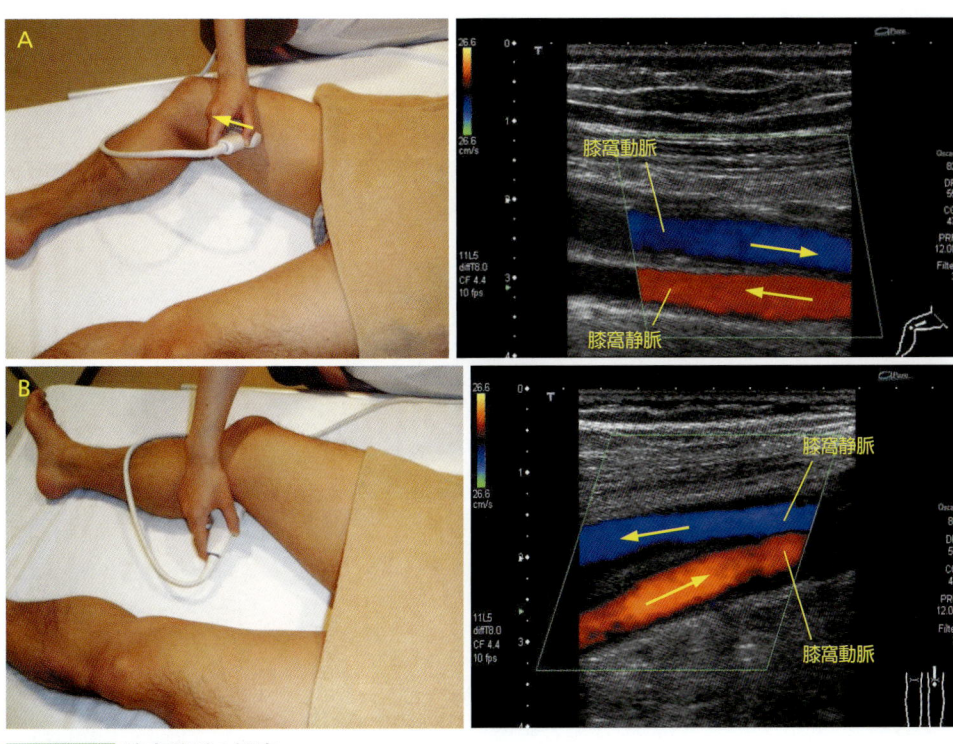

図4-13 膝窩動脈の観察
A：下肢内側からの観察
B：膝裏側からの観察
下肢内側から観察する場合と膝裏側から観察する場合では，動脈と静脈の上下の位置関係は逆に表示される．

下腿部の動脈

　この領域から血管径が細く（2 mm 前後）なり，描出は難しくなる．検査に先立って下腿部の解剖を熟知しておくことが大切である．下腿部では2本の同名静脈に挟まれるように動脈は走行している．つまり併走する静脈を目印に検索すると，より確実に同定できる．また，脛骨や腓骨の側面から骨に沿うように操作すると下腿分枝動脈を描出しやすい．

1 前脛骨動脈

　仰臥位で下腿上部前面の脛骨と腓骨の間からアプローチすると，膝窩動脈から分岐した起始部の前脛骨動脈が観察できる．長軸断面で血管が同定されない時，短軸断面で脛骨と腓骨の間にある血管を探す．これを見失わないようゆっくり探触子を時計方向に90°回転させると長軸断面像が得られる（図4-14）．下腿上部で血管が検出されない場合，足背動脈の脈が触知される部位から血管を描出し，その部位から中枢側へ逆行性に観察してもよい．

2 足背動脈

　仰臥位で膝を屈曲させ，足底をベッドに密着させると足背部の観察は容易になる．この領域は血管までの距離が近く，高周波数のリニア型探触子が適する．足関節部前方を長軸断面で観察すると，前脛骨動脈から連続する足背動脈が同定できる（図4-15）．もし描出されない場合，動脈拍動が触知される部位から検索するとより確実に描出できる．

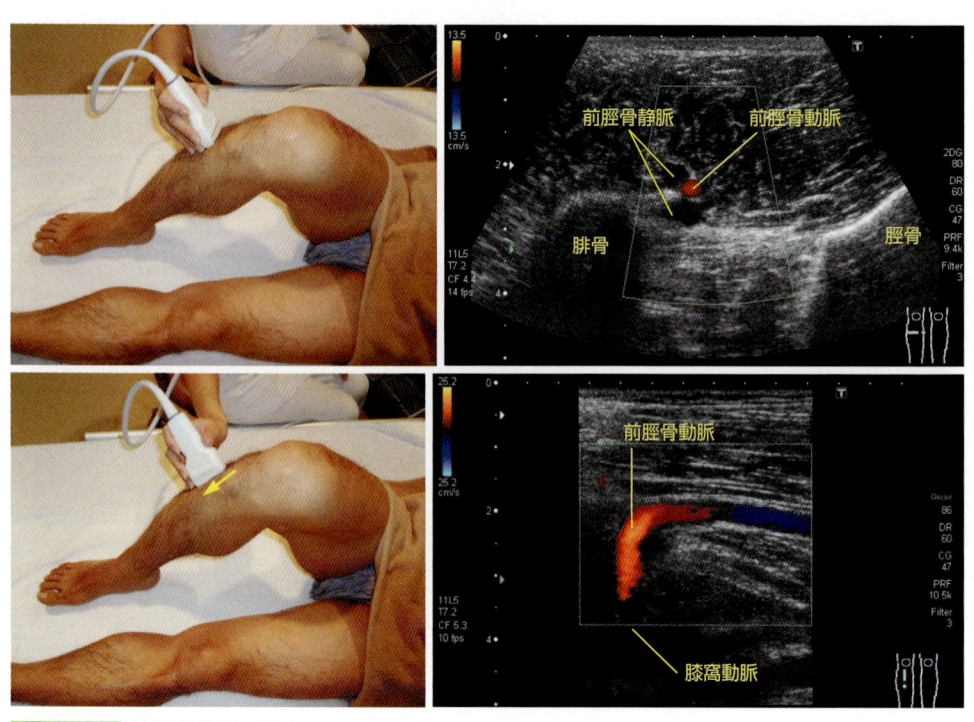

図4-14　前脛骨動脈の観察

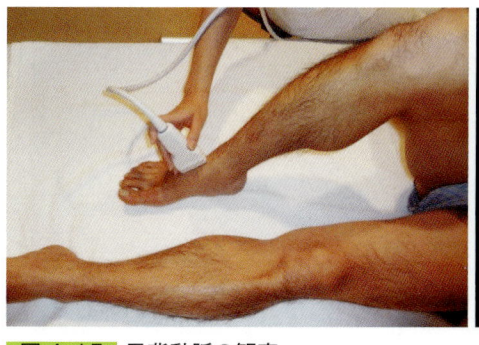

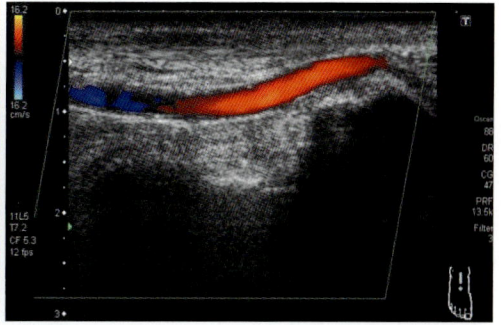

図4-15 足背動脈の観察

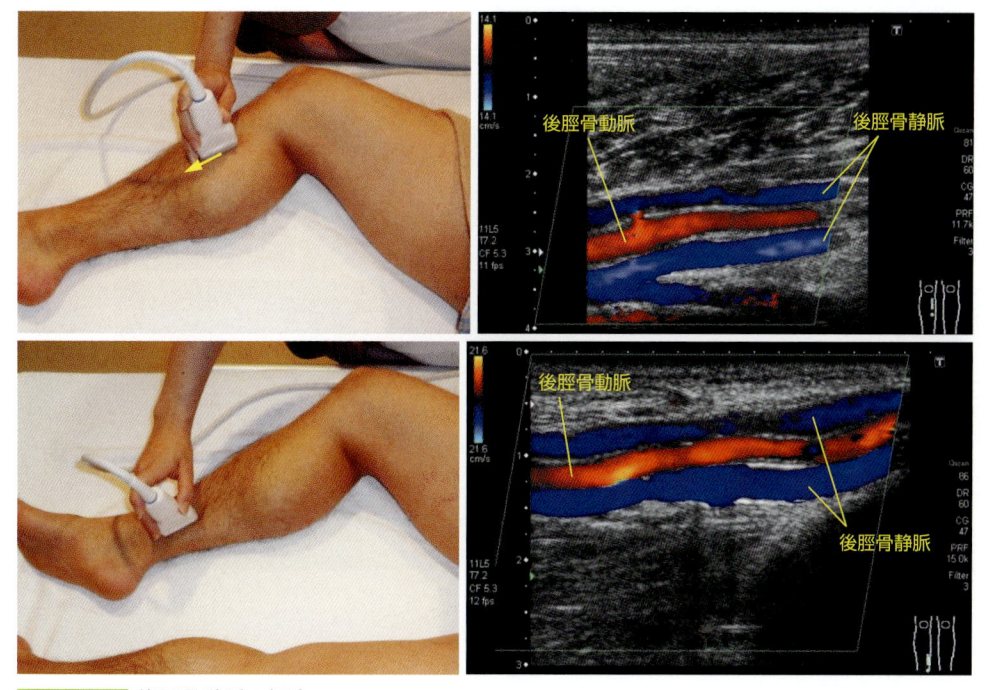

図4-16 後脛骨動脈の観察

3 後脛骨動脈

　仰臥位で下腿部をやや外側に曲げた姿勢が適している．脛骨の内側約1cm後方に長軸断面が得られるように探触子を接触させる．この時，脛骨に沿って探触子を背側に潜り込ませるようにすると明瞭な画像が得られる（図4-16）．長軸断面で血管が同定されない時，短軸断面で脛骨の後方の血管を探す．また足関節部では内果後方の皮下を走行しているため描出は容易であり，この位置から中枢側へ移動させながら観察してもよい．

4 腓骨動脈

　仰臥位で下腿部を内側に曲げた状態，あるいは側臥位で観察する．腓骨の外側後方に探触子を接触させ，腓骨に沿って下行させる（図4-17）．また後脛骨動脈の中枢側を描出する際，深部を

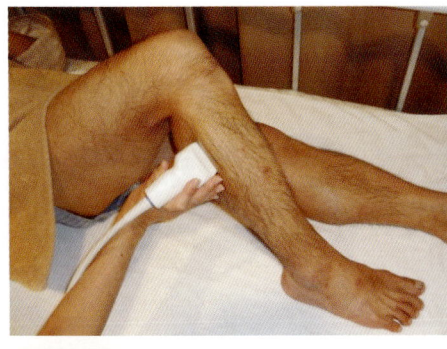

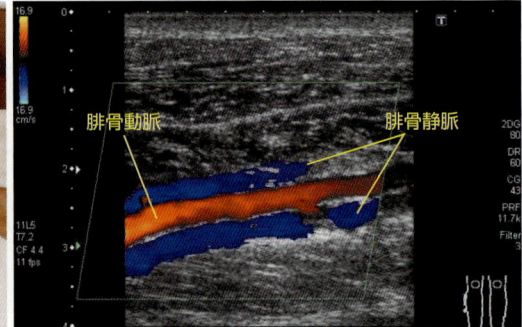

図 4-17 腓骨動脈の観察

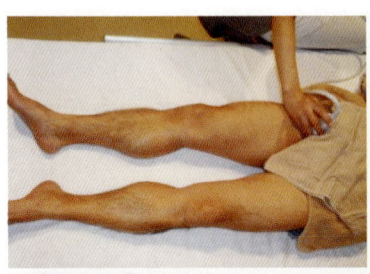

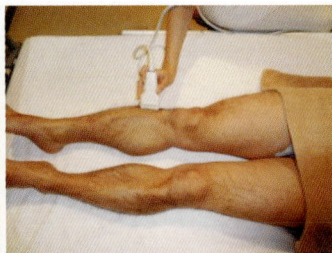

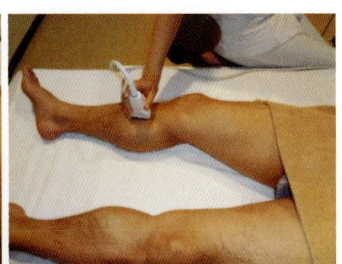

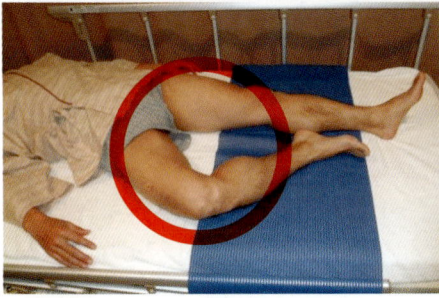

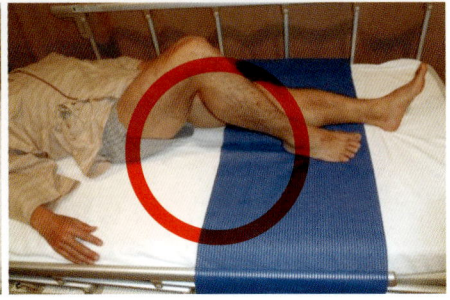

腓骨動脈　　腓骨静脈

図 4-18 検査時の肢位

走行する腓骨動脈が認められることもあり，同時に観察すると効率がよい．

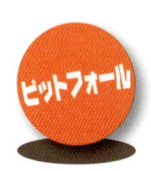

ピットフォール

検査時の肢位（図 4-18）
　検査する際，多くの患者は下肢をまっすぐ伸ばした状態で仰臥位になっている．この肢位でも検査できないことはないが，描出に苦慮する症例も多い．検査のコツは，前述したように膝を軽く曲げた状態で検査すると血管と筋肉の位置関係が変わり描出が容易になる．その際，滑り止めマットが有効であり膝を曲げた状態を保ちやすくなる．

4 観察・評価方法

■ Bモード

1 血管の走行

　血管の屈曲や外部からの圧迫の有無を確認する．時に蛇行が著明な症例では，カテーテルの操作性を低下させることがある（図4-19）．血管走行を確認する時，周囲の情報にも注意を払う．その際，診断深度の調節が大切であり，思わぬ異常所見を見落とすことがある．また，まれではあるが大腿動静脈の走行異常が認められることがある．

2 血管径

　断層画像では血管を取り囲んでいる外膜のエコー輝度が高く鮮明に描出される．通常，血管径の計測では，この外膜間距離を測定する．動脈瘤では正常の血管径より拡大し，形態が瘤状を呈している．またカテーテル治療や手術前には，血管内腔径の計測が必要である（図4-20）．

3 血管壁性状

　動脈壁は内膜，中膜，外膜の3層構造である．しかし断層画像で認められる3層構造（高輝度・低輝度・高輝度）とは一致しない．健常例の動脈壁は均一なエコー輝度を示し，内腔面との境界が平滑（smooth）である．動脈硬化の進行に伴い，この血管壁性状が変化する（図4-21）．一般に器質化したプラークや古い血栓は充実性（echogenic）に，脂質成分に富むプラークや新鮮な血栓は無エコー（echolucent）に描出されることが多い[1]．また，高輝度エコーを示す場合，石灰化病変が疑われる．

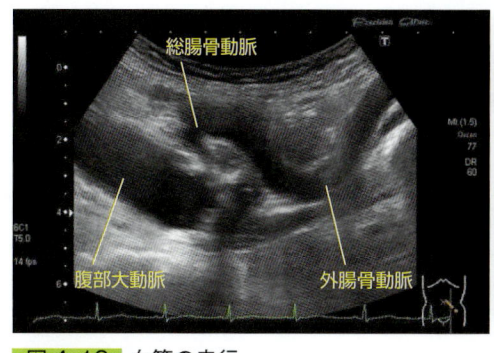

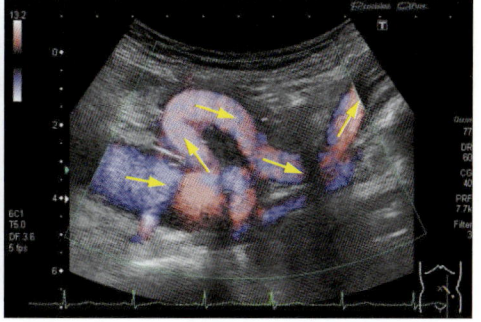

図 4-19　血管の走行
腸骨動脈に著明な蛇行が認められる．

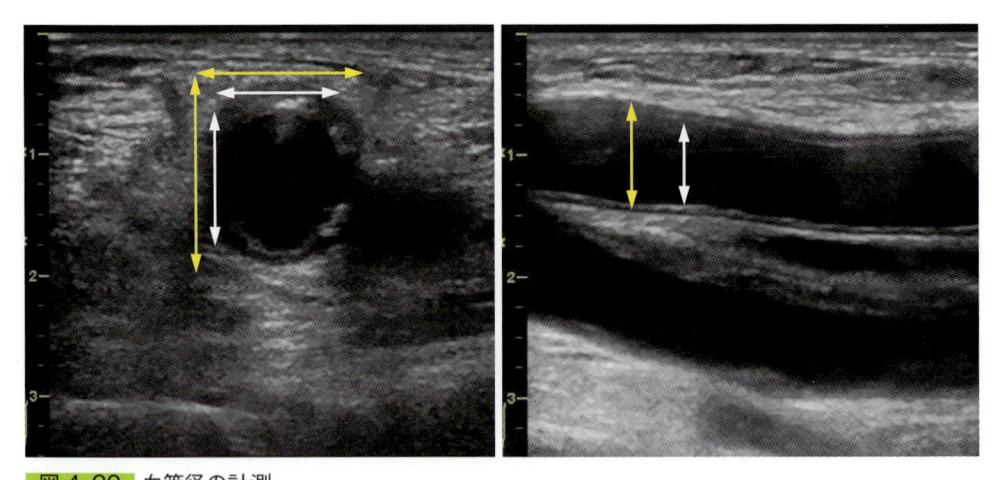

図 4-20 血管径の計測
外膜間距離（黄矢印）と血管内腔径（白矢印）の計測

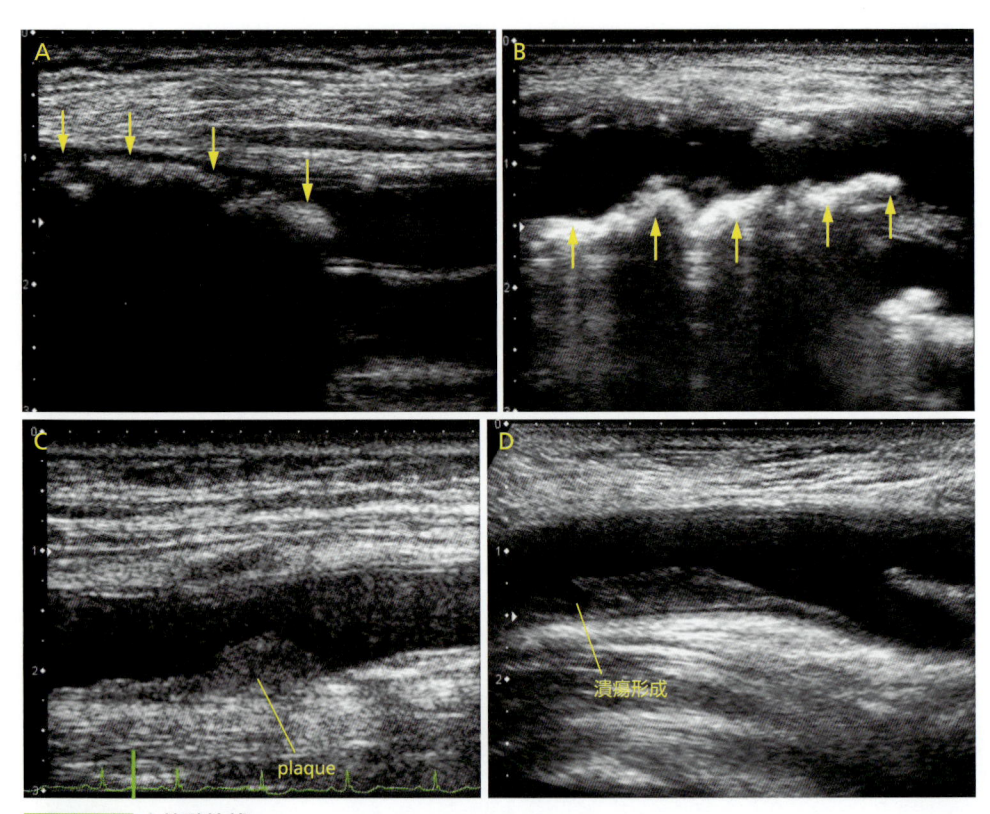

図 4-21 血管壁性状
A：前壁側の血管壁が石灰化し，音響陰影を伴っている．（矢印は石灰化を示す）．
B：後壁側の血管壁が石灰化し，音響陰影を伴っている．（矢印は石灰化を示す）
C：等輝度，均一なエコー輝度を呈する plaque が認められる．
D：等輝度エコーの plaque を認め、潰瘍形成している．

4 ● 観察・評価方法

■ カラードプラ法

1 血流の有無（閉塞の判定）

　血流を観察するには，血流方向が理解しやすく，視野幅の広い長軸断面が適している．血流が検出されない場合には，直ちにその部位を閉塞と判断するのではなく，カラードプラ表示に関する設定条件が適切か否かを確認する．完全閉塞例では閉塞部末梢側を検索し，再開通部位を同定する（図 4-22）．

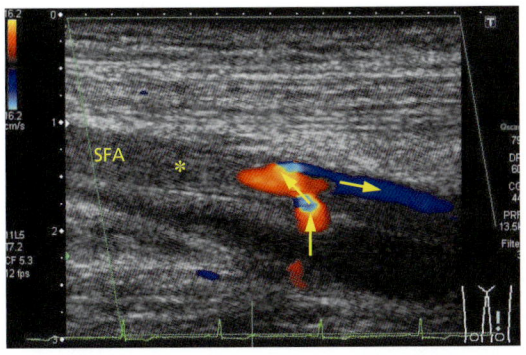

図 4-22 再開通部位の同定
浅大腿動脈（SFA）が完全に閉塞（＊印）している．閉塞部末梢側に太い分枝血管から流入する血流が観察される．この部位から末梢側に血流シグナルが観察されるため，再開通部位と考えられる．（矢印は血流の方向を示す）

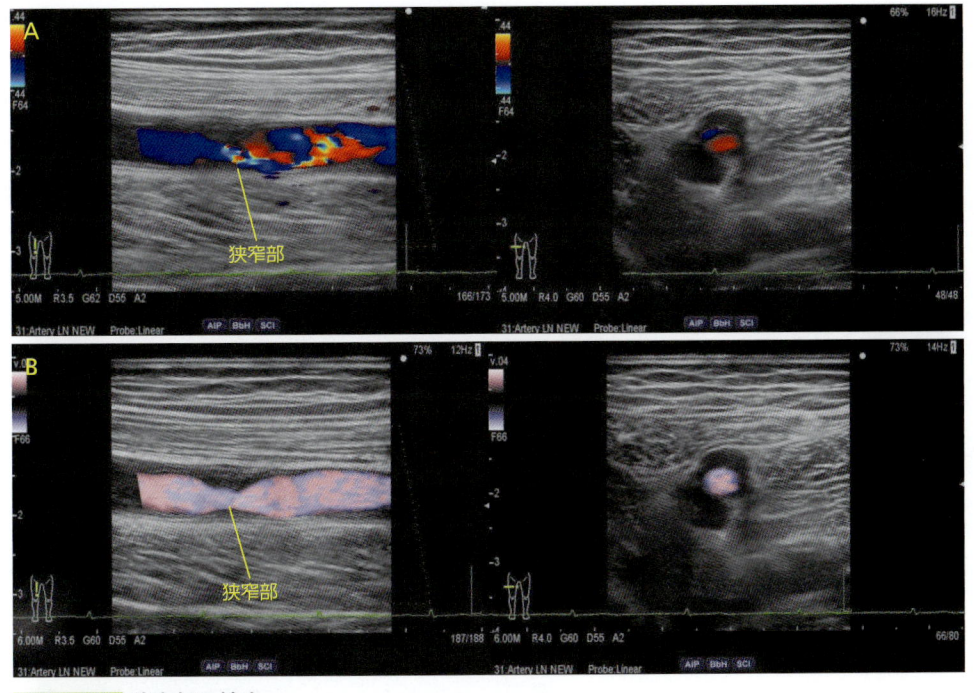

図 4-23 狭窄部の検出
狭窄部では血流シグナルの狭小化やモザイク状のカラー表示として観察される．
A：カラードプラ像
B：高分解能カラー表示（Directional eFLOW）

2 狭窄部の検出（狭窄の判定）

　狭窄部では乱流となるため，モザイク状の血流像として観察される（図4-23）．狭窄部位は限局していることが多いが，複数箇所に認められることもある．

　狭窄部が明瞭に描出できる場合，狭窄率の算出が可能である．まず多方向から狭窄部を観察し，最も狭小化した部位を描出し測定する（図4-24）．その際，カラードプラガイド下で行うと容易に計測できるが，血流情報のはみ出し表示には注意が必要であり参考値とされる[3]．また，高分解能カラー表示（directional eFLOW や dynamic flow）は分解能とフレームレートが高く，血管壁と血管内腔を区別するのに有用である．狭窄率には血管径狭窄率（縦断面で狭窄部と正常部

径狭窄率

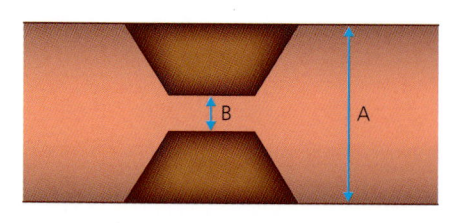

$$\frac{A-B}{A} \times 100(\%)$$

A: 正常部の内腔径
B: 狭窄部の内腔径

面積狭窄率

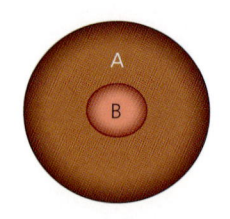

$$\frac{A-B}{A} \times 100(\%)$$

A: 外側の面積
B: 内側の面積

図 4-24 狭窄率の算出法

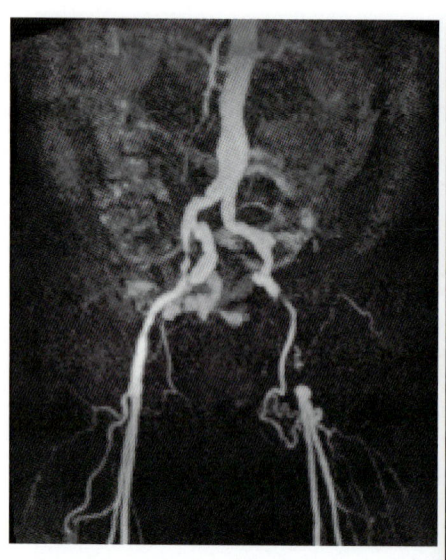

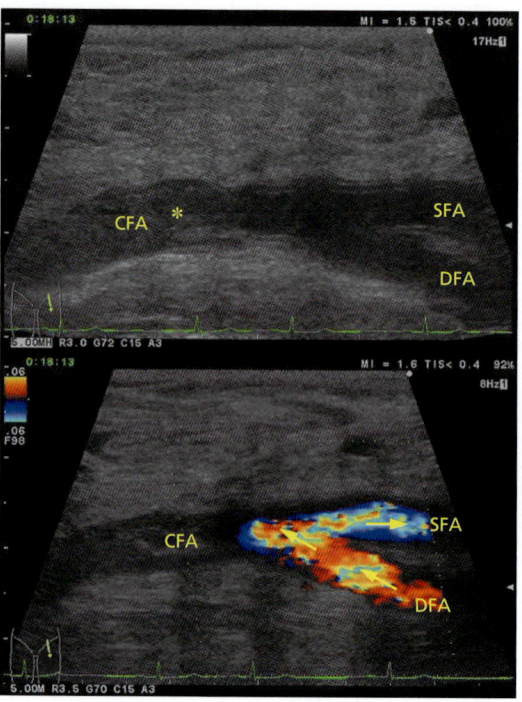

図 4-25 血流方向
総大腿動脈（CFA）は血栓化（＊印）し，血流消失部位が認められる．深部から逆行する血流が検出され，深大腿動脈（DFA）を経由し，浅大腿動脈（SFA）に血液を供給している．（矢印は血流の方向を示す）

4 ● 観察・評価方法

の径から算出）と面積狭窄率（横断面で狭窄部位の面積から算出）がある．どちらを利用したかを明記することが大切である．

3 血流方向の確認

断面設定により血流方向のカラー表示は変化する．常に，健常例の血流方向を念頭に入れ観察することが大切である．逆行血流は側副血行路を介した血流であり，その中枢側の閉塞や高度狭窄を疑う所見である（図4-25）．

■ パルスドプラ法

1 収縮期最大血流速度による評価方法

1）絶対値による評価

健常例の下肢動脈血流では，収縮期最大血流速度（PSV: peak systolic velocity）は 1.0 m/sec 前後であり，2.0 m/sec 以上に上昇することはない．PSV 2.0 m/sec を超える場合，狭窄と判定される（図4-26）．ただし，角度補正などが適切に調節されていることが条件である．通常，サンプルボリュームは計測部位の血管径よりやや小さめに設定するが，狭窄部位ではやや大きめに設定すると最大流速をとらえやすい．

> **ワンポイントアドバイス**
>
> **高速血流の検出**
>
> 高速血流を検出した場合，可能ならばセクタ型探触子に持ち替え，連続波ドプラ法で測定する（図4-27）．その際，ドプラ入射角度をなるべく小さくするように，探触子の走査角度を工夫する．病変部位をセクタ型で検出するのは難しく，あらかじめ位置や方向をリニア型やコンベックス型探触子で確かめておくことが大切である．また，一部の装置ではリニア型やコンベックス型探触子も連続波ドプラ法が使用できる．

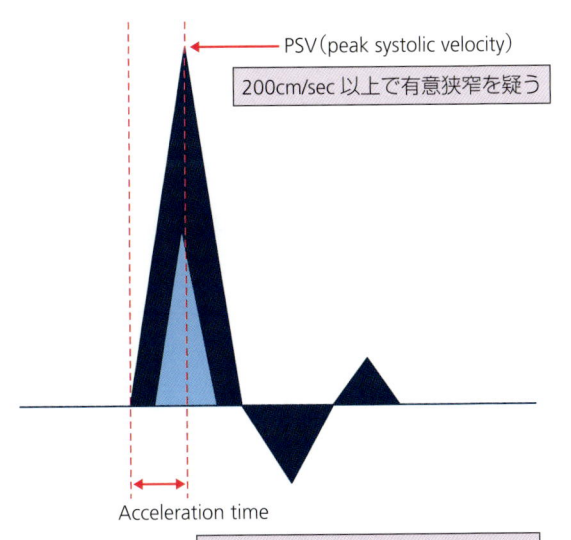

図4-26 収縮期最大血流速度（PSV: peak systolic velocity）と acceleration time の評価方法

PSV（peak systolic velocity）
200cm/sec 以上で有意狭窄を疑う
Acceleration time
120msec 以上で中枢側の狭窄を疑う

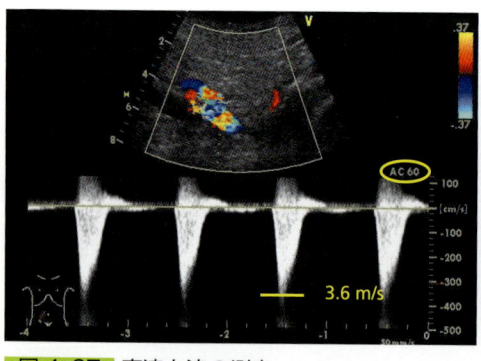

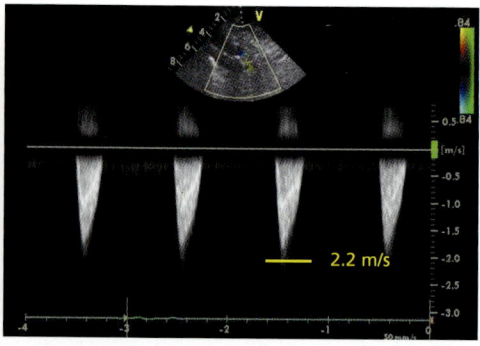

図 4-27 高速血流の測定
パルスドプラ法で角度補正を 60°に設定すると，3.6 m/sec の高速血流が測定される．セクタ型探触子に持ち替え，血流方向と超音波ビーム方向を一致させ CW で測定する．CW では 2.2 m/sec であった．

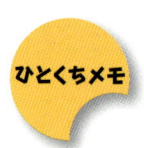

> **ひとくちメモ**
>
> **PSV と狭窄率の関係**
>
> 　パルスドプラ法を用いた PSV では，狭窄部で増加傾向が認められる．通常，狭窄部の PSV が 2.0 m/sec で 50％狭窄，3.0 m/sec で 70％狭窄が疑われる．しかし，PSV による狭窄度の判定は病変部の長さや前後の合併病変の有無などにより，造影法とは必ずしも良好な相関を示さない．そのため PSV のみから狭窄の重症度を推定するには限界がある．

2）収縮期最大血流速度比（PSVR: peak systolic velocity ratio）による狭窄の評価

　中枢側に高度狭窄や閉塞がある場合，その末梢側では狭窄部でも PSV は 2.0 m/sec を示さないことがある．その際，狭窄部位とその中枢側で PSV を測定し，両者の比（PSVR）を算出し狭窄度を推定する（図 4-28）．一般に PSVR 2.0 で 50％以上，4.0 で 75％以上の狭窄とされている（表 4-5）[6]．

2 血流速波形による評価方法

1）血流速波形分類による評価

　各部位で検出した血流速波形を 4 つの型に分類して評価する方法が，広く一般に用いられている（図 4-29）．正常な血流波形 D-1 型では，収縮期の立ち上がりが急峻であり，ピークを形成した後，下行して逆流成分を伴う波形を呈し，それに続き緩やかな陽性波が持続する．膝窩動脈でこの血流波形を呈すれば，膝窩動脈より中枢側に 50％以上の狭窄や閉塞病変はないと平井らは報告している[7]．一方，収縮期の立ち上がりが緩やかになり，ピークの形成がない D-3，D-4 型を示した場合，中枢側の高度狭窄や閉塞が疑われる[7]．この血流速波形分類を利用すると，ポイントを絞った効率のよい検査が可能になる．ただし，側副血行が十分に発達している閉塞例では注意を要する．

4 ● 観察・評価方法

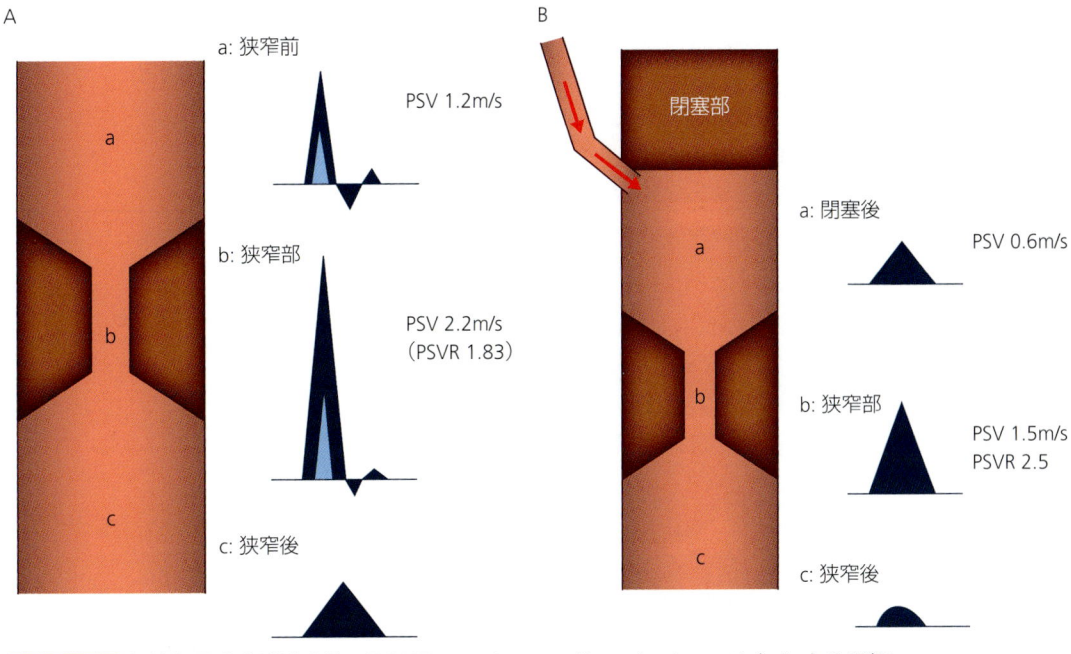

図4-28 収縮期最大血流速度比(PSVR: peak systolic velocity ratio)による評価
A: 狭窄部のPSVが2.0 m/sec以上のため狭窄を疑う．
B: 閉塞部末梢側にコラテラールが流入し再開通している．閉塞後の血流速度は低下するため，末梢側では狭窄部でも高速血流を示さない．その際，bのようにPSVが2.0 m/sec以下でもPSVRが2.0以上のため有意狭窄を疑う．

表4-5 末梢動脈狭窄の判断基準[6]

狭窄	径狭窄率	血流波形	乱流	PSVR
正常		三相性	無し	変化なし
軽度	1〜19%	三相性	有り	<2:1
中等度	20〜49%	二相性	有り	<2:1
高度	50〜74%	単相性	有り	>2:1
	75〜89%	単相性	有り	>4:1
	90〜99%	単相性	有り	>7:1

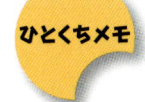

ひとくちメモ

血流速波形分類と末梢病変

頸動脈エコーでは拡張期血流速度が低下している場合，末梢側の血管抵抗の増大を意味し，末梢側病変を疑うことができる．しかし，下肢動脈では測定部位より中枢側の狭窄や閉塞病変を推測することができるが，末梢側の推測は難しいことが多い．その理由は下肢血管では分枝が多く，一部が閉塞しても他が開存していれば，血流速波形への影響が少ないことや側副血行路の発達があるからである．ただし，観察部位より中枢側に異常がなく"血流速度の低下"や"立ち上がり時間の短縮"などを認めた場合，末梢側の病変を念頭において検査をすべきである．

2) acceleration time (AT) による評価

血流速波形の収縮期立ち上がりからピークまでの時間 (acceleration time: AT) を計測し，

D-1型		収縮期の立ち上がりが急峻でありピークを形成した後，下行して逆流成分を伴い，これに続き穏やかな陽性波が持続する．
D-2型		ピークの形成はあるが，収縮期の山の幅が正常より広くなり，逆流成分が消失した波形．
D-3型		収縮期に立ち上がりが穏やかになり，ピークの形成がない．
D-4型		穏やかな連続波形

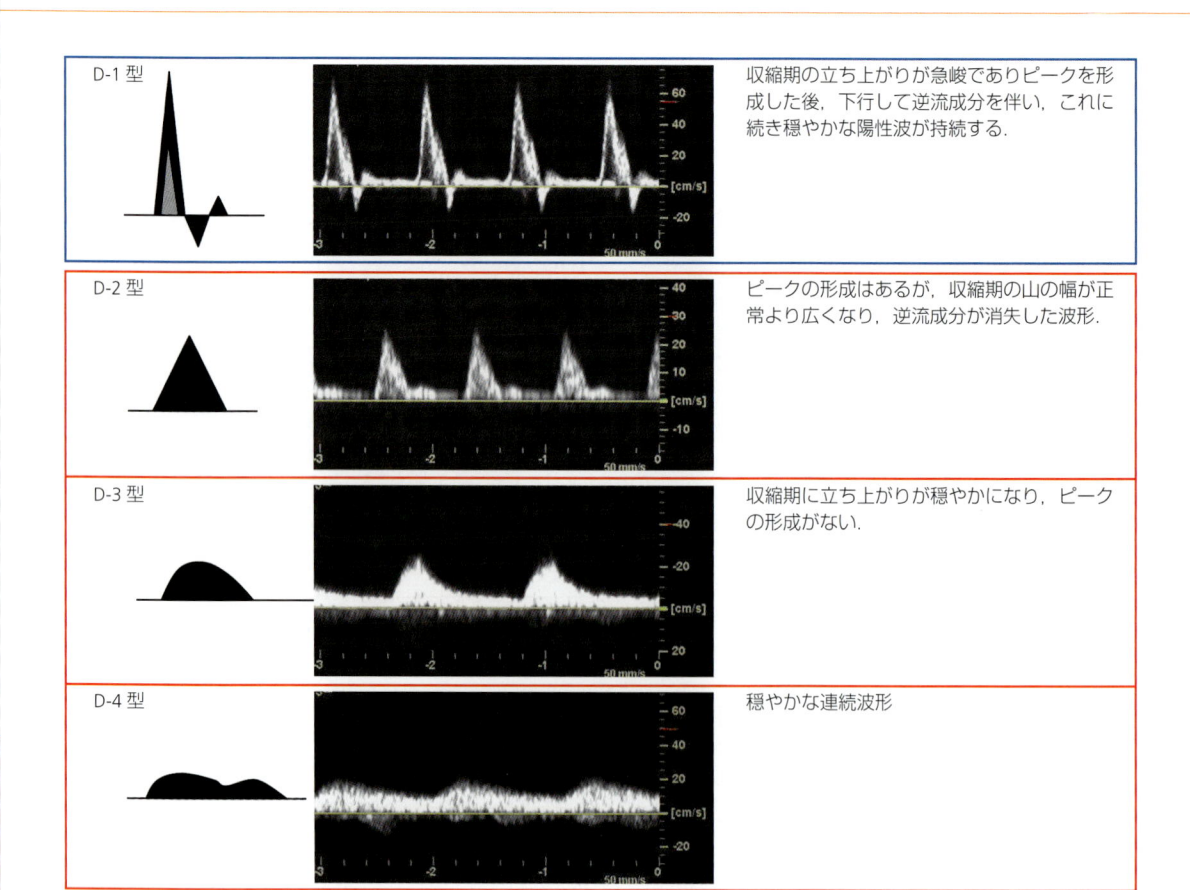

図 4-29 血流速波形による評価方法

測定部位より中枢側の病変を推測できる．健常例の血流速波形では収縮期の立ち上がりが急峻であり，AT は 100 msec 前後である（図 4-26 参照）．AT が 120 msec を超える場合，測定部位より中枢側の狭窄性病変を疑う[1,3]．

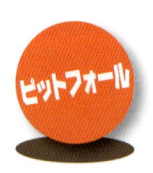

> **ピットフォール**
>
> **安静状態で検査する**
>
> 血流速の評価を正確に行うには，十分な安静状態を取らせた後，測定することが大切である．運動直後の血流速波形では収縮期の立ち上がり時間が延長した post stenotic pattern 様に見える[8]．特に，強い下肢虚血が疑われる症例では，歩行後 10～15 分程度の安静が必要である．歩行直後の測定を避けるために，検査室まで車椅子できてもらうよう指示する．

■ スクリーニング検査と精密検査

下肢動脈は腸骨部から足部まで観察範囲が長い．すべての症例に対し全長を観察するのは効率が悪く，時間を要してしまう．まず依頼オーダーを確認し「スクリーニング検査」あるいは治療前後の「精密検査」が必要なのかを把握したい．次に理学所見を取得し，重点的に観察すべきポイントを絞り込み，検査にとりかかる．

1 スクリーニング検査（図4-30）

　末梢循環障害のスクリーニング検査では下肢全長をくまなく観察するのではなく，鼠径部（大腿動脈）・膝窩部（膝窩動脈）・足部（後脛骨動脈と足背動脈）を観察し，各部位で血流速波形を記録し異常波形の有無を判定する[3]．

　健常例では血流速波形に変化を及ぼすような狭窄病変が存在しなければ，各部位で血流速波形分類の D-1 型（正常波形）を示す．この波形が大きく変化する場合，測定部位より中枢側の観察が必要である．D-1 型と D-2 型の区別が難しい場合，前述した AT を考慮するとよい．

1）鼠径部

　総大腿動脈の血流速波形が D-1 型を示す場合，観察部位より中枢側に有意な狭窄や閉塞はないと判断し膝窩部を観察する．D-1 型以外を示す場合では，中枢側の病変が考えられ，腸骨動脈領域からの精査が必要である．

> **ワンポイントアドバイス**
>
> **両側の血流速低下例**
> 両側の大腿動脈の血流速度が低下している症例では，腸骨動脈領域での狭窄や閉塞病変を疑う．しかし，この領域に病変が検出されない場合，腹部や胸部，あるいは心臓の検査が必要になることもある．腹部から閉塞する Leriche 症候群や異型大動脈縮窄を伴う高安動脈炎，高度大動脈弁狭窄などでも下肢動脈の血流速が低下することは知っておかなければならない．原因が特定されない症例では，様々な病態を考慮した観察が望まれる．

2）膝窩部

　膝窩動脈で D-1 型を示す場合，浅大腿動脈の観察を省略できる．D-1 型以外を示す場合では，浅大腿動脈起始部から膝窩部までの観察が必要である．

3）足部

　足部では後脛骨動脈と足背動脈の血流速波形を確認する．膝窩部より末梢の下腿分枝動脈では，足部の血流速波形だけでは判定しにくいことも多く，理学所見で病変が疑われる場合，全長の観察が望まれる．

> **ワンポイントアドバイス**
>
> **自分自身でダブルチェック！**
> 血流速波形に変化を及ぼすような狭窄病変が存在しなければ，各部位で血流速波形が大きく変化することはない．下肢動脈の全長を観察した場合，鼠径部や膝窩部などの各部位で血流速波形を確認すれば，自分自身が観察した部位の所見が正しいか否かを血流速波形で再確認できる．血流速波形の確認は，スクリーニングとしても精査としても大切である．

1）鼠径部

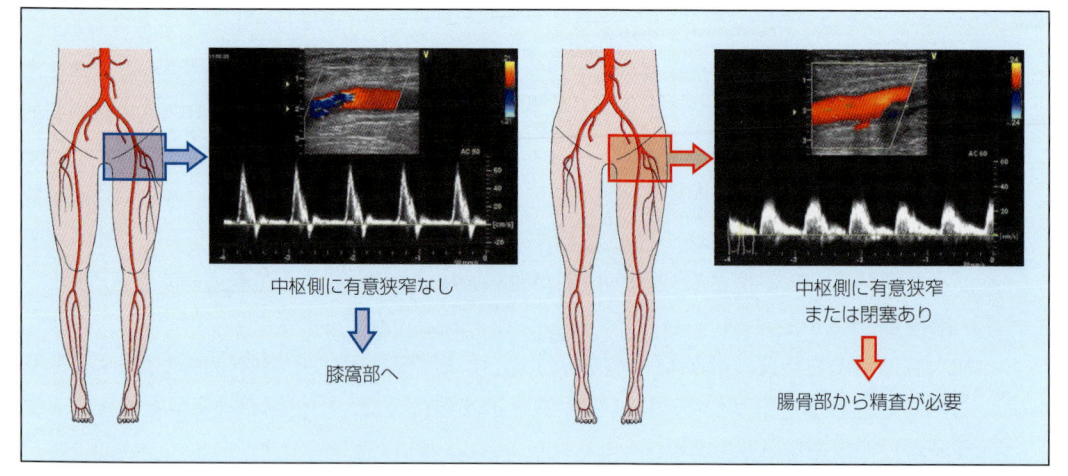

中枢側に有意狭窄なし
↓
膝窩部へ

中枢側に有意狭窄
または閉塞あり
↓
腸骨部から精査が必要

2）膝窩部

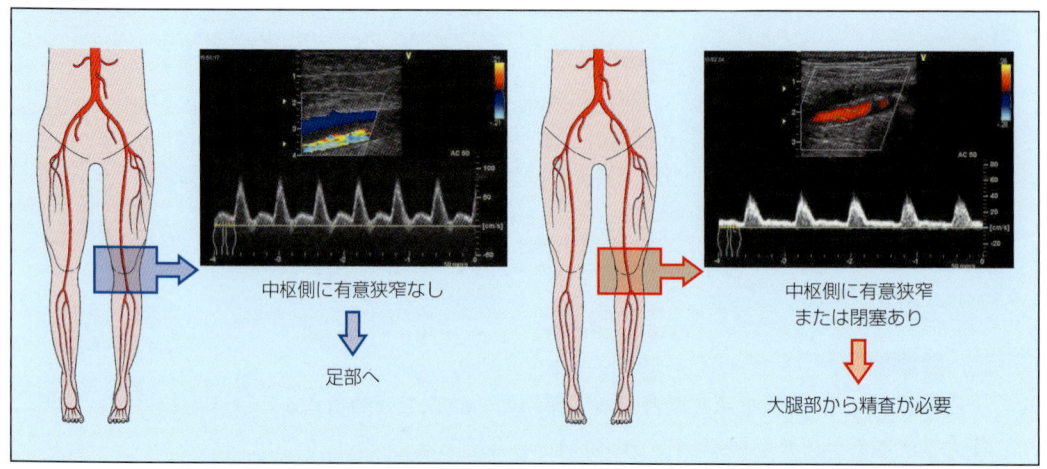

中枢側に有意狭窄なし
↓
足部へ

中枢側に有意狭窄
または閉塞あり
↓
大腿部から精査が必要

3）足部

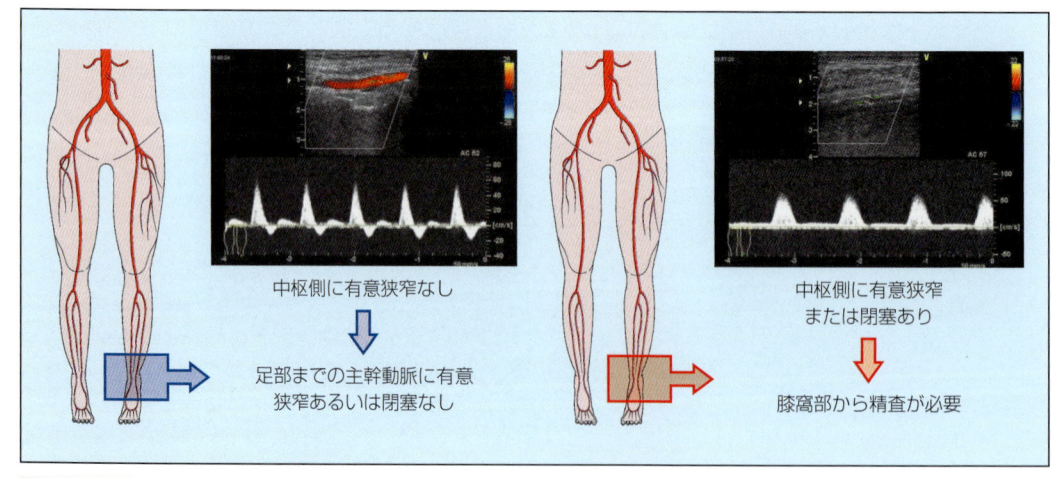

中枢側に有意狭窄なし
↓
足部までの主幹動脈に有意
狭窄あるいは閉塞なし

中枢側に有意狭窄
または閉塞あり
↓
膝窩部から精査が必要

図 4-30　スクリーニング検査

ピットフォール

局所的な狭窄と連続する狭窄

限局した狭窄では血流速度上昇とともに，乱流を生じ末梢側の血流速波形が変化する．一方，血管壁が徐々に狭くなり内腔径が一定に狭小化している場合では，血流速度の上昇を認めるが，乱流の発生が少なく血流速波形への影響が少ない．特に浅大腿動脈や足背動脈ではこの現象が見られることがある．血流速波形が正常型でも速度が中枢側より上昇している場合，注意して観察する（図4-31）．

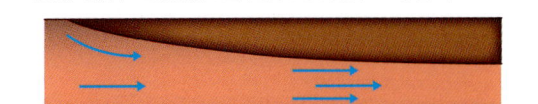

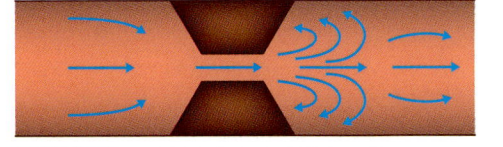

局所的な狭窄：血流速度上昇とともに，末梢側の血流速度波形が変化する．　　　連続する狭窄：血流速度の上昇を認めるが，波形への影響が少ない．

図4-31 局所的な狭窄と連続する狭窄

2 精密検査

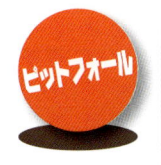

スクリーニング検査で異常を検出した領域，あるいは理学所見から推測された病肢では精査が必要である．通常，ASOの精密検査では下肢全長の観察を行うことが多く，時間と労力を要する．断層法，カラードプラ法，パルスドプラ法の順で検査を進める心臓や消化器の超音波検査と異なり，下肢動脈ではカラードプラガイド下で血管を同定し，血流情報を確認しながら中枢から末梢側へ検査を進め，必要に応じてその都度，パルスドプラ法を追加する．

血流像が狭小化しモザイク血流を示す場合，狭窄を疑いPSVを計測する．下肢動脈ではPSVが2.0 m/secを超える時，50％以上の狭窄を疑い，血流シグナルが検出されない場合，閉塞を疑う．閉塞例では必ず再開通部位を同定し，位置や病変距離を明確にすることが大切である．

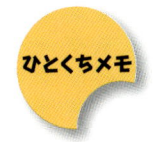

ひとくちメモ

TASC（Trans-Atlantic Inter-Society Consensus）

末梢動脈疾患の国際的な診療ガイドラインで，2000年にTASCが発行され，2007年にはTASC II として，最新の文献やガイドラインをもとに改訂され日常臨床に広く用いられている．特にTASC分類は外科的血行再建術と内科的（血管内）治療戦略のいずれを選択するかの決定に重要であり，超音波検査ではTASC分類を念頭においた観察が大切である（表4-6）[9]．

表 4-6 TASC（Trans-Atlantic Inter-Society Concensus）分類[9]

―― 大腿-膝窩動脈病変の TASC 分類 ――

A 型病変：血管内治療を選択
- 10 cm 以下の狭窄
- 5 cm 以下の閉塞

B 型病変：血管内治療を選択することが多いが，科学的根拠は不十分
- 多発性病変（狭窄または閉塞），各≦5 cm
- 膝下膝窩動脈を含まない≦15 cm の単独狭窄または閉塞
- 末梢バイパスの流入を改善するための脛骨動脈に連続性をもたない単独または多発性病変
- 重度の石灰化閉塞≦5 cm 長さ
- 単独膝窩動脈狭窄

C 型病変：外科治療を選択することが多いが，科学的根拠は不十分
- 重度の石灰化があるかあるいはない，全長＞15 cm の多発性狭窄または閉塞
- 2 回の血管内インターベンション後に，治療を要する再発性狭窄または閉塞

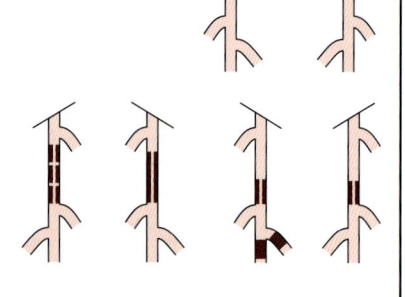

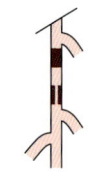

D 型病変：外科治療を選択
- CFA または SFA（＞20 cm，膝窩動脈を含む）の慢性完全閉塞
- 膝窩動脈および近位三分枝血管の慢性完全閉塞

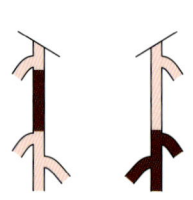

―― 大動脈-腸骨動脈病変の TASC 分類 ――

A 型病変：血管内治療を選択
- CIA の片側あるいは両側の狭窄
- EIA の片側あるいは両側の短い（≦3 cm）単独狭窄

B 型病変：血管内治療を選択することが多いが，科学的根拠は不十分
- 腎動脈下部大動脈の短い（≦3 cm）狭窄
- 片側性 CIA 閉塞
- CFA には及んでいない EIA での 3〜10 cm の単独あるいは多発性狭窄
- 内腸骨動脈または CFA 起始部を含まない片側性 EIA 閉塞

C 型病変：外科治療を選択することが多いが，科学的根拠は不十分
- 両側性の CIA 閉塞
- CFA には及んでいない 3〜10 cm の両側性の EIA 狭窄
- CFA に及ぶ片側性の EIA 狭窄
- 内腸骨動脈および（または）CFA 起始部の片側性 EIA 閉塞
- 内腸骨動脈および（または）CFA 起始部あるいは起始部でない重度の石灰化片側性 EIA 閉塞

D 型病変：外科治療を選択
- 腎動脈下腹部大動脈腸骨動脈閉塞
- 大動脈と両側腸骨動脈領域のびまん性病変
- 片側 CIA，EIA および CFA を含むびまん性多発性狭窄
- CIA，EIA 両方に及ぶ片側性閉塞
- 両側性の EIA 閉塞
- 腹部大動脈瘤あるいは大動脈腸骨動脈の外科手術を要するその他の病変に併発した腸骨動脈狭窄

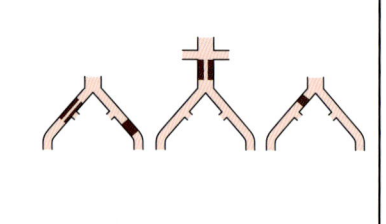

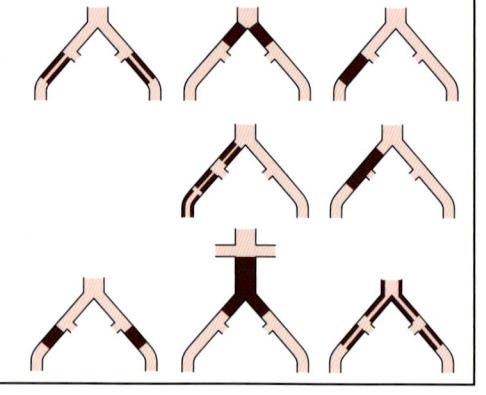

5 代表的疾患と特徴的エコー所見

■ 閉塞性動脈硬化症（arteriosclerosis obliterans: ASO）

　閉塞性動脈硬化症は動脈硬化（粥状硬化）により主に脂肪からなる粥状物質が動脈壁内膜に沈着し，徐々に進展して動脈の内腔が狭くなり動脈血流障害をきたした状態をいう[10]．

　この病変は，血流が変化する動脈の分岐部や鼠径靱帯，大腿内転筋管部の直下などの生理的な圧迫を受ける部分に多い．血管径の50％以上の狭窄を生じると間欠性跛行やしびれ，冷感などの下肢虚血症状が現れる．

　＜超音波検査での評価ポイント＞

　狭窄や閉塞の有無と病変の程度や距離，病変部の血管壁性状と内腔の状態，血管内腔径などを把握することである．また，病変部位ではないが末梢の run off の評価やアクセスルートの確認も重要である．これらの情報により治療方法の選択や治療後の効果判定に有益な情報が得られる．

1 総腸骨動脈閉塞例（図4-32）

　腹部大動脈から左総腸骨動脈に血流が観察されるのに対し，右総腸骨動脈には検出されないため閉塞が疑われる．再開通部位を同定するためには，カラードプラを用いて閉塞血管を確認しながら末梢側へ徐々に移動していくのが確実である．その際，血流の有無だけでなく血流方向にも留意して観察する．本例のように内腸骨動脈が逆行し，コラテラールとして外腸骨動脈に流入していることもある．

　消化管ガスが多い例や高度肥満例，高度石灰化例では，腸骨部や大腿部の全長を描出することは困難である．その際，各分岐部を観察できれば閉塞の範囲を推測できる．これは閉塞病変では血流が変化する分岐部に好発し，次の分岐部までの間が閉塞することが多いからである[11]（図4-33）．また両側の総腸骨動脈に血流シグナルが検出されない場合では，Leriche 症候群を念頭に入れ腹部大動脈の開存性を確認することが大切である．

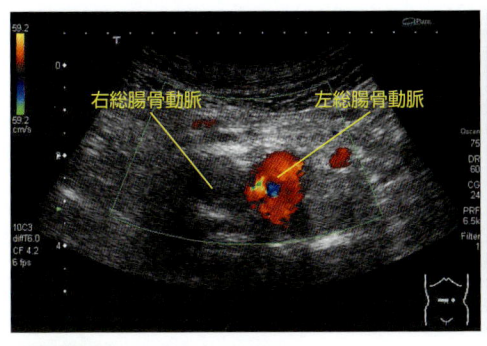

図4-32　総腸骨動脈閉塞例

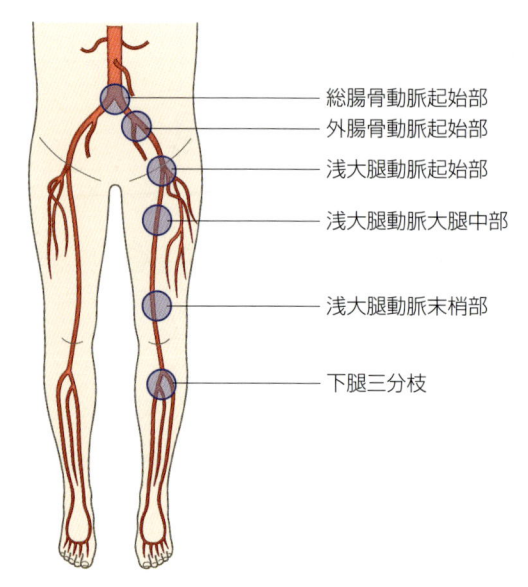

― 総腸骨動脈起始部
― 外腸骨動脈起始部
― 浅大腿動脈起始部
― 浅大腿動脈大腿中部
― 浅大腿動脈末梢部
― 下腿三分枝

図 4-33 閉塞の範囲の推定
各分岐部を観察できれば閉塞の範囲が推測される．

2 総腸骨動脈狭窄例（図 4-34）

　総腸骨動脈末梢側に狭小化したモザイク血流が観察され，狭窄が疑われる．このような例では，カラーゲインをやや下げ流速レンジを上げて観察すると検出しやすくなる．パルスドプラ法でPSV が 2.0 m/s（角度補正あり）を超えるため，セクタ型探触子に持ち替え連続波ドプラ（角度補正なし）を利用して PSV を測定する．血流速度測定時の注意点は，角度補正が最も小さくなる方向から観察することである．血流情報から有意狭窄を判定した後，B モードで血管壁性状を観察する．

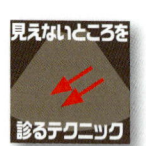

> **見えないところを診るテクニック**
>
> **石灰化病変**（図 4-35）
> 　血管の前壁側に石灰化を有する症例では，音響陰影が生じ血管内の観察は困難である．また血流も検出されないため，狭窄の程度は不明である．このような症例では，病変部前後の血流速波形から狭窄の程度を判定する．石灰化病変直後の血流速波形が中枢側と変化していない例では，この部位の狭窄率は低いと考えられる．本例のように血流速波形が変化し，PSV が上昇している症例では有意狭窄と判定できる．

3 浅大腿動脈閉塞例（図 4-36）

　浅大腿動脈の末梢側に血流が認められず，完全閉塞している．通常，閉塞部中枢端では分枝血管への豊富な血流が観察され，血流速度が上昇していることが多い．再開通部位を同定するためには，閉塞した血管の末梢側を観察し，動脈に流入する分枝血管（コラテラール）を検出することである．限局した閉塞例では，エコー画面上で閉塞距離を計測できるが，広範囲に及ぶ場合で

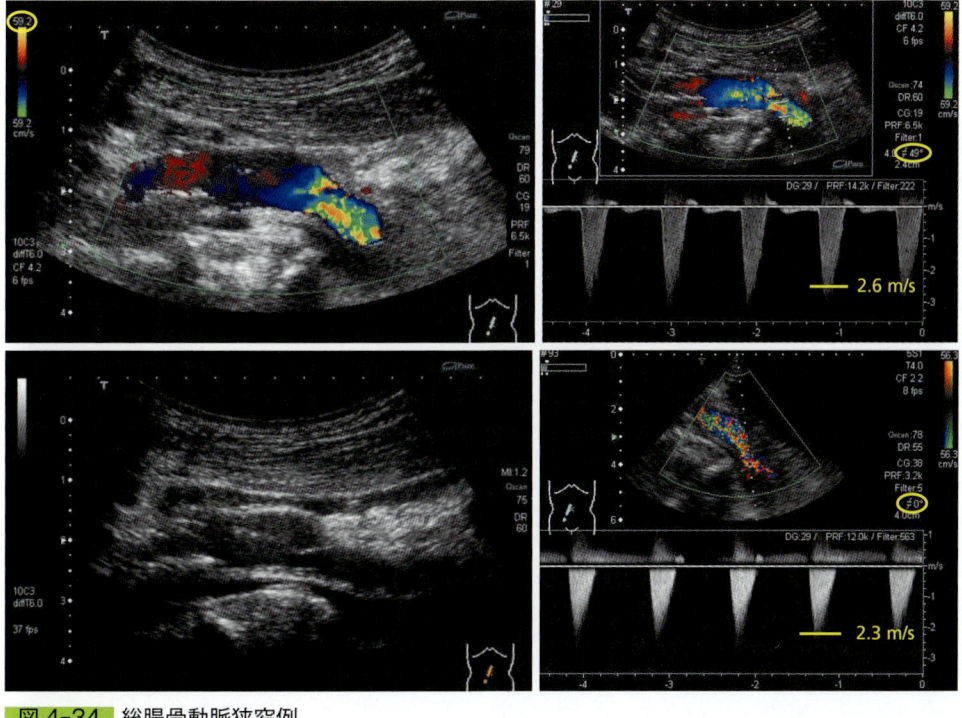

5 ● 代表的疾患と特徴的エコー所見

図 4-34 総腸骨動脈狭窄例

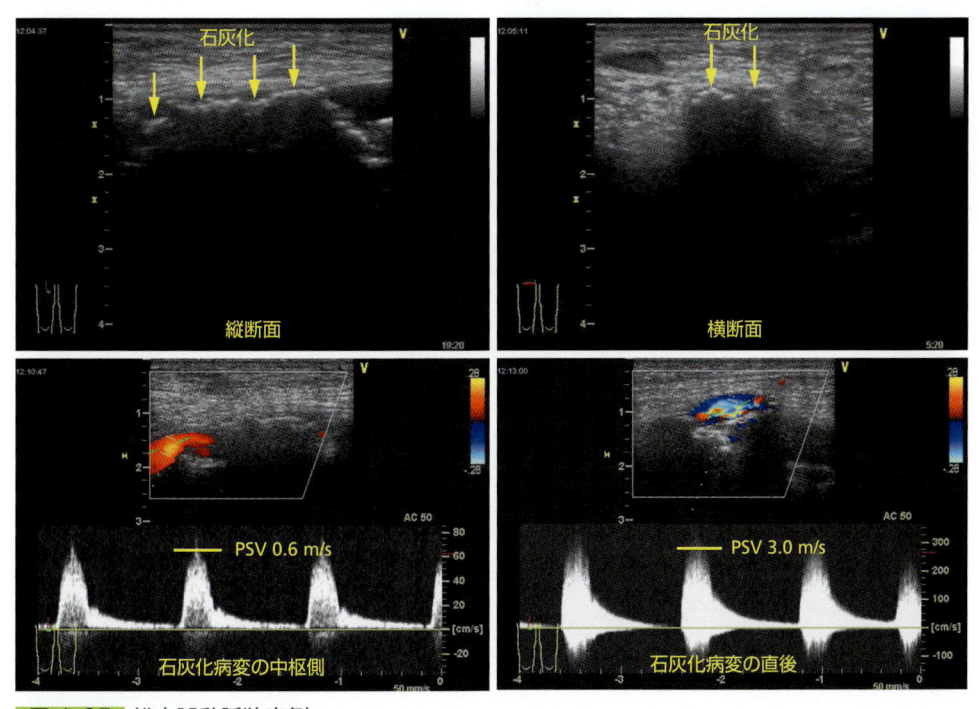

図 4-35 総大腿動脈狭窄例

総大腿動脈前壁側の血管壁が石灰化しているため，音響陰影が生じ，血管内の観察は困難である．石灰化病変直後の PSV が 3.0 m/sec であり高速化している．PSVR は 5.0 を示し，75％以上の狭窄（表 4-5 参照）が示唆される．

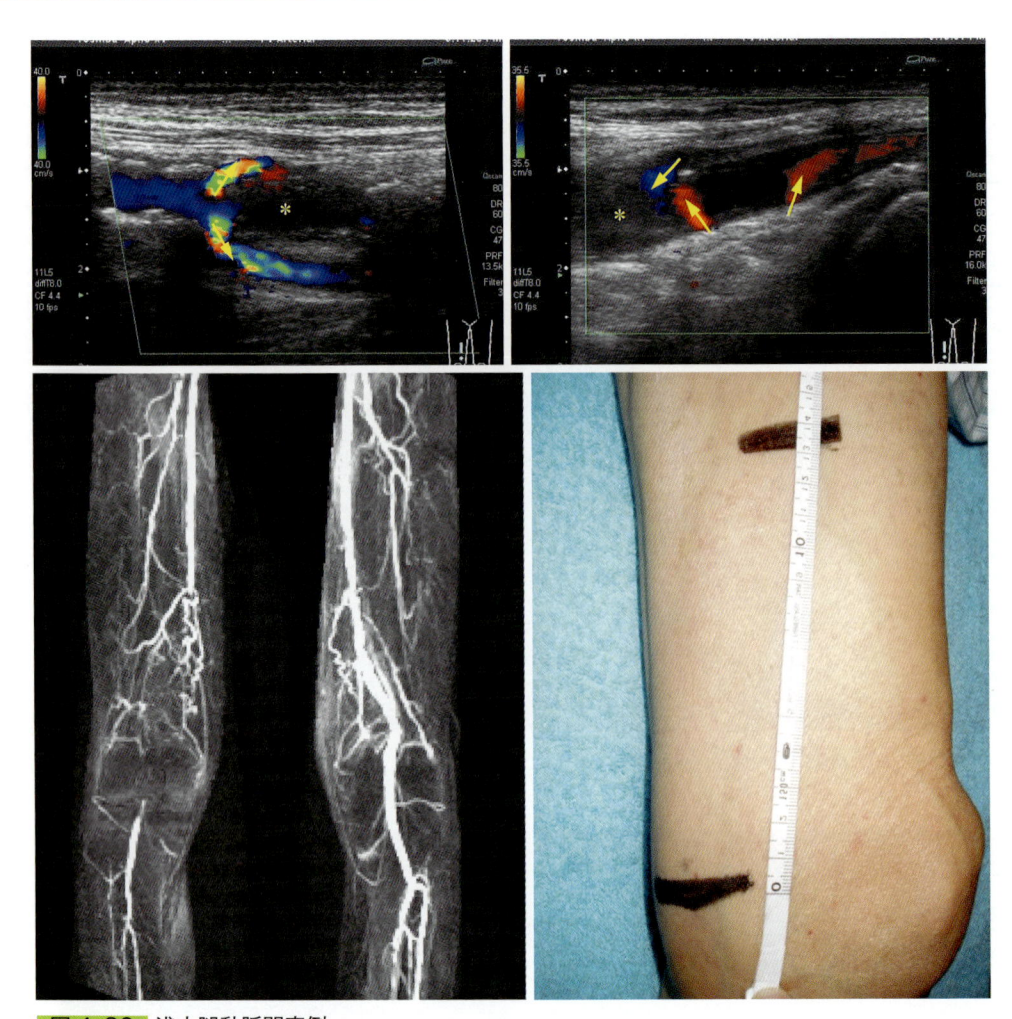

図 4-36 浅大腿動脈閉塞例

浅大腿動脈末梢側に血流が認められず，完全閉塞している．その中枢側から太く発達した分枝血管が認められる．再開通部位を同定するため，膝窩動脈を観察するとコラテラールが数箇所に流入している．この閉塞範囲は長く約 14 cm である．
（＊印は完全閉塞部，矢印はコラテラールの血流方向を示す．）

は，体表面に閉塞範囲をマーキングしメジャーで距離を計測する．

　浅大腿動脈が閉塞している場合，病変範囲が長いことが多くバイパス術の適応となる．断層法では閉塞部の中枢と末梢側の血管壁性状を観察する．石灰化が強い場合，グラフト吻合に苦慮することが多い．またバイパス術後のグラフト開存率は，末梢への run off により大きく左右されるため，術前に末梢血管開存状態を調べておくことも大切である．

■ 急性動脈閉塞症（acute arterial occlusion）

　急激な下肢虚血症状を訴えることで，慢性動脈閉塞症とは容易に区別できる．本症には動脈硬化症の急性増悪により血栓が生じ，その場で詰まる動脈血栓症と，心房細動や心筋梗塞に合併した血栓が塞栓子となり，末梢で詰まる動脈塞栓症がある．患肢の阻血状態が長く続くと，壊死を

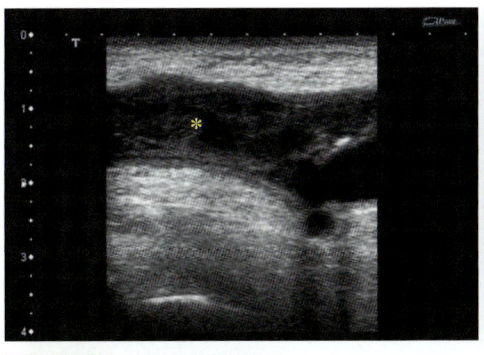

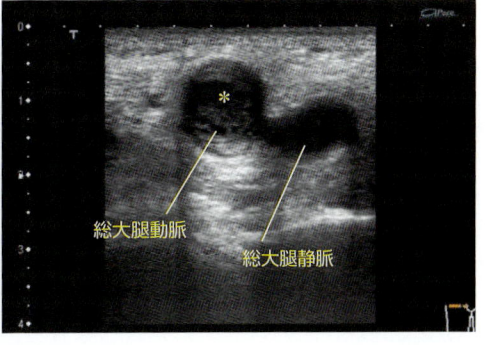

図 4-37　急性動脈閉塞症

総大腿動脈に低輝度でほぼ均一な血栓様エコーが認められる（＊印は血栓を示す）．動脈硬化病変が強くなく，急激な下肢虚血症状により発症したことから急性動脈閉塞症と診断した．

生じる．

＜超音波検査での評価ポイント＞

　動脈塞栓症は大腿，膝窩，腸骨，および大動脈の順に多く発生し，症状のある下肢の分岐部を中心に検査を進める．Bモードでは閉塞部のエコー輝度が低いことが多く，検索の際，注意して観察する．カラードプラ法では血流が突然に途絶したエコー像を示し，閉塞部中枢端に拍動性の血流うつ滞像が認められる．また急激に発症するため側副血行路（コラテラール）の発達が乏しく，閉塞部の中枢側でも血流速の低下や，血流持続時間が短縮していることが多い（図4-37）．

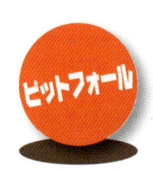

ピットフォール

急性大動脈解離

　一般に，急激な胸背部痛や意識消失などの症状を呈することで急性大動脈解離は発見できる．しかし，時に胸背部症状がなく，下肢動脈の虚血症状で発症することがある．急性の下肢虚血症状が現れる場合では，腸骨動脈の真腔が偽腔で圧迫閉塞されたために生じる現象である．解離が末梢動脈に及ぶ時，解離の進展範囲や真腔と偽腔の鑑別，血流の有無などを確認する．両側に生じることもあるが，左腸骨動脈に解離が進展していることが多い（図4-38）．

■ 閉塞性血栓血管炎（thromboangitis obliterans: TAO, Buerger disease）

　原因不明であるが，発病年齢が40歳以下で喫煙歴のある男性に多いことが知られている．動脈硬化症とは異なり，四肢の中小の末梢動脈を中心に病変が生じる．典型的な症状は手や足の冷感，レイノー症状，知覚異常，疼痛である．手や足はチアノーゼ様に変色することが多く，皮膚が蒼白する進行した閉塞性動脈硬化症とは対照的である．

＜超音波検査での評価ポイント＞

　本症では腸骨動脈や大動脈などには動脈硬化病変や血流速変化が少なく，下腿部以下の末梢動脈に多発して閉塞病変が観察される特徴がある．下腿三分枝の血流を確認する際に，周囲を走行する側副血行路の検索も大切である．Cork screw signがバージャー病の特徴的所見として知られている（図4-39）．

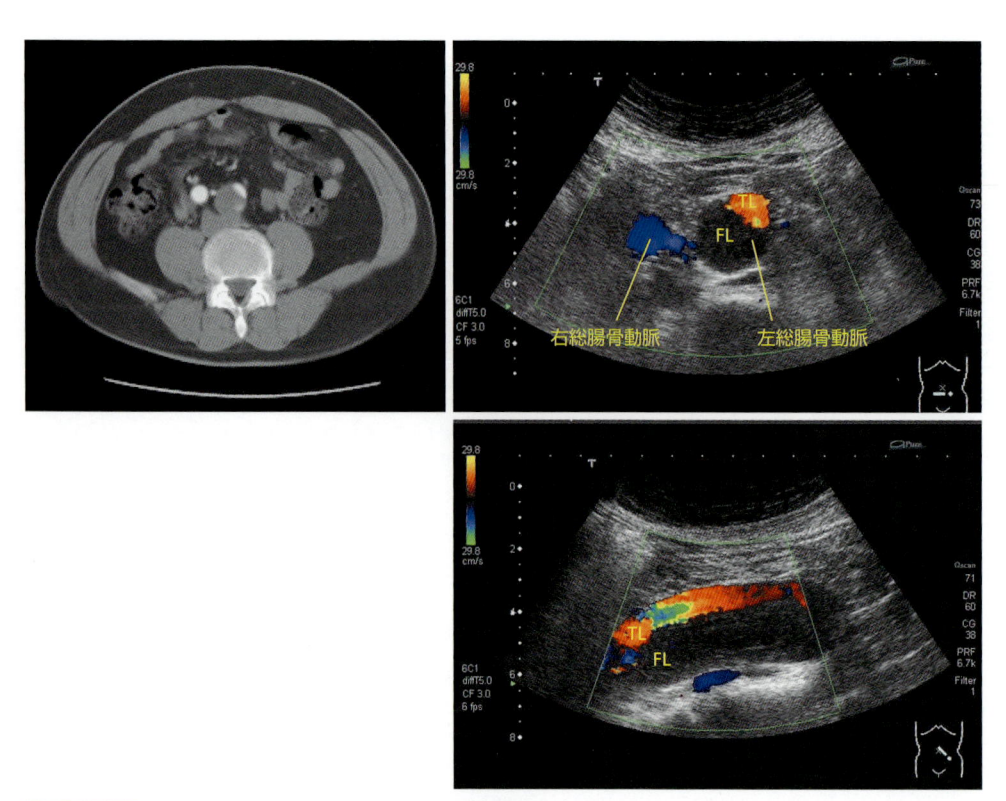

図 4-38　大動脈解離の総腸骨動脈への解離進展例
左総腸骨動脈が拡大し，解離が進展している．真腔（TL）には血流を認めるが，偽腔（FL）は血栓化している．

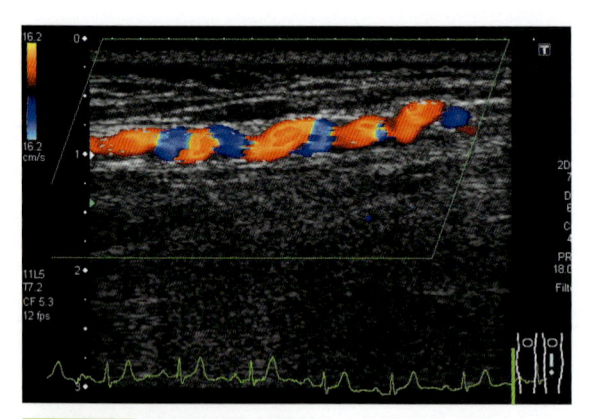

図 4-39　閉塞性血栓血管炎
下腿部にらせん状の血流シグナルが確認されている．

レリッシュ症候群（Leriche syndrome）

「腹部大動脈の末梢側から両側腸骨動脈近位部が閉塞した病態」の総称である．病理組織学的には動脈炎，血栓形成を認める．比較的若年者に発症し，両下肢の虚血症状を訴える場合，本症が疑われる．また男性では陰茎の勃起障害を生じる．超音波検査で診断可能であるが，治療方針決定には血管造影を行う．

＜超音波検査での評価ポイント＞

カラードプラ法を併用し中枢側からの血流信号の途絶により閉塞を診断する．この時，流速レ

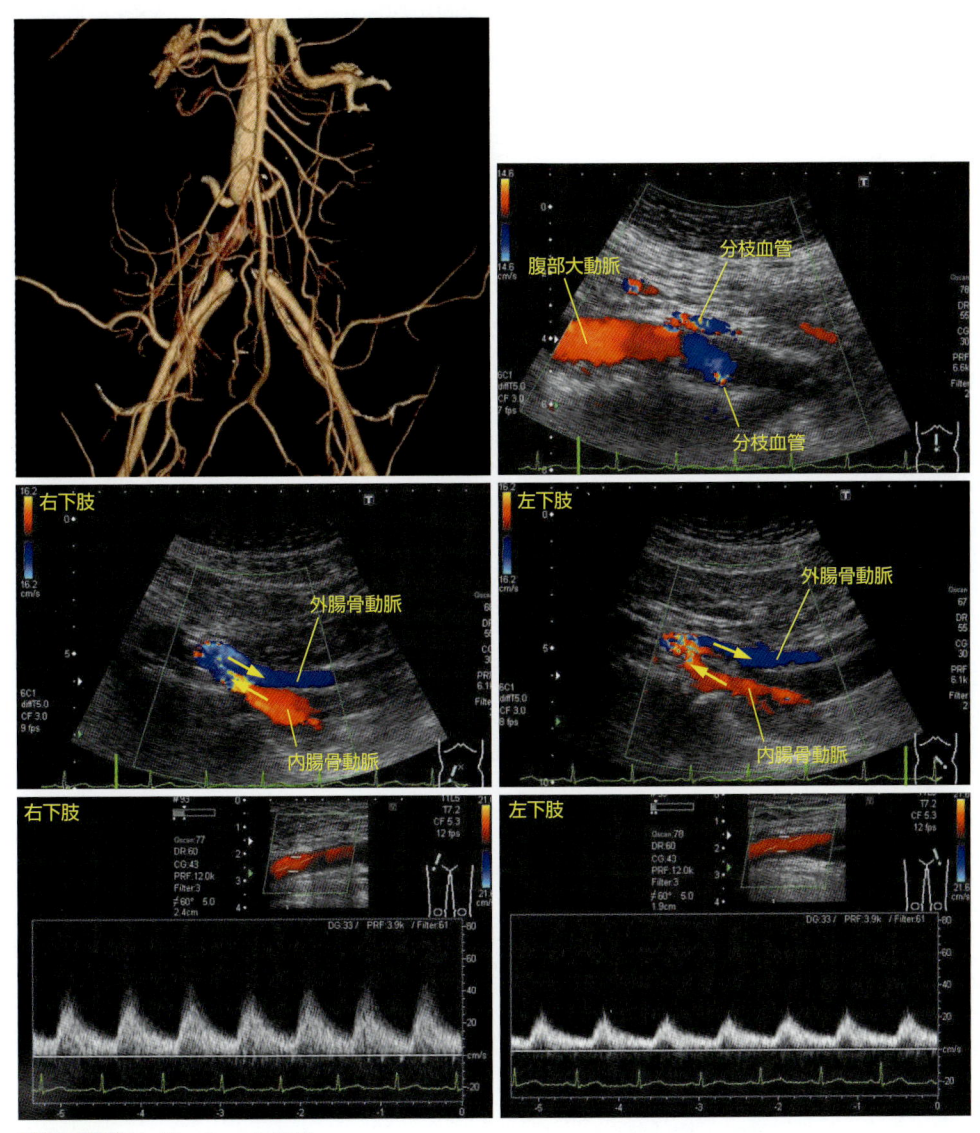

図 4-40 レリッシュ症候群

腹部大動脈の末梢側に血流シグナルが検出されず閉塞している．大動脈周囲の分枝血管は拡張し，側副血行路として機能していることが示唆される．内腸骨動脈は左右ともに逆行し，外腸骨動脈からの再開通が確認できる．左右の総大腿動脈の血流速度は低下し，収縮期の立ち上がり時間が延長した post stenotic pattern を示した．

ンジを下げて観察することが大切である．また大動脈周囲の分枝血管が拡張し血流が明瞭に観察される場合，側副血行が考えられ流入部位を確認する（図4-40）．

下肢動脈エコー実施時に，両側の大腿動脈血流速度が低下している場合，腸骨動脈領域の閉塞病変を疑うだけでなく，本症も原因の一つに考え，腹部大動脈の観察が必要である．

■ 膝窩動脈外膜嚢腫（cystic adventitial degeneration of the popliteal artery）

血管の外膜に嚢腫が発生し，外部から内腔を圧迫するために血流障害をきたす疾患である．まれな疾患ではあるが，血管造影検査単独では動脈硬化性病変と区別できず，ASOと鑑別すべき疾患として，知っておかなければならない．

＜超音波検査での評価ポイント＞

断層法では膝窩動脈の内腔を圧迫する低輝度の嚢状腫瘤が観察される．この腫瘤により膝窩動脈が圧迫され，モザイク状の狭窄血流が認められることがある．その際，パルスドプラでPSVを測定し2.0 m/sを超える場合，ASOと同様に狭窄と判定する．また動脈解離がこのエコー像に類似するため，腫瘤と交通する血流がないことを確認することが大切である（図4-41）．

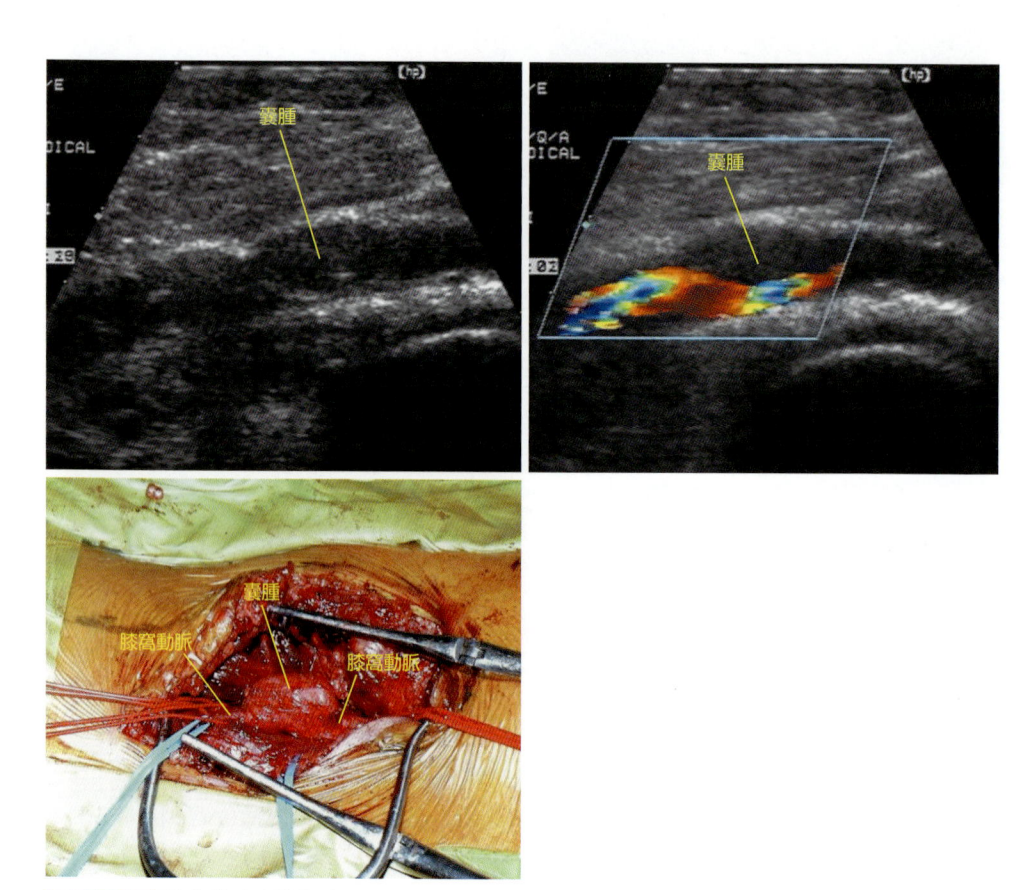

図 4-41　膝窩動脈外膜嚢腫
膝窩動脈に隣接する低輝度腫瘤状エコーが観察され，血管を圧迫している．カラードプラでは血流シグナルが狭小化している．また腫瘤内部と交通する血流は検出されていない．

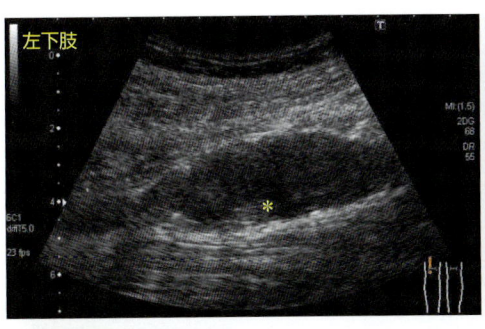

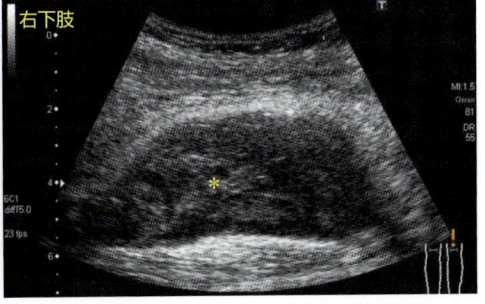

図 4-42 膝窩動脈瘤
左右の膝窩動脈が紡錘状に拡張している．右下肢は血栓閉塞，左下肢は壁在する血栓が認められる（＊印は血栓を示す）．

■ 末梢動脈瘤

　末梢動脈瘤は胸部や腹部に生じる動脈瘤に比較し，まれである．また生命にかかわる危険性はほとんどなく，無症状なことが多い．瘤内部には血栓が生じることが多く，時に末梢動脈の塞栓症を引き起こすことがある．その原因検索時に，拍動性の腫瘤として触知され発見されることも多い．

　＜超音波検査での評価ポイント＞

　断層法では動脈が限局性に拡張したエコー像を示し，内部に壁在血栓や血液のうつ滞像が認められる．カラードプラ法では瘤内部に血流が観察できる．動脈瘤の最大径，瘤の長さと分枝血管までの距離，瘤内部の状態や血栓の有無などの観察が大切である．単独で存在する場合や他の部位（総腸骨動脈，内腸骨動脈，深大腿動脈，膝窩動脈の順に多い）に合併することがあるため，関節屈曲部を中心に検索する必要がある．両側性の膝窩動脈瘤では腹部大動脈瘤の合併頻度が高く，浅大腿動脈や脛骨動脈の血管径が大きい傾向がある（図 4-42）．

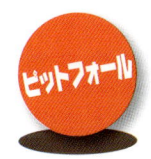

> **ピットフォール**
>
> **Baker's cyst**
>
> 　膝関節部に腫瘤状エコーが認められる場合，膝窩動脈瘤や Baker's cyst が疑われる．膝窩動脈瘤では膝関節部に拍動性の腫瘤が触知され，血管と連続している．一方，Baker's cyst では無エコーに近い低輝度腫瘤状エコーとして観察され，膝窩部の関節腔とつながっている（図 4-43）．B モード単独でも両者を区別できるが，血流情報の確認がより有効である．この Baker's cyst は，病理学的には大腿顆（膝関節部）の後内側に位置する腓腹筋と半膜様筋間の滑膜嚢胞である．滑液包の炎症などにより滑液が異常に貯留した状態であり，関節リウマチや変形性膝関節症などの関節疾患に多く見られる．無症状の場合から膝窩部の腫れ，違和感を訴えることがある．無症状の場合，そのまま放置されるが，症状を有する時，治療の対象になる．

■ 仮性動脈瘤と動静脈瘻

　本疾患の原因は医原性が多い．そのため，第 6 章その他　穿刺合併症評価として記述した．

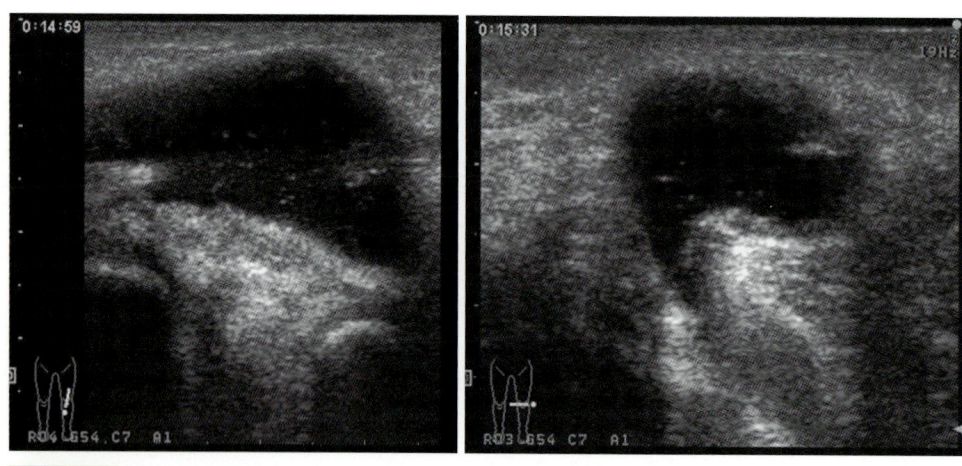

図 4-43 Baker's cyst
膝関節部に無エコーに近い低輝度腫瘤状エコーが観察される．血管と連続性がなく，膝窩部では関節腔に連続する無エコー領域が認められる．Baker's cyst に特徴的な所見である．

6 知っておきたい治療法と評価法

　運動療法や薬物療法，動脈硬化危険因子のコントロール治療は閉塞性動脈硬化症の全例に対して実施される治療法である．一方，間欠性跛行が高度で，これらの治療法が奏効しない症例では血行再建術が考慮される．血行再建術には，血管内治療（狭窄した血管をカテーテルによって拡張する経皮的血管形成術（percutaneous transluminal balloon angioplasty: PTA）など）と外科的血行再建術（閉塞した血管のバイパス手術など）がある．それぞれの手術適応はガイドラインなどを基に，患者のリスクや手術成績などを考慮し決定される[5,9]．

■ 血管内治療後の評価

　血管拡張術，stent, atherectomy, laser, cutting balloons, thermal angioplasty, fibrinolysis（thrombolysis）が含まれるが，ここでは stent 留置術後の評価について記述する．
　エコー検査での stent 部は高輝度の線状構造物として描出され，探触子を前後に傾けると網目状に観察される（図 4-44）．そのためエコー透過性の悪い症例でも stent を容易に同定できる．
　断層法では stent の内腔径や形状，内部状態を観察するが，stent 径が小さい例や多重反射が強い症例では血流情報だけの評価となる．カラードプラ法で血流を確認し狭窄や閉塞の有無を判定する（図 4-45）．Stent 内部の血流速度は近位部・中部・遠位部で測定する．PSV が 2.0 m/sec 以上，あるいは PSVR（収縮期最大血流速度比）が 2.0 を超える場合，狭窄が疑われる（図 4-46）．また PSV 3.0 m/sec あるいは PSVR 3.5 を超える場合，治療対象となることが多い．

6 ● 知っておきたい治療法と評価法

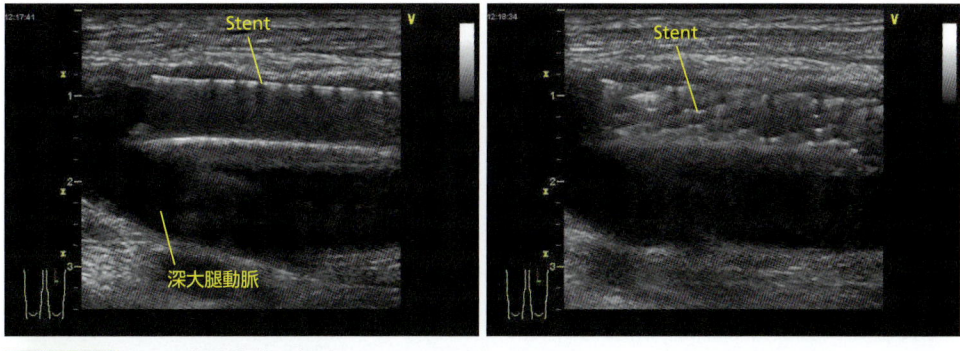

図 4-44 Stent 留置術後の観察

Stent 部は高輝度の線状構造物として描出され，探触子を前後に傾けると網目状に観察される．そのためエコー透過性の悪い症例でも stent 部を容易に同定できる．

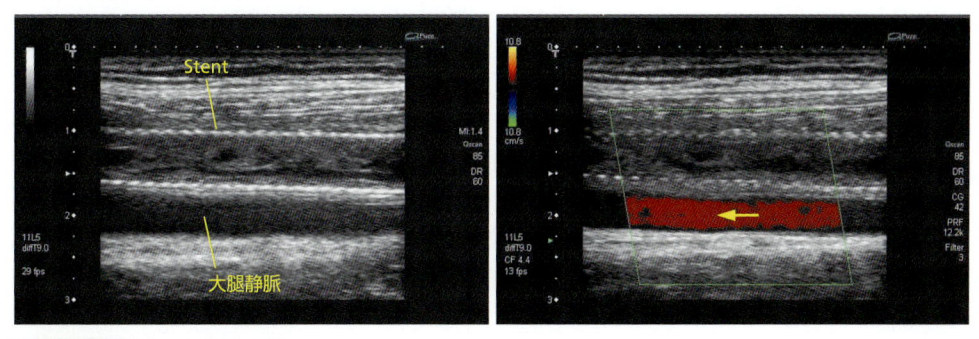

図 4-45 Stent 内閉塞例

Stent 内部にやや高輝度と低輝度エコーが混在した血栓様エコーが観察される．カラードプラ法では低流速の静脈血流が観察されるが，stent 内部には血流シグナルは検出されず，完全な閉塞である．（矢印は血流の方向を示す）

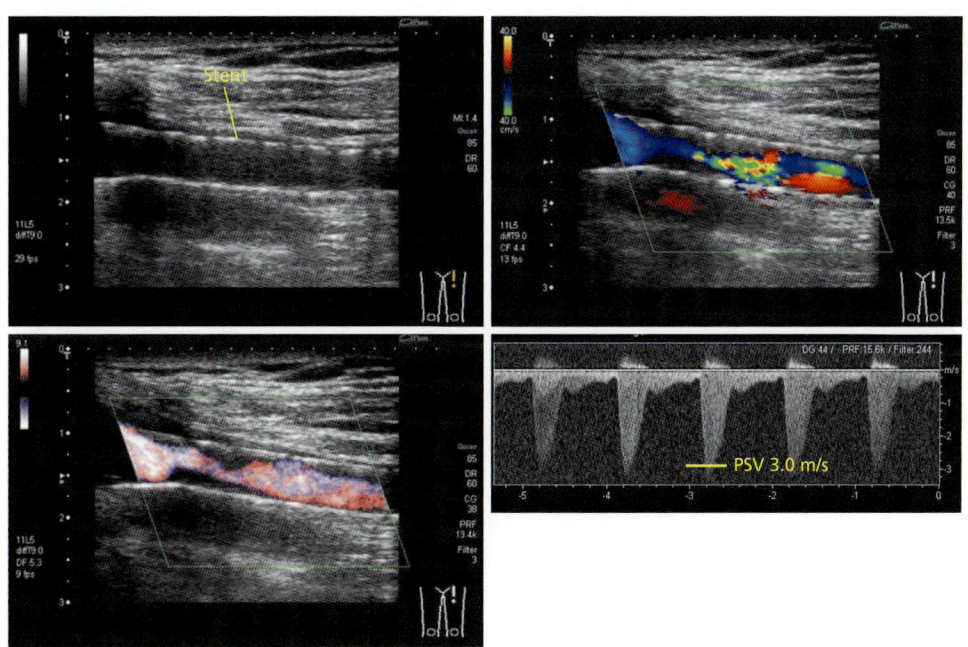

図 4-46 Stent 内狭窄例

B モードでは stent 内部が不鮮明であり，開存状態の判定は困難である．カラードプラ法やダイナミックフローを併用すると内部の状態が鮮明になり狭小部位を同定できる．PSV は 3.0 m/sec であり有意狭窄である．

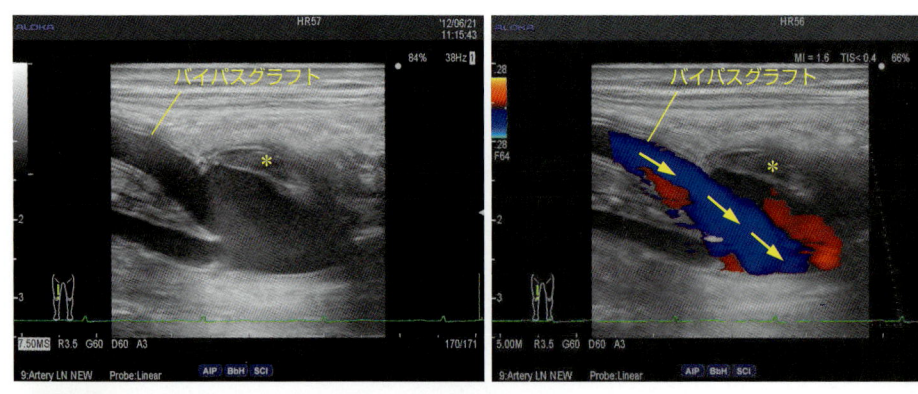

図 4-47 F-P バイパス術後のグラフト吻合部瘤
バイパスグラフトと膝窩動脈の吻合部が瘤状に拡大し，壁在血栓が観察される．
カラードプラ像ではグラフトから瘤内へ流入する血流が観察されている．
（＊印は血栓，矢印は血流方向を示す）

外科的血行再建術後の評価

　外科的血行再建術にはバイパス術や血栓内膜摘除術があり，バイパス術では閉塞部位により，さらに術式や使用するグラフトが異なる．検査に先立って，どのような術式で行われたのかを，把握しておくことが大切である．

　人工血管例ではグラフト吻合部に狭窄を生じることが多く，中枢および末梢側吻合部の血流速測定は大切である．特に遠隔期における閉塞原因は，末梢吻合部の内膜肥厚によることが多く，血管壁性状についてもしっかり観察する．吻合部が深部にあり，鮮明に描出されない場合，低周波のコンベックス型探触子を用いるとよい．また，しばしば吻合部に仮性瘤やグラフト周囲膿瘍などを合併することもあり，グラフト内部だけに注目をするのではなく，周囲の情報にも注意を払う必要がある（図 4-47）．

　自家静脈グラフトを用いた場合では，上記の吻合部病変に加え，自家静脈グラフトの内膜肥厚や静脈弁部に狭窄を生じるため，グラフト内部を注意深く観察する必要がある（図 4-48）．また，in situ バイパスグラフトの場合では動静脈瘻の評価も大切である．

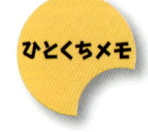

> **ひとくちメモ**
>
> **自家静脈グラフト**
>
> 　膝窩動脈から末梢へのバイパス術においては，人工血管によるバイパス術治療成績は不良であり，自家静脈グラフトを用いたバイパス術が施行される．
> ・Reversed vein graft：自家静脈を採取し，静脈の中枢側と末梢側を逆にして動脈へ吻合する．
> ・In situ vein graft：自家静脈を採取せずに，分枝を結紮し静脈弁をバルブカッターで破壊させ，中枢側の動静脈と末梢側の動静脈をそのまま吻合する．この術式は，下腿末梢へのバイパスにおいても口径差なく吻合できる．

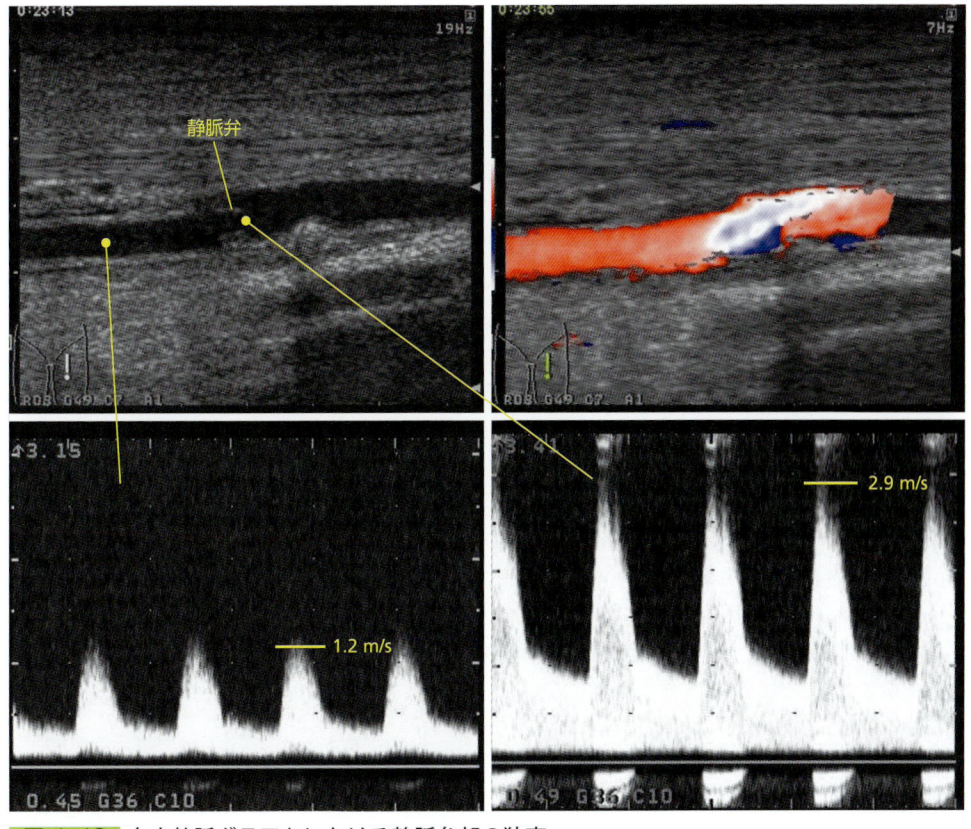

6 ● 知っておきたい治療法と評価法

図 4-48 自家静脈グラフトにおける静脈弁部の狭窄

Bモードで自家静脈グラフト内部に静脈弁が観察されている．カラードプラでは高速血流像が認められる．中枢側でのPSVは1.2 m/secに対し，静脈弁部では2.9 m/secに上昇している．

ワンポイントアドバイス

Panoramic View

血管エコーが他の画像診断より劣る点は，全体像の把握が検査者以外には難しいことである．全体像を一枚の写真として依頼医に伝えたい時には，静止画を連続的に記録し合成するか，Panoramic Viewが有用である（図4-49）．

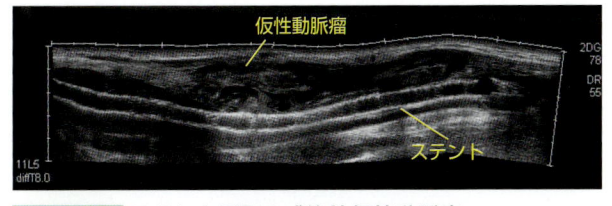

図 4-49 ステント周囲の感染性仮性動脈瘤

浅大腿動脈にステントが留置されている．ステント周囲の広範囲に大きな仮性動脈瘤が観察されている．最大部位はステント中部付近にあり，内部は低輝度と等輝度の不均一なエコー性状を示している．同部位に瘻孔部が確認された．

参考文献

1) 尾崎俊也, 浅岡伸光. 四肢動脈. 血管超音波テキスト. 医歯薬出版; 2005. p.57-85.
2) 三井信介. 超音波検査に必要な末梢動脈の解剖, 末梢動脈疾患と超音波検査の進め方・評価, 超音波エキスパート. 2009; 9: 44-52.
3) 松尾 汎, 松村 誠, 小田代啓太, 他. 超音波による大動脈・末梢動脈病変の標準的評価法（案）. 超音波医学. 2012; 39(2): 147-68.
4) 山本哲也, 松村 誠. 下肢動脈エコー. 重松宏, 松尾 汎, 編. 下肢動静脈エコー実践テキスト. 南江堂; 2008. p.60-110.
5) 末梢閉塞性動脈疾患の治療ガイドライン. Circulation Journal. 2009; 73（Suppl. III）.
6) Guidelines for Noninvasive Vascular Laboratory Testing: A Report from The American Society of Echocardiography and the Society of Echocardiography and the Society of Vascular Medicine and Biology. 2006
7) 平井都始子, 大石 元, 吉川公彦, 他. 各血管別正常像および画像のみかた─四肢動脈. Medical Technology. 1997; 25: 451-70.
8) 佐藤 洋. 下肢動脈エコーの撮り方と報告書の記入. 心エコー. 2005; 10: 862-74.
9) Norgren L, Hiatt WR, Dormandy JA, et al. Inter-society consensus for the management of peripheral arterial disease（TASC II）. J Vasc Surg. 2007; 45（Suppl S）: S5-67.
10) 重松 宏, 松尾 汎. 閉塞性動脈硬化症診療の実際. 末梢循環障害の診療指針. 文光堂; p.1-100.
11) 久保田義則. 下肢動脈超音波検査の進め方と計測方法, Medical Technology 別冊超音波エキスパート. 医歯薬出版, 2004; 1: 75-82.

Chapter 5
下肢静脈エコー

1 下肢静脈の解剖

　下肢静脈は筋膜下を走行する深部静脈と皮下，浅在筋膜上あるいは直下を走行する表在静脈，それらを結ぶ穿通枝（交通枝）に分類される．正常の血流は表在から深部，末梢から中枢へ流れ，血液の逆流を防止するため静脈内腔には通常，2葉の弁が備わっている．

■ 深部静脈（図5-1）

　下腿深部静脈は足底からの還流を受ける前脛骨静脈と後脛骨静脈，腓骨静脈，筋肉内を走行する腓腹静脈とひらめ静脈，これらの血液を集める膝窩静脈からなる[1,2]．膝窩より末梢側では同名の動脈を挟むように静脈が2本併走するが，膝窩静脈からは1本になり大腿静脈へ連続する．大腿静脈では後方から深大腿静脈を合流し，鼠径靱帯下で外腸骨静脈となり，さらに内腸骨静脈を合流し総腸骨静脈として走行する．解剖を学ぶ際，血管名だけを記憶するのではなく，骨や筋肉，動脈との位置関係を十分に理解し，各血管の走行を把握することが大切である．

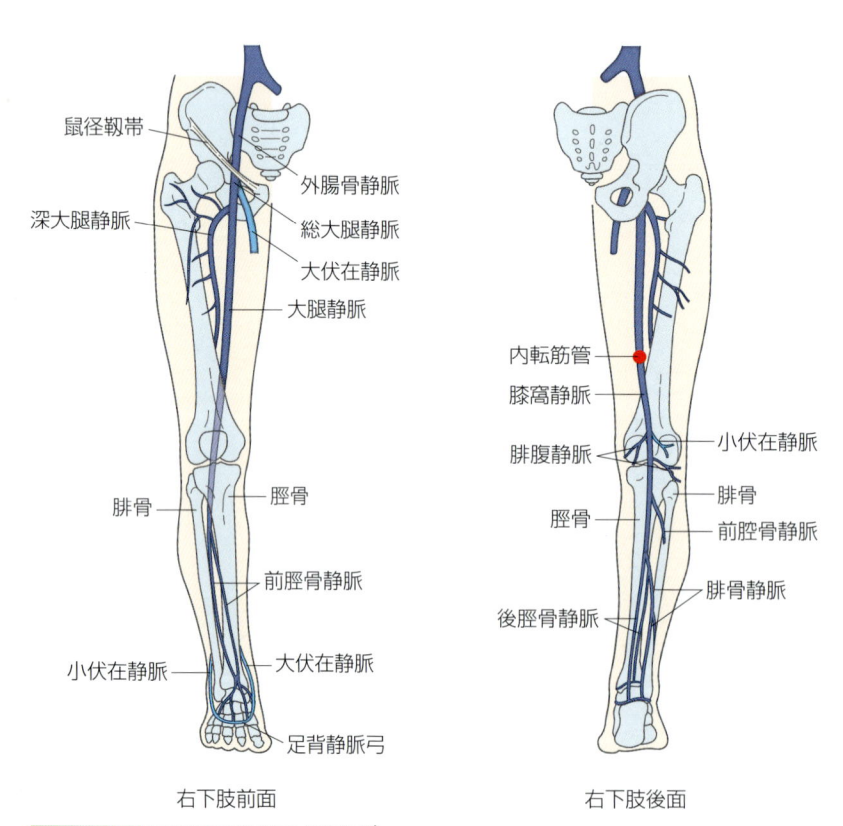

図5-1　下肢深部静脈の解剖図[1]
下腿部では脛骨の後方に後脛骨静脈，腓骨の内側に腓骨静脈，下腿前面の脛骨と腓骨の間に前脛骨静脈が走行している．

図 5-2　下肢表在静脈の解剖図

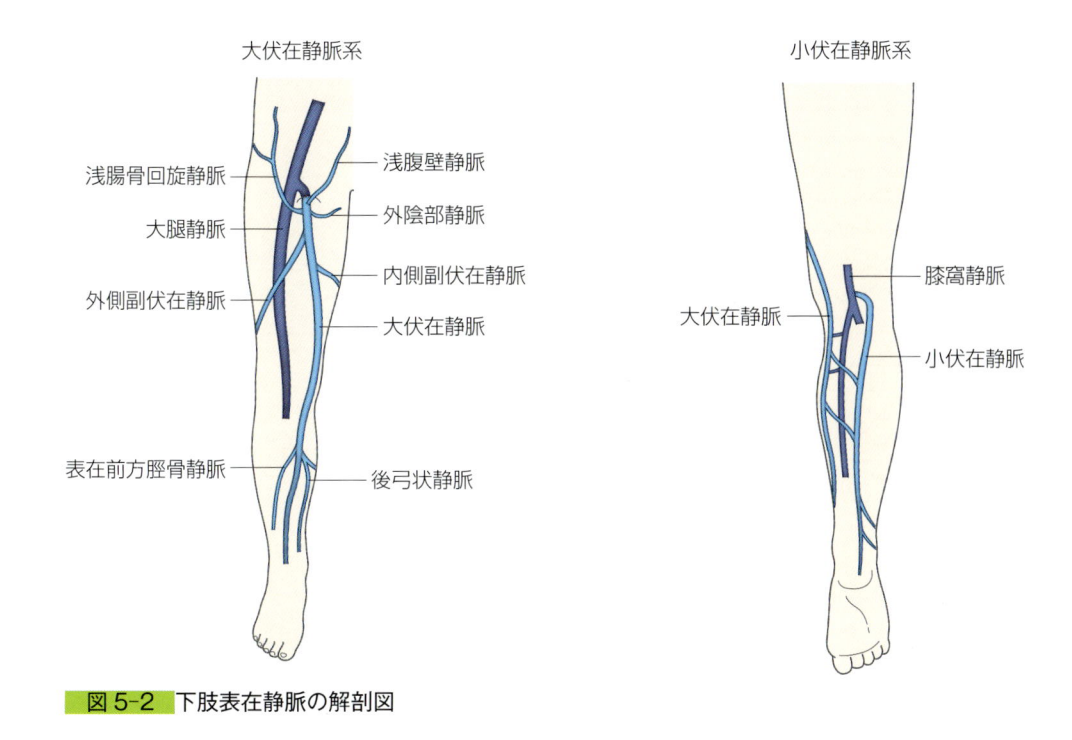

表在静脈[3,4]（図5-2）

表在静脈は大伏在静脈系と小伏在静脈系に大別され，側枝静脈が合流している．

1 大伏在静脈（great saphenous vein）

大伏在静脈は足部の静脈より血液を集め，内踝部の前方から始まり，下腿部や大腿部の内側部を走行し，鼠径部で卵円窩を通り大腿静脈に流入する．その走行中，下腿部では表在前方脛骨静脈と後弓状静脈が合流し，さらに小伏在静脈と交通する静脈が合流する．また，大腿部では外側副伏在静脈と内側副伏在静脈が合流し，さらに卵円窩近くで外陰部静脈と浅腹壁静脈，浅腸骨回旋静脈が大伏在静脈に合流する．

2 小伏在静脈（small saphenous vein）

小伏在静脈は外踝部の後方から始まり，下腿後面のほぼ中央を走行する．下腿2/3で深筋膜を穿通してその下に入り，膝関節部約5cm上方で膝窩静脈に流入する．この小伏在静脈の合流形式には異形が多く膝窩静脈への合流も様々である（表5-1）．また，膝窩静脈に合流しない例も存在する．

3 穿通枝（perforating vein）（図5-3）

表在静脈と深部静脈を結ぶ細い静脈（座位で径3mm以下）で，片側の下肢に100本以上存在するといわれている．この穿通枝には表在静脈と深部静脈を直接結ぶ直接型（direct perforator）と筋肉内静脈を介して両者を結ぶ間接型（indirect perforator）が存在する．直接型のほうが臨床的には重要な役割をしている．代表的な穿通枝として大腿部内側にあるDodd，膝窩部

表 5-1 小伏在静脈の合流タイプ

タイプ	頻度	合流部位	合流血管
正常型	約60%	膝窩部	・膝窩静脈 ・2本に分かれ膝窩静脈と内側副伏在静脈に合流
高位型	約30%	大腿中央部	・深部静脈 ・大伏在静脈 ・2本に分かれ深部静脈と大伏在静脈に合流
低位型	約10%	膝窩部より低位	・大伏在静脈 ・腓腹静脈

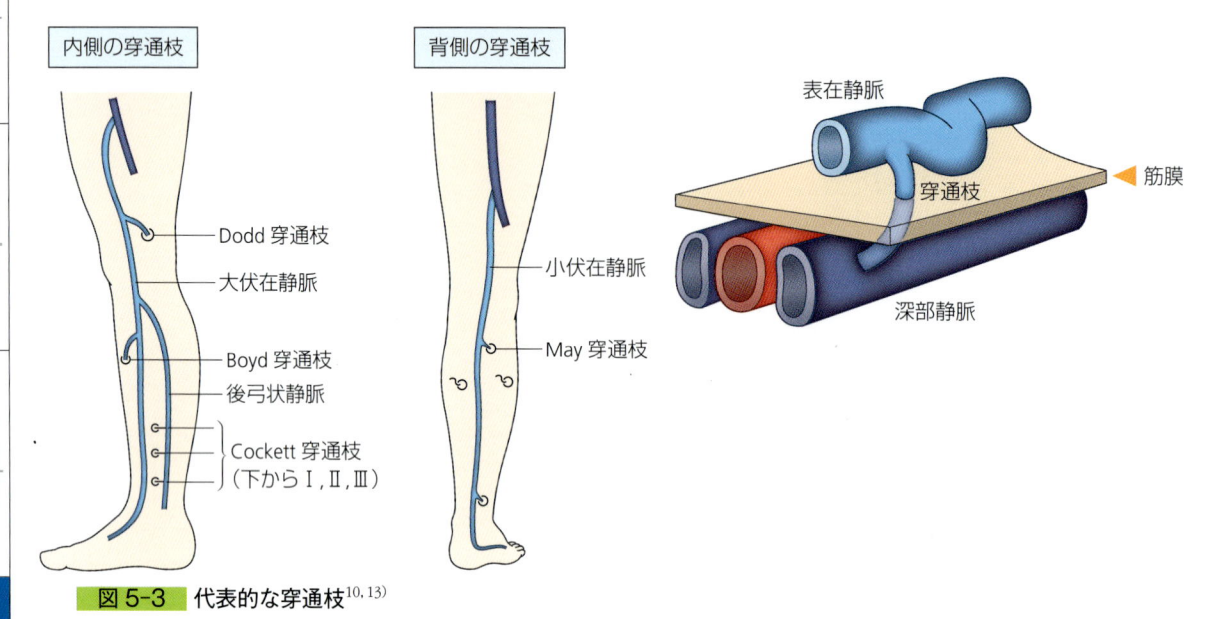

図 5-3 代表的な穿通枝[10,13)]

大腿部内側にある Dodd 穿通枝,膝窩部の Boyd 穿通枝,下腿下部の Cockett 穿通枝がある.

の Boyd,下腿下部の Cockett 穿通枝がある.

1) 内側の代表的な穿通枝
- Dodd 穿通枝:大腿部中央より下方の大伏在静脈あるいはその分枝から大腿静脈に流入する.
- Boyd 穿通枝:下腿近位部で大伏在静脈やその分枝から後脛骨静脈に流入する.
- Cockett 穿通枝:下腿内側で踝部上方の約 15 cm までの間に 3 カ所存在する.下方から Cockett Ⅰ,Ⅱ,Ⅲ とよばれ,上に行くほど太くなる[5)].大伏在静脈の分枝である後弓状静脈と後脛骨静脈とを連結している.

2) 背側の穿通枝
- 小伏在静脈あるいはその枝から腓骨静脈に連結する例や,腓腹静脈を介して交通することが多い.

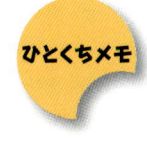

> **ひとくちメモ　穿通枝（perforating vein）**
> 穿通枝は交通枝（communicating vein）ともよばれているが，交通枝は大伏在静脈と小伏在静脈との間の連結間も指す場合がある．また2006年の国際静脈学会のコンセンサスで，人名で呼ばれていたDodd（Hunter），Boyd，Cockett穿通枝を大腿部穿通枝や膝部穿通枝，下腿部穿通枝と新しく分類[6]された．

2 検査の実際

■ 超音波診断装置と探触子の選択

　下肢静脈のエコー検査は上位機種を用いなくても汎用機で十分行える．ただし，リニア型やコンベックス型探触子が接続可能でカラードプラおよびパルスドプラ機能を有していることが条件である．

　探触子と周波数は検査対象となる血管深度により選択する．通常，深部静脈では大腿部や膝窩部では5～12 MHzリニア型，腸骨部や下腿部では深部を広範囲に観察可能な3.5～5.0 MHzコンベックス型探触子を用いることが多い．ただし下腿部では血栓をより詳細に観察するにはリニア型探触子が勧められる．一方，表在静脈では7～12 MHzのリニア型探触子が多用される．高度肥満例では深部静脈との合流部は5 MHzコンベックス型探触子の方が観察しやすいこともある．

■ 装置条件の調整方法

　装置の条件設定で得られる画質は大きく異なる．条件を同一にして観察する習慣を身につけ，客観的な画像を記録することが大切である．また画面上にボディマークとプローブマークを用いて観察部位・方向を示すことも忘れてはならない．

1 Bモード

　フォーカスを対象血管の深度に合わせ，ゲインをやや高く，ダイナミックレンジを広く調節し，静脈内部に血流のエコーがわずかに描出されるように設定する．

2 カラードプラ法

　Bモードのゲインを低めに調整し，血管外にノイズが出現しない程度にカラーゲインを高めに調整する．また静脈の血流は遅いため，流速レンジ（10～20 cm/s程度）やドプラフィルタを低めに設定し，超音波ビームを血管に対し斜めに入射させるようスラント機能を調整する．

3 パルスドプラ法

血流速度の呼吸性変動や弁逆流時間を精度よく測定するには，低流速血流を検出できるようなドプラフィルタやドプラゲインの設定が重要である．また sweep speed を 1 画面に 5 秒程度記録できるように遅く設定すると，計測が容易になる．

■ 前処置

特に前処置を必要としないが，潰瘍が広範囲に生じている症例では，患部周囲にサージットフィルム®を貼布するか，イソジン®ゲルを塗布して観察する．

■ 検査体位

基本的に患者の全身状態に合わせて検査体位を選択する．静脈は体位により血管径が大きく変化し，描出される画像も異なる．時には所見が変わることもあり留意したい．

1 深部静脈血栓症検査（図5-4）

総大腿静脈より中枢側を仰臥位，末梢側を座位で施行する．体位変換困難な症例では全領域仰臥位で実施するが，上半身を少しでも高くすると静脈は拡張し，観察しやすくなる．また，緊急搬送用のストレッチャーや狭いベッドで検査する場合，下腿部をベッドから下垂させても良い[7]

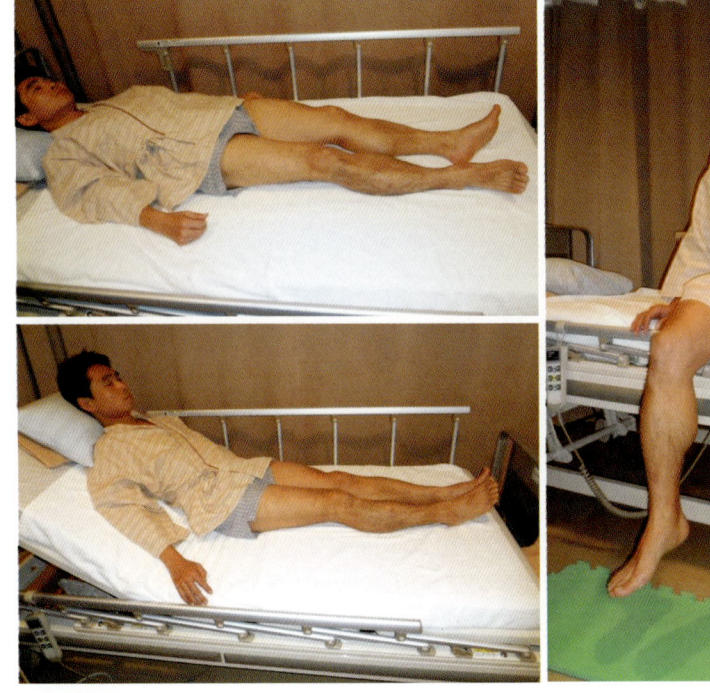

図5-4 深部静脈血栓症の検査体位

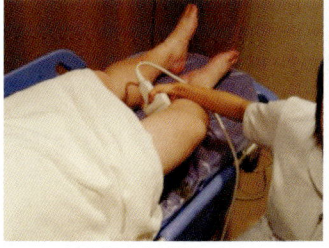

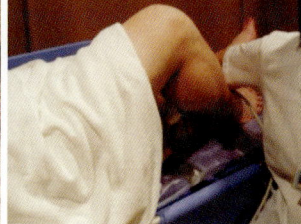

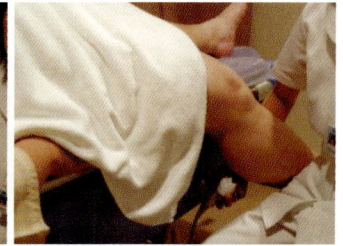

膝を軽く曲げ外転させる　　　　　　膝を軽く立てる　　　　　　　　膝下をベッドから下垂させる
　　　　　　　　　　　　　　　　　　　　　　　　　　　　　　　　（安全面には十分配慮する）

図 5-5 ストレッチャーでの検査実施例

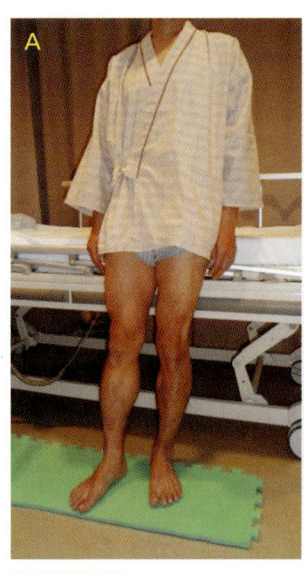

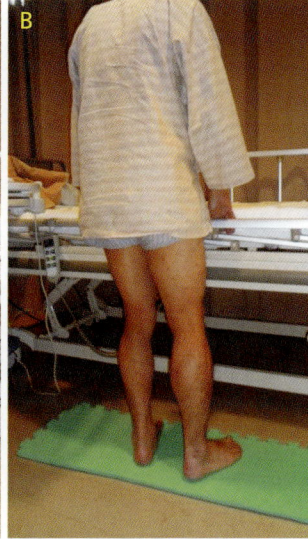

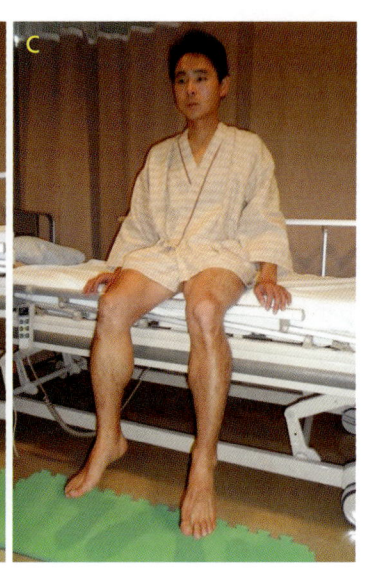

図 5-6 静脈瘤の検査体位
A．立位（正面）：ベッドや壁に寄りかからせた状態で行う．この時，非検査肢（左下肢）に重心をかけさせ，検査肢（右下肢）の力を抜いてもらい軽く前に出させる．
B．立位（背面）：後向きに起立させ，ベッドに寄りかからせるか，手や胸を壁に凭せかける．この時，非検査肢（左下肢）に重心をかけ，検査肢（右下肢）の力を抜かせ膝を軽く屈曲させる．
C．座位：ベッドの端に浅く座らせ下肢を下垂させる．検査する際，検者の膝上，あるいは台の上に足をのせると下肢はしっかり固定される．

（図 5-5）．ただし，いずれの場合においても安全面には十分配慮していただきたい．

2 静脈瘤検査（図 5-6）

　静脈瘤の検査では大伏在静脈の大腿静脈への合流部を立位，それ以外を座位で実施することが多い．

1）立位（正面）

　高さを変えられるベッドを利用する場合，被検者の臀部の高さに調節し，ベッドに寄りかからせた状態で行う．あるいは壁際で施行する場合は，壁に寄りかからせた状態がよい．この時，体を支えることができる手すりがあれば申し分ない．
　検査をしていない側の下肢に重心をかけ，検査する側の下肢は，力を抜き軽く前に出した姿勢

が適している．ただし，肥満あるいは浮腫例では検査肢に重心をかけたほうが効率的な場合もある．

2）座位

座位で鼠径部を観察する場合，検査側の下肢を前方に投げ出し，上体を後ろに反らせて鼠径部をなるべく平坦にする．また膝窩部や下腿部を観察する場合，ベッドの端に浅く座らせ下肢を下垂した状態が適している．さらに足を検者の膝か椅子の上に乗せることで下肢はしっかり固定される．

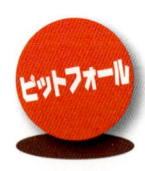

> **ピットフォール**
>
> **※注意**
> 静脈瘤検査では立位あるいは座位で実施されるが，長時間の立位は転倒する危険性が高く，立位時間は5分以内に止めたい．検査中，常に患者の一般状態に注意を払う必要がある．またベッド上での起立は，転倒時，重大な医療事故に直結するため絶対に行ってはならない．

■ 身体所見の取得

検査に先立って現病歴や既往歴，血液凝固線溶系検査データを確認する．特にD-dimerは血栓除外診断として有用である．被検者の下肢をよく観察し，症状を確認する．腫脹，疼痛，色調変化や静脈瘤存在範囲，色素沈着，潰瘍の有無など検査を進めるうえで参考になる所見である．さらに表在静脈の検査では，検者の指で静脈の走行を大まかに確認することで多くの情報が得られる．表在静脈の血栓は硬い構造物として簡単に触知される．一方，不全穿通枝が存在すれば，筋膜穿通部位では丸く穴が開いている感触が指先に伝わる（図5-7）．

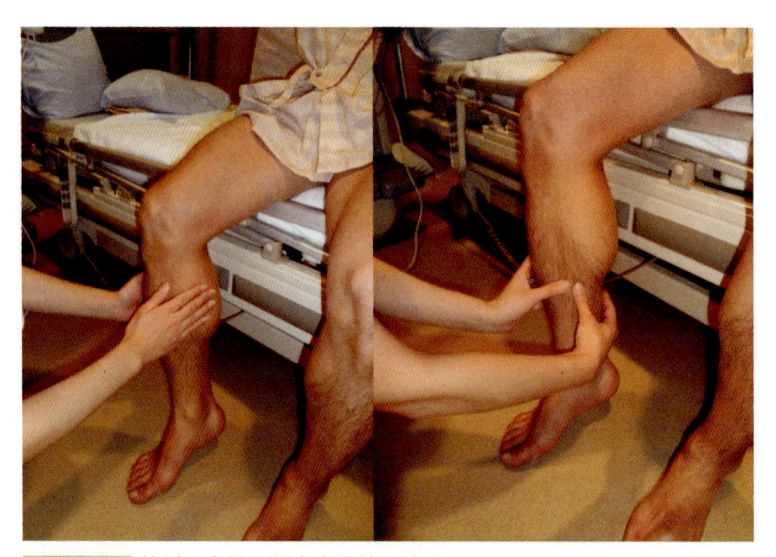

図5-7　静脈の走行と不全穿通枝の確認
部屋を暗くする前に下肢をよく観察し，静脈の走行と静脈瘤の位置を確認する．
検者の指で直接表在静脈を軽く圧迫し，不全穿通枝の有無を確認する．

表 5-2 CEAP 分類

```
                            CEAP分類
             classification of lower extremity chronic venous disease
■臨床分類 (Clinical sign)              ■解剖学的分類 (Anatomical distribution)
 C0: 静脈疾患を認めない                  As: 表在性静脈
 C1: 毛細血管拡張または網目状静脈          Ad: 深部静脈
 C2: 静脈瘤                           Ap: 穿通枝
 C3: 浮腫                            An: 同定できない
 C4: C4a; 色素沈着や湿疹,
     C4b; 皮膚脂肪硬化や白色皮膚萎縮
 C5: 治療後の潰瘍
 C6: 活動性潰瘍
     S: 症状あり, A: 無症状
■病因分類 (Etiological classification)   ■病態分類 (Pathophysiologic dysfunction)
  Ec: 先天性                          Pr: 逆流
  Ep: 一次性                          Po: 閉塞
  Es: 二次性                          Pr, o: 逆流と閉塞
  En: 原因が明らかではない               Pn: 不明
```

ひとくちメモ

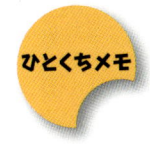

CEAP 分類

慢性下肢静脈疾患の診断には,国際的臨床分類である CEAP 分類[8] が多用される(表5-2).CEAP 分類は臨床所見(Clinical manifestation),病因(Etiologic factors),解剖学的所見(Anatomic distribution of disease),病態生理所見(Pathophysiologic findings)の 4 項目の評価からなる.やや複雑であるが,慢性下肢静脈疾患の病態を的確に把握し正確に診断できる.

3 描出方法と正常像[9,10]

■ 大腿静脈(図 5-8)

体位は仰臥位を基本とするが,体位変換可能な症例では鼠径靱帯付近を除き,座位で確認すると静脈は拡張し観察しやすい.また,膝を外側に曲げて観察すると静脈は拡張し見やすくなる.鼠径靱帯付近から横断面走査で観察すると大腿動脈と大腿静脈が並んで描出される.鼠径部からやや末梢側へ探触子を移動させると大腿動脈分岐部付近で大伏在静脈と大腿静脈の合流部が観察され,さらに末梢へ移動させると大腿静脈と深大腿静脈の合流部が観察される.この付近では比較的浅い位置を走行するため容易に描出できる.初心者が注意する点は,あまり強く探触子を押さえ過ぎないことである.なぜなら静脈は低圧であり容易に虚脱してしまうからである.深部静脈が同定されない場合,動脈周囲を確認する.

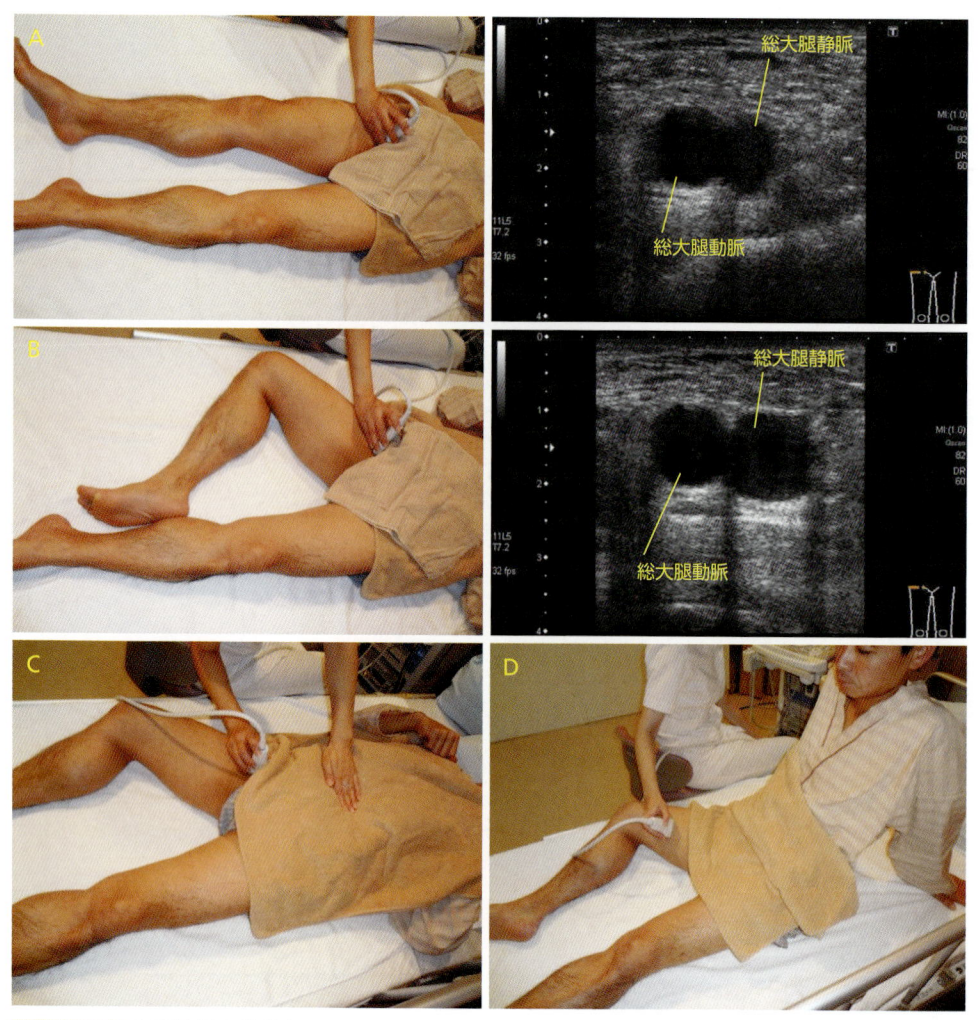

図 5-8　大腿静脈の描出とコツ
A：膝をまっすぐ伸ばして観察すると大腿静脈は描出しにくいことが多い．
B：膝を外側に曲げるだけで大腿静脈は拡張し描出しやすくなる．
C：深呼吸や軽く腹部を圧迫しても大腿静脈は拡張し見やすくなる．
D：鼠径部を除き大腿部では，座位で観察するとより明瞭に描出させることができる．

膝窩静脈（図5-9）

　体位は仰臥位あるいは座位が基本である．通常，大腿部内側を大腿静脈から膝窩静脈へ連続して観察するが，大腿静脈遠位側から膝窩静脈では深部を走行するようになり，観察に苦慮する症例が多い．その際，膝関節を外側に曲げ，やや後方から観察すると，血管が体表面に近づき明瞭に描出される．それでも描出不良の場合，そのまま探触子を膝裏に移動させ背面からアプローチすると静脈は確実に描出できる．ただし，この時，浅部に表示されている血管が静脈であり，前面からのアプローチとは動静脈の位置関係が逆に表示される．下肢腫脹例などのエコー透過性の悪い症例ではコンベックス型探触子が有効である．

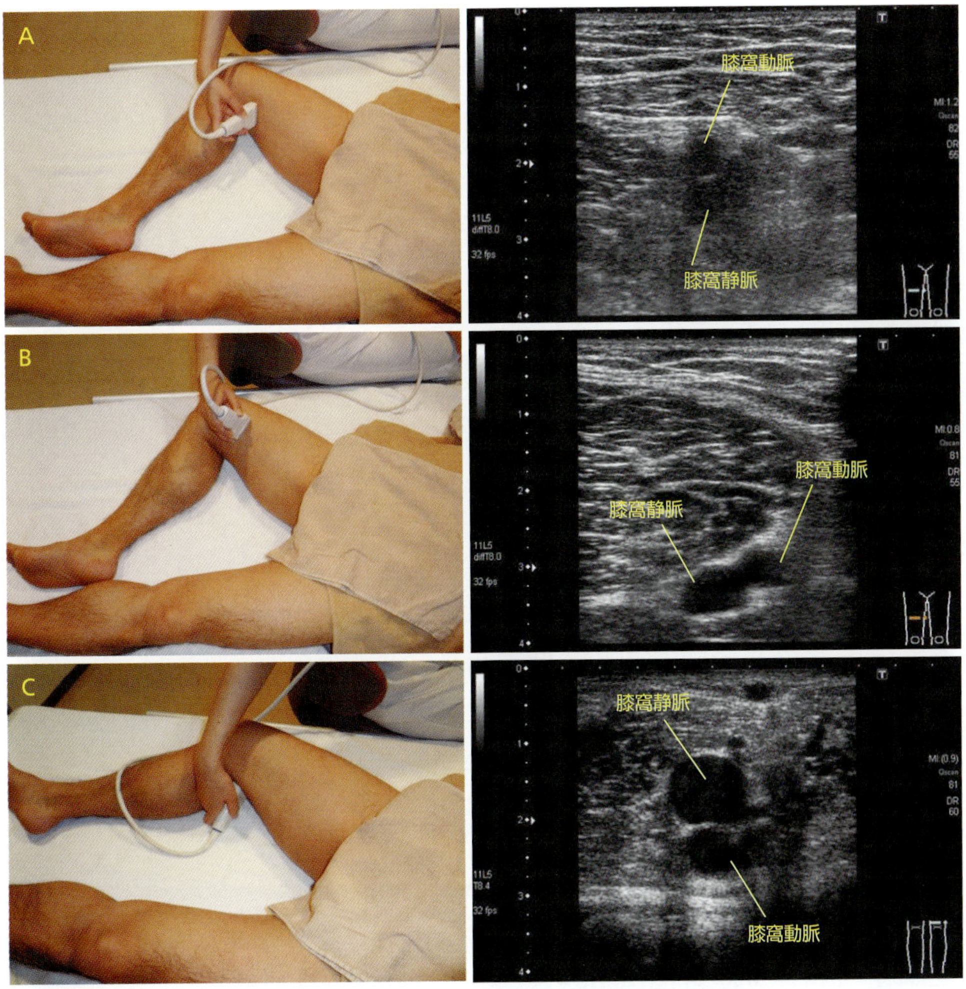

3 ● 描出方法と正常像

図 5-9　膝窩静脈の描出とコツ
A: 膝関節を外側に曲げ，やや後方から観察すると静脈は不鮮明だが描出される．
B: 膝関節を外側に曲げ，やや前方側から観察するとエコー輝度の低い筋肉を音響窓に利用できる．
　図 A より深部に描出されているが血管は明瞭である．
C: 膝関節部背面から観察すると静脈は浅部に描出され，より明瞭に描出される．

■ 下腿深部静脈 （図 5-10）

　体位変換ができる例では座位，できない例では仰臥位で膝を軽く立てるか，膝を軽く曲げ外転させて実施する．膝関節を曲げることができない例では下腿前面側からアプローチするか，あるいは足部に枕などを入れ腓腹部に探触子を走査できるスペースを確保する必要がある．
　下腿部では骨，筋肉および動脈をランドマークにして検索すると静脈を同定しやすい．どうしても描出されない場合，膝関節部を軽く手で圧迫し下腿静脈を拡張させて確認する方法が有効である（図 5-11）．ただし，圧迫部位より中枢側の血栓を完全に否定できる症例に限られる．本法は簡便で有効性の高い手技ではあるが，安全面には十分注意が必要である．

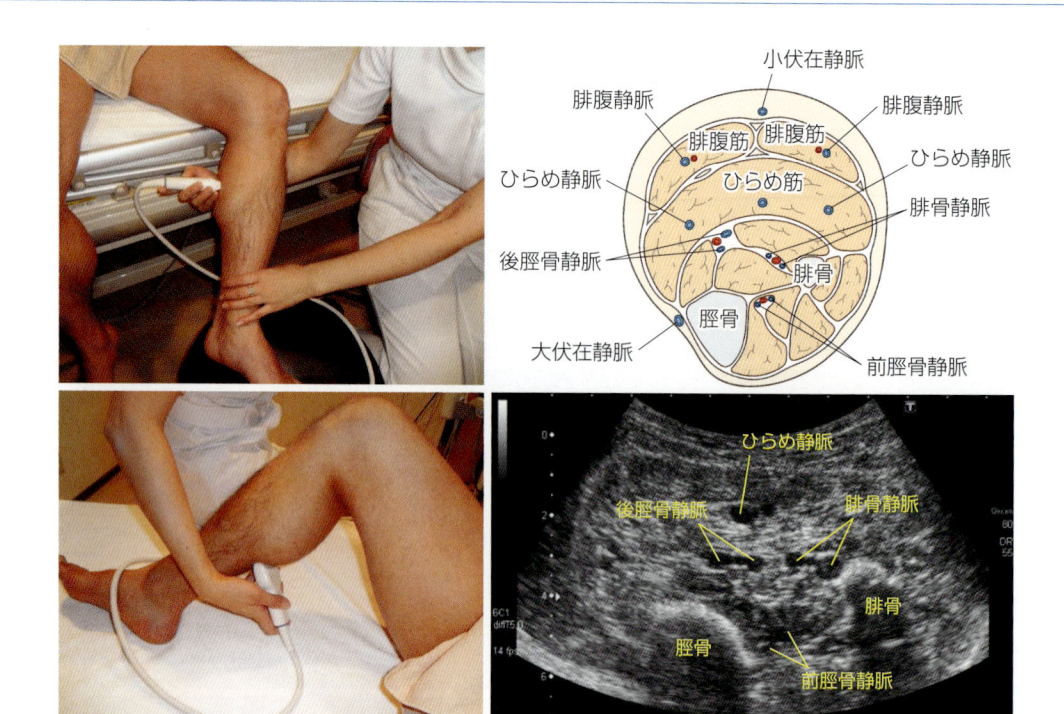

図 5-10　下腿深部静脈の描出とコツ

下腿部では骨，筋肉，動脈との位置関係を熟知することが大切である．ポイントは腓骨の直ぐそばを走行するのが腓骨動静脈，脛骨からやや離れた後方を走行するのが後脛骨動静脈，脛骨と腓骨の間を前脛骨動静脈が走行している．また，ひらめ静脈は複数存在し，内側枝は後脛骨静脈へ，中央枝と外側枝は腓骨静脈へ合流していることが多い．

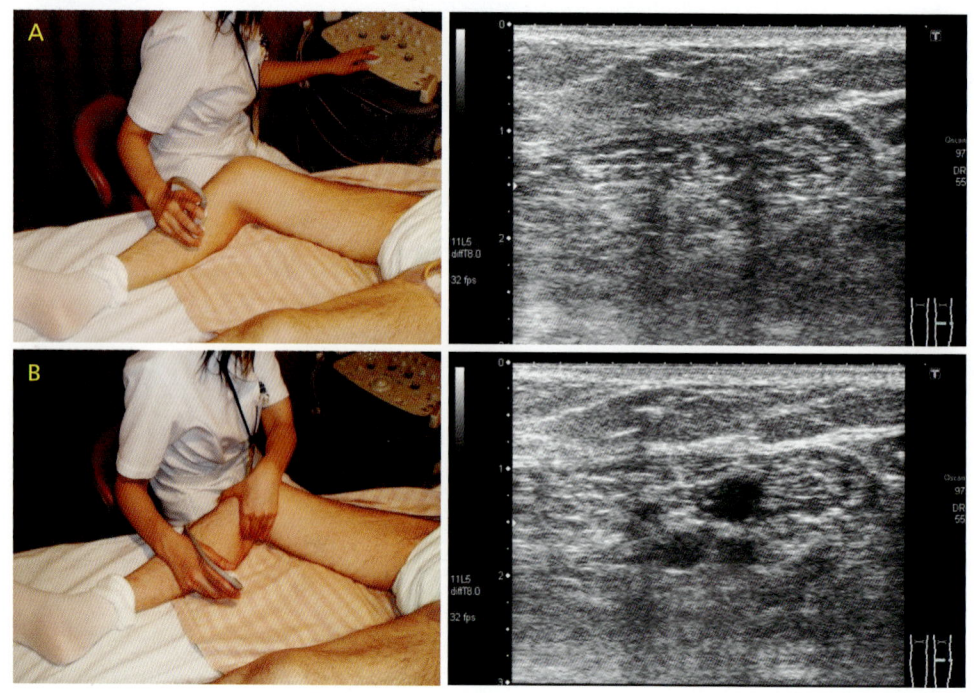

図 5-11　膝窩部圧迫による観察

A：膝を軽く曲げ外転させた状態では下腿の深部静脈は同定されていない．
B：膝関節部を手で軽く圧迫すると静脈は拡張し同定しやすくなる．
　　ただし，血栓を有する例では禁忌である．

3 ● 描出方法と正常像

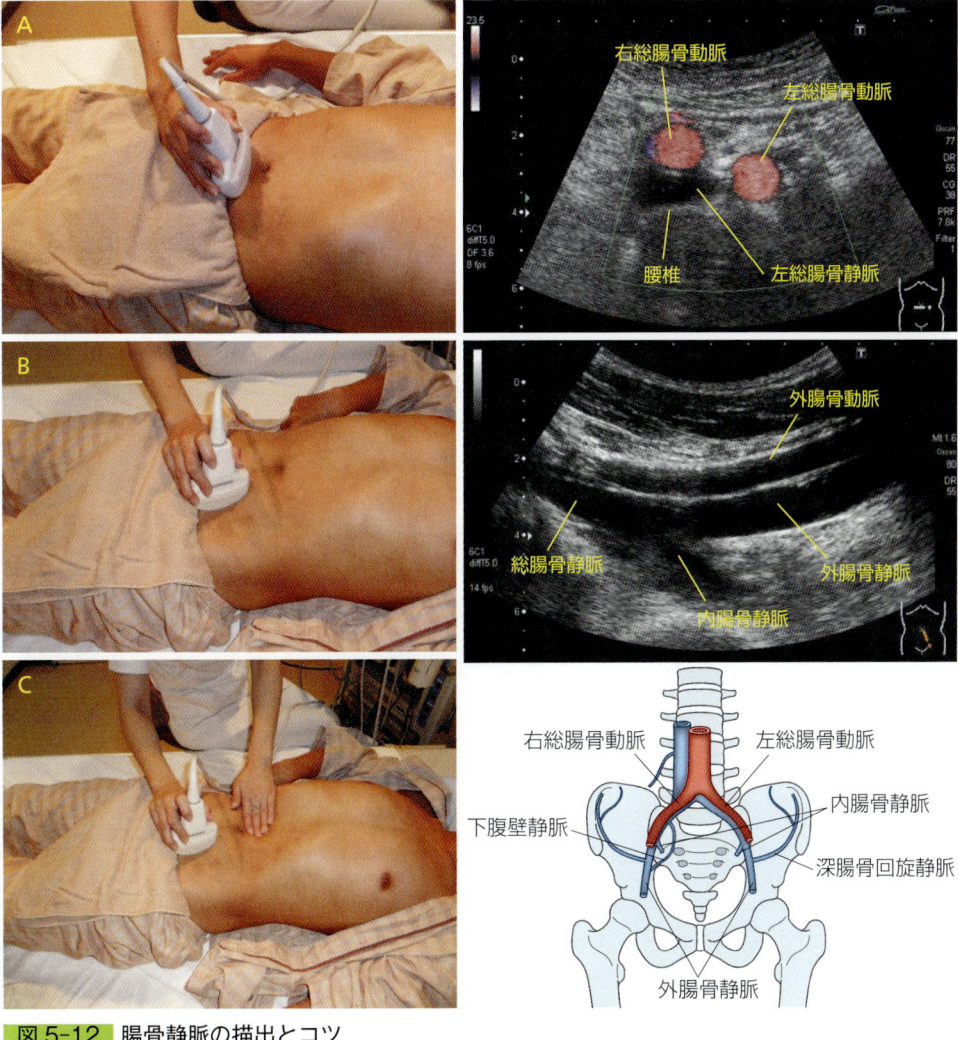

図 5-12 腸骨静脈の描出とコツ

腸骨動脈と腸骨静脈の位置関係を熟知しておくことが大切である.
A：横断面で左右の総腸骨動脈を目印にすると良い．右総腸骨動脈と腰椎に左総腸骨静脈が圧迫されるように描出される．
B：縦断面では腸骨動脈の背側を検索すると腸骨静脈は描出できる．動脈を音響窓に利用すると明瞭に描出できる．
C：腸骨静脈が細く描出不良な場合，腹部を圧迫することで拡張させることができる．
（下大静脈に病変がないことを確認してから行う）

■ 腸骨静脈（図5-12）

　体位は仰臥位が基本である．臍のやや上方から横断面走査でアプローチすると画面の右に腹部大動脈，左に下大静脈が描出される．その際，カラードプラ法を併用することで同定は容易になる．探触子を末梢側へ連続的に移動させると腹部大動脈が左右の総腸骨動脈に分岐し，そのやや末梢側で下大静脈に左右の総腸骨静脈が合流する．総腸骨静脈が最も深部を走行する付近で深部から内腸骨静脈，表在側から外腸骨静脈が合流する．通常，腸骨動脈の背側を腸骨静脈が走行するため，動脈をランドマークにすると描出しやすい．

総腸骨静脈が同定されない場合，体表面に近い外腸骨静脈遠位側からコンベックス型探触子の弓状の形状を利用して縦断面走査で行うと外腸骨静脈から総腸骨静脈まで連続して描出できる．また，消化管ガスの影響を受け画質が不良な場合，探触子で下腹部に力を加え，末梢から中枢側へガスを移動させるように走査するとガスの影響を少なくできる．

■ 大伏在静脈（図5-13）

1 大伏在静脈−大腿静脈合流部（sapheno-femoral junction: SFJ）

鼠径靱帯部で総大腿動脈と総大腿静脈を同定し，やや末梢側に走査すると総大腿静脈と大伏在静脈の合流部が描出される．この位置は弁不全の頻度が最も多く，静脈弁も容易に観察できる．

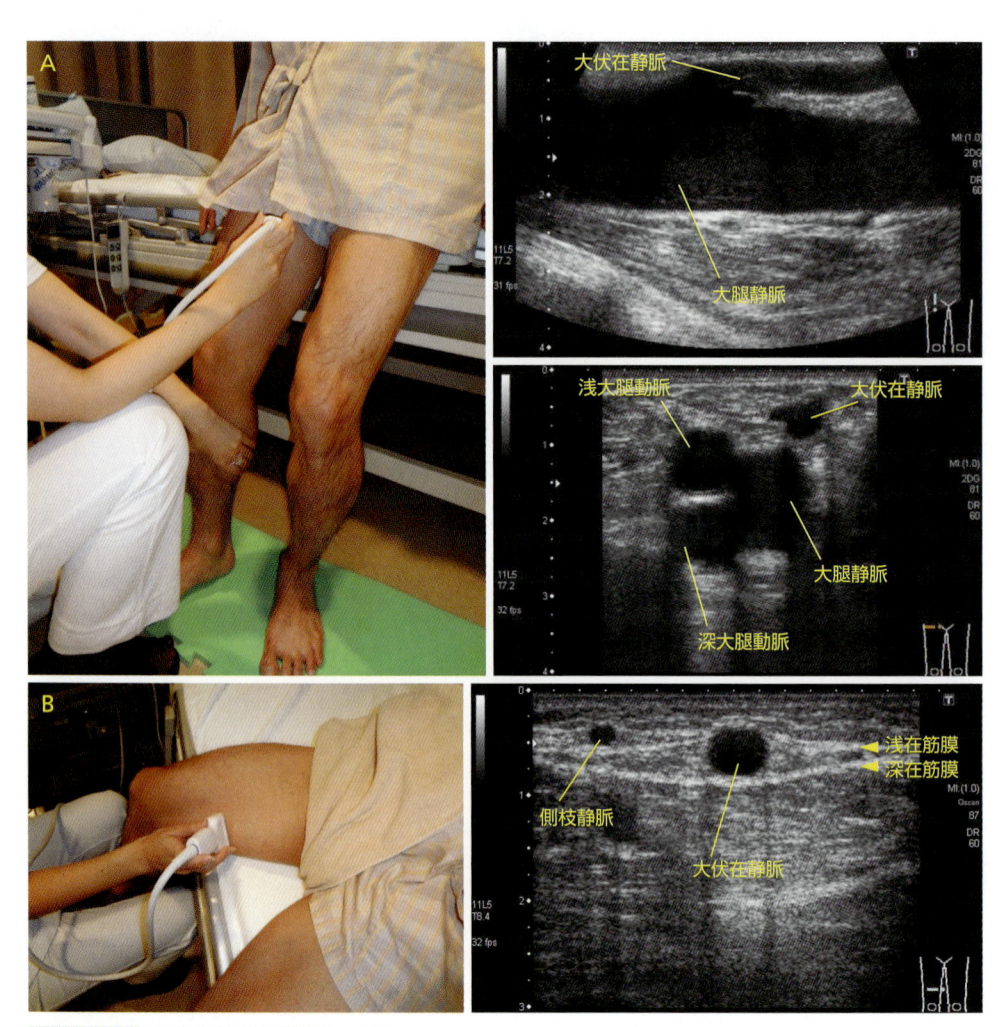

図5-13 大伏在静脈の描出とコツ
A：大伏在静脈−大腿静脈合流部（SFJ）の描出
B：大伏在静脈の大腿部付近での描出
横断面では大伏在静脈は，浅在筋膜と深在筋膜の間に観察される．表在に向かう分枝血管を認めるが，一定の深さを直線的に走行しているのが大伏在静脈である．

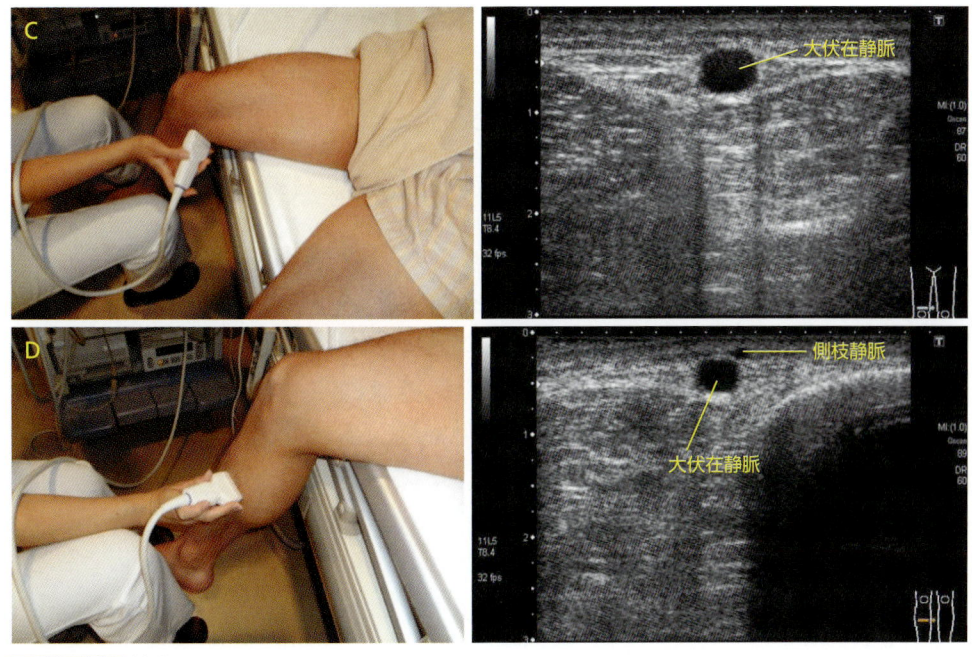

図 5-13 続き

C〜D：膝窩部，下腿部での描出
目視でも確認できる例も多いが，下肢の内側，一定の深さを直線的に走行しているのが大伏在静脈の本幹である．一方，側枝静脈は表在側に分枝し，静脈瘤例では屈曲，蛇行を伴うことが多い．

弁逆流を詳細に観察するには，同部位で探触子を90°回転させ，縦断面で描出するとよい．この時，大伏在静脈と総大腿静脈を同一画面に記録すると，観察部位，逆流の有無がわかりやすい．

2 大腿部

　大腿部内側の中央付近に探触子を置き，下肢の丸みに合わせて左右に移動し描出する．この位置にある大伏在静脈の深さはほぼ一定であり，浅在筋膜と深在筋膜の間を走行する．同部位はsaphenous compartment[11]とよばれ，本幹の走行がわかりにくい場合の目印になる．
　リンパ節が腫脹している場合，血管病変と紛らわしく描出されることがある．通常，リンパ節腫脹は楕円から球状の低輝度エコー領域として観察され静脈瘤に類似した形態を呈する場合がある．本病変は直線性が乏しいことや血流情報から鑑別される．

3 下腿部

　下腿内側の脛骨後方から観察する．大伏在静脈は，比較的深い位置を直線的に走行するため描出しやすい．ただし，下腿の分枝静脈に静脈瘤を認める場合，本幹の同定が難しいことがある．足関節部から観察すると本幹の同定は容易である．通常，大伏在静脈は足関節の内踝部前方付近では目視できる．この位置から走行を見失わないように中枢側へ走査する．走行を見失う時，確実な同定部位まで戻り，再度走行を確認する．

小伏在静脈（図5-14）

1 小伏在静脈-膝窩静脈合流部（sapheno-popliteal junction: SPJ）

　膝関節背部より約10 cm上方の位置から横断像で走査する．膝窩静脈を描出させ，徐々に末梢側に走査すると，膝関節約5 cm上方に小伏在静脈の合流部が観察される．同部位を同定しにくい場合には，下腿部で血管を同定してから逆行性に走査すると描出しやすい．この付近には，腓腹静脈の合流部もありSPJと誤らないように注意したい．

　小伏在静脈の合流形式は多彩で（表5-1参照），また健常例では静脈径が細くSPJが深部にあり描出されにくい場合も多い．明らかな静脈瘤がない症例では，筋膜より表在で小伏在静脈径が拡大していない場合，SPJの確認を省略することもある．

2 下腿部

　小伏在静脈の描出が難しい時，下腿背側の腓腹筋を目印に走査すると容易に描出できる．横断面で腓腹部中央付近をゆっくり走査すると，腓腹筋の内頭と外頭の筋膜間に出現する．この付近では表在に近い浅在筋膜と深在筋膜間（saphenous compartment）を直線的に走行するため描出されやすい．静脈瘤で本幹の走行がわかりにくい場合，このsaphenous compartmentを目印にすると良い．

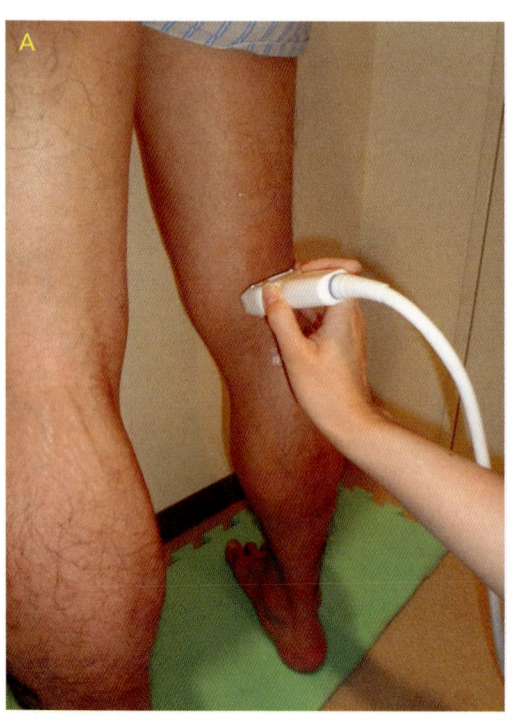

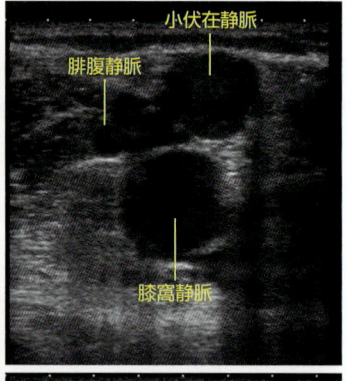

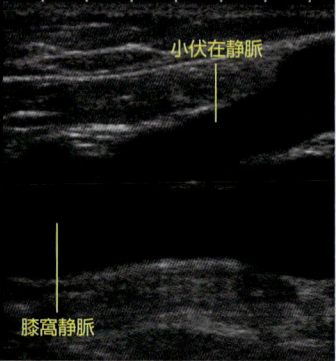

図5-14 小伏在静脈
A：小伏在静脈－膝窩静脈合流部（SPJ）の描出（静脈瘤例）
正常例ではSPJは描出しにくい．膝関節部の上方から観察するか，下腿部で血管を同定してから逆行性に走査すると描出しやすくなる．

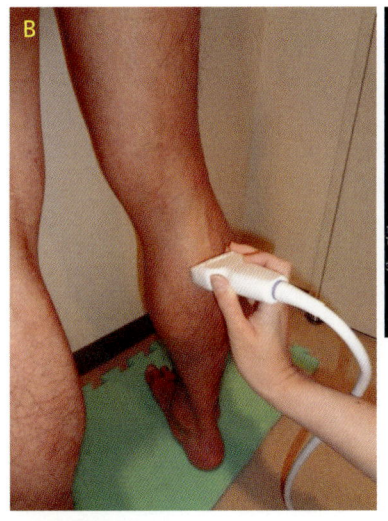

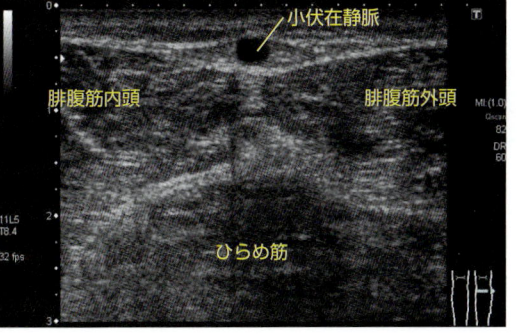

3 ● 描出方法と正常像

図 5-14 続き
B：小伏在静脈の下腿部付近の描出
横断面で下腿背側の腓腹部中央付近を走査すると，腓腹筋の内頭と外頭の筋膜間に観察される．この付近では表在に近い浅在筋膜と深在筋膜間（saphenous compartment）を直線的に走行するため描出しやすい．

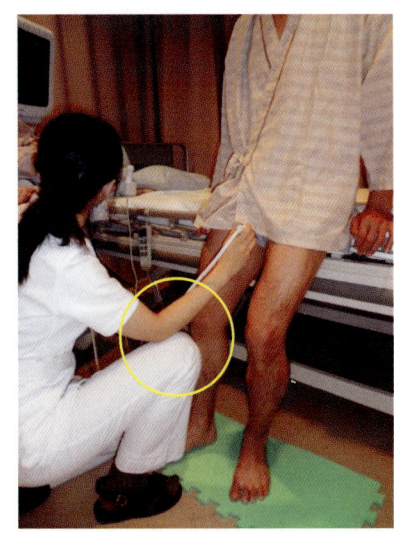

図 5-15 表在静脈検査のコツ
検査者は床に立膝をして座り，探触子をもつ側の肘を立膝の上に乗せると安定した画像が得られやすくなる．

ワンポイントアドバイス

表在静脈描出のコツと注意点

　静脈は動脈に比較し血管内圧が低く，探触子による圧迫で容易に変形する．特に表在静脈では，その傾向が強く探触子による過度の圧迫に注意を要する．また立位や座位の検査では，探触子の固定は不安定になりやすい．探触子は小指を除いた4本の指で保持し，小指の側面を患者の皮膚に密着させ，探触子をしっかり固定させると安定した画像が得られやすい．その際，検査者は床に立膝をして座り，探触子を持つ側の肘を立膝の上に乗せることでより安定した画像が得られやすくなる（図5-15）．

4 観察・評価方法

　超音波検査法による観察・評価方法は疾患別に学ぶほうが理解しやすく習得できる．深部静脈系に好発する血栓症検査と表在静脈系に好発する静脈瘤検査を中心に記述する．

血栓症検査[9)]

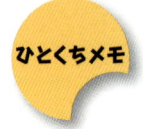

> **ひとくちメモ　静脈血栓の診断基準[12)]**
> 　Bモードで直接，血栓像を検出するか，静脈非圧縮性所見を得ることで確定診断となる（図5-16）．カラードプラから得られる情報は間接所見として有効であるが，確定診断には用いられず，間接所見のみの場合は静脈血栓疑いとする．血栓を有する場合，血栓の中枢端を確認し血栓の性状や形態，エコー輝度，血管壁との固定性の有無を確認する．得られた情報を参考にして総合的に急性期と慢性期を判定する（図5-17）．

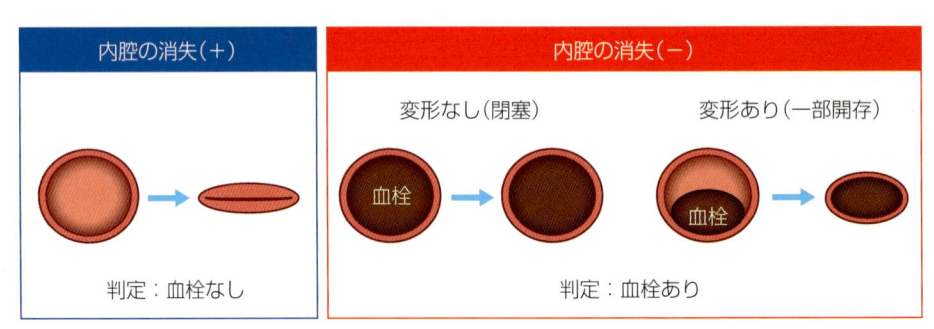

図5-16 静脈圧迫法による判定

図5-17 静脈血栓の超音波所見

急性期と慢性期の診断			
	判定指標	急性期	慢性期
静脈	狭窄度（圧縮性） 拡大度	閉塞（非圧縮） 拡大	狭窄（部分圧縮） 縮小
血栓	浮遊 退縮 硬度 表面 輝度 内容	移動 無・中等度 軟 平滑 低・中 均一	固定 高度 硬 不整 高・中 不均一
血流	欠損 疎通（血栓内） 側副（分枝内）	全 無 無	部分 有 有

Meisnner MH, Moneta G, Burnand K, et al. The hemodynamics and diagnosis of venous diseases. J Vasc Surg. 2007; 46: 4S-24S.

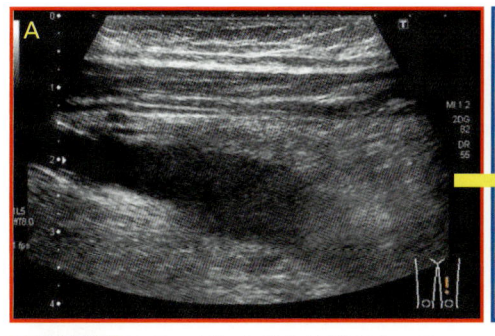

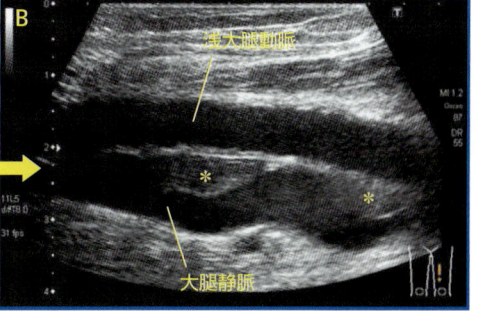

図 5-18 B モードによる血栓描出のコツ
A：血管壁が不鮮明であり，血栓は検出されていない．
B：静脈を潰さない程度に探触子で力を加えると，対象血管を近づけることができる．
また動脈を音響窓にして超音波ビームと血管壁が直交するように描出させると，血管はより鮮明になる．
＊印は静脈弁に付着する血栓を示す．

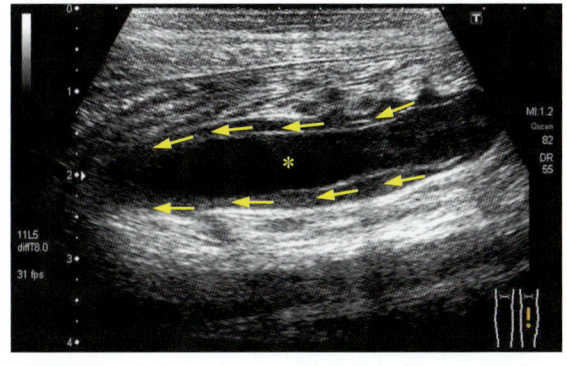

図 5-19 流動エコーによる血栓と血流部分の区別
矢印は流動エコー（可動する微細な点状エコー），＊印は血栓を示す．

1 B モードによる観察

　血管内部をより鮮明に描出させるために超音波ビームと血管壁を直交させるような断面を設定する．その際，探触子で静脈を潰さない程度に力を加えて観察すると，対象血管が近づき明瞭な画像が得られる（図 5-18）．また，動脈や筋肉など音響窓の工夫も大切である．血管内を詳細に観察するには縦断面で走査し，血栓の描出に適した条件設定を行う．血流速度が低下している症例で超音波透過性のよい場合，B モードから容易に血流像を観察できる．この流動エコー（可動する微細な点状エコー）に注目すると血栓と血流部分を区別しやすい（図 5-19）．リニア型探触子を用いて縦断面像で軽い圧迫と解除を数回繰り返すと血流像は確認できる．

> **ワンポイントアドバイス**
>
> **さらに綺麗な画像を得るためのコツ（音響窓の工夫）**
>
> 装置条件や至適断面の設定以外に画質を向上させるためには，音響窓を利用することである．たとえば腸骨静脈や大腿静脈検査時には腸骨動脈や浅大腿動脈，膝窩静脈検査時にはエコー輝度の低い筋肉を音響窓に利用する（図5-9B，5-12B，5-18B参照）．また，下腿部ではエコー輝度の高い筋膜が血管前方に複数存在しない位置からアプローチすべきである．走査範囲の広い下肢静脈エコーでは，音響窓を常に念頭において検査することが綺麗な画像で記録するコツである．

2 静脈圧迫法による確認

　下肢をしっかり固定し，横断面走査で血管を垂直に圧迫する（図5-20）．圧迫の強度は筋組織あるいは動脈が変形する程度，圧迫間隔は1〜2cm間隔が適している．その際，完全には圧迫を緩めないで移動し，連続的に圧迫を繰り返すことで目的血管を見失わず迅速に検査を行うことができる．また下腿部では静脈を探触子と骨で挟み込むように圧迫するか，あるいは探触子の対側を手で支え，挟み込むように圧迫するとより確実である（図5-21）．コンベックス型探触子を用いる場合，中央と両側では圧迫の強度が異なるため判定の際，留意する．

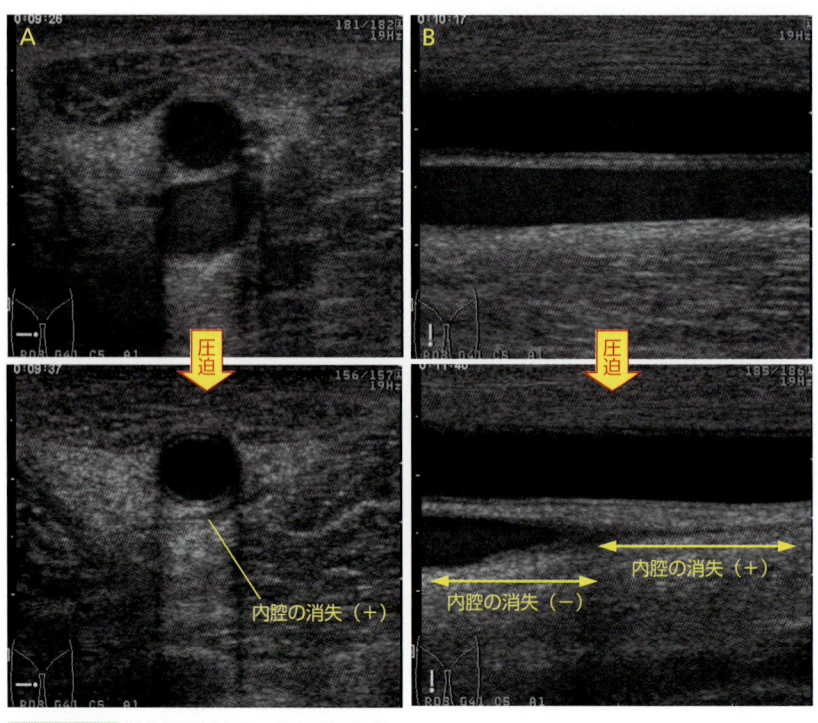

図5-20　静脈圧迫法のコツと注意点
A：横断走査で血管を垂直に圧迫すると，内腔の消失が認められる．
B：縦断走査では血管全体を垂直に圧迫することは難しく，内腔の非消失部位が認められる．

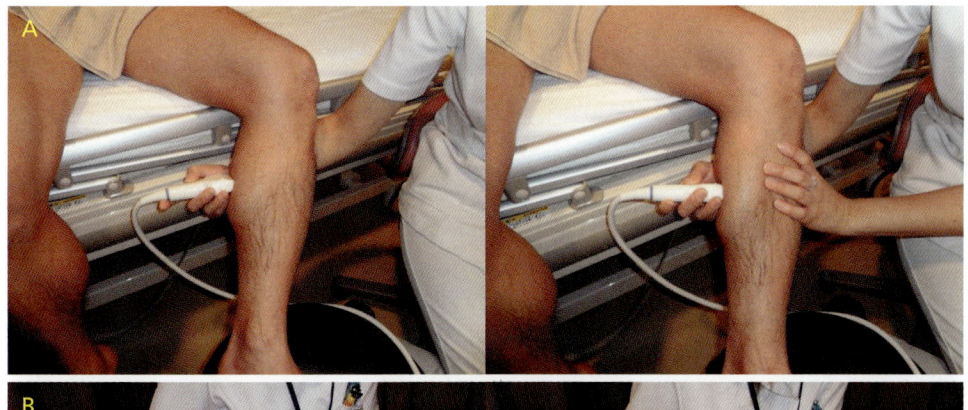

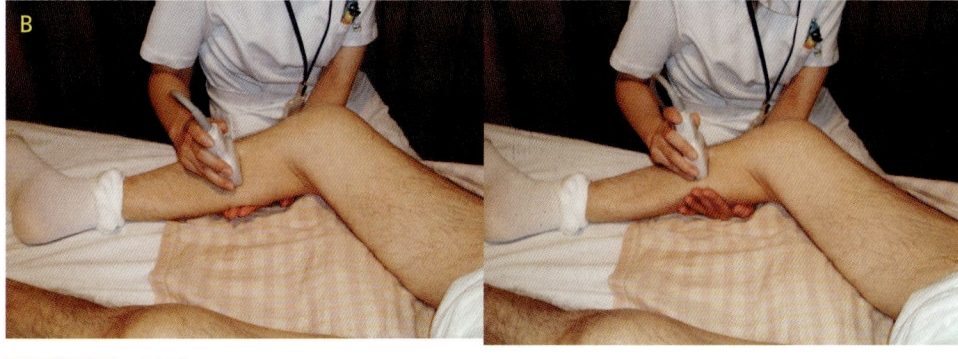

図 5-21 圧迫法のコツ
A：探触子の反対側の下肢を手で支え，ゆっくり挟み込むように圧迫する．
B：探触子では圧迫せず，反対側の手で筋肉を探触子に押しあてるように血管を圧迫させる．

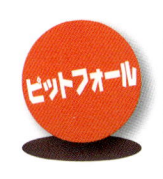

静脈圧迫法の注意点

静脈の圧縮性を判定する際，注意することは動脈や骨に圧迫した力を妨げられる例や，深部を走行している腸骨静脈領域などでは偽陽性が多いことである[7]．つまり静脈非圧縮所見から直ちに血栓と断定せずに，必ず一度，圧迫手技の再考が必要である（図 5-22）．また静脈を圧縮することで内部の血栓像は判別しやすくなるため，可能な限り，直接，血栓像を確認する習慣をつけたい．なお静脈圧迫法は血栓を遊離させる危険があり，きわめて慎重に行う必要がある．

3 静脈血流の確認

静脈血流は装置条件を適切に設定しても安静状態では描出不明瞭なこともあり，呼吸負荷法やミルキング法などの血流誘発法が必要である．通常，深呼吸による血流増強を試みるか，観察部位の末梢側を軽く手で圧迫し血流を誘発する．ただし，血栓の存在を考慮し慎重に注意深く行う必要がある．

血流シグナルが検出されない場合，直ちにその部位を閉塞と判断するのではなく，観察方向を変えたり，カラードプラ表示に関する設定条件が適切か否かを確認してから判定したい（表 5-3）（図 5-23）．なお，血流情報は間接所見として重要であるが，血栓診断の確定診断にはな

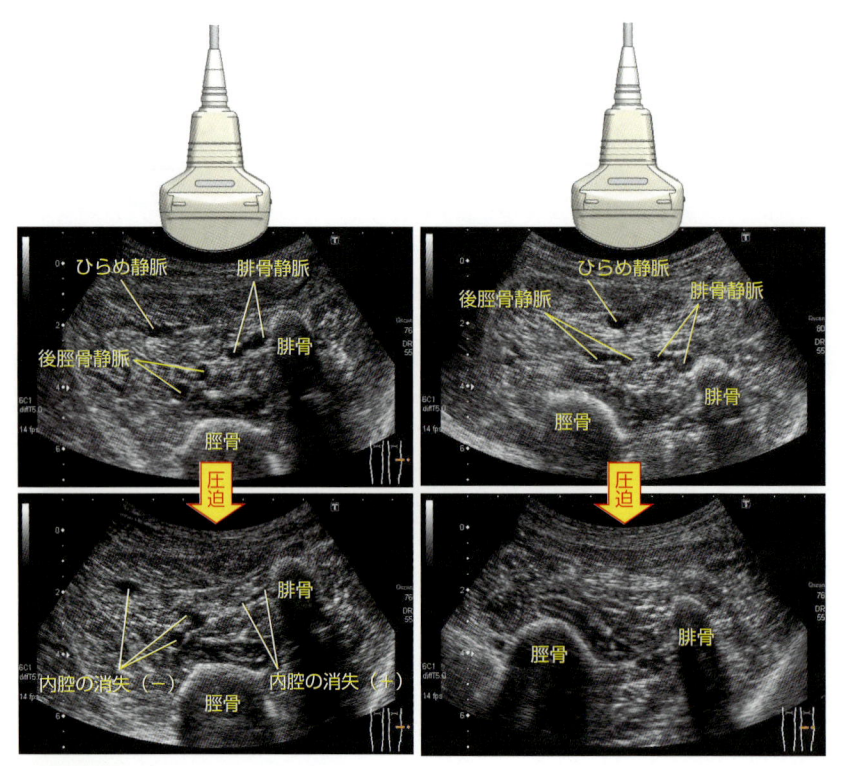

図 5-22 静脈圧迫法の注意点

A: ひらめ静脈と腓骨静脈，後脛骨静脈が観察され，いずれも血栓は検出されていない．探触子で圧迫すると腓骨静脈の内腔が完全に消失した．しかしひらめ静脈と後脛骨静脈は圧縮されていない．
B: 脛骨と腓骨を同一深さに描出し，骨と探触子で静脈を挟み込むように圧迫するといずれの静脈も完全に圧縮される．

表 5-3 静脈血流描出のための装置条件の設定

・plobe scan	：血管を斜めに描出させる
・Image Freq（Flow）	：カラードプラの参照周波数を下げる
・Color Gain	：やや高めに設定する（B Gainはやや下げる）
・Velocity Range（PRF）	：10 cm/s前後に下げる
・Color Filter	：やや低めに設定する
・Slant（steering）機能	：入射角をやや小さくする
・write priority（Balance）	：カラー信号を優先させる条件にする
・flame相関（smooth機能）	：調節する

らないことに留意したい．また，慢性期の深部静脈血栓症では血流の有無と同時に血流方向を確認し，静脈弁不全の合併を確認する．内腸骨静脈や深大腿静脈などが逆行している場合，中枢側の閉塞を疑う所見であり，注意深い観察が必要である．

4 観察・評価方法

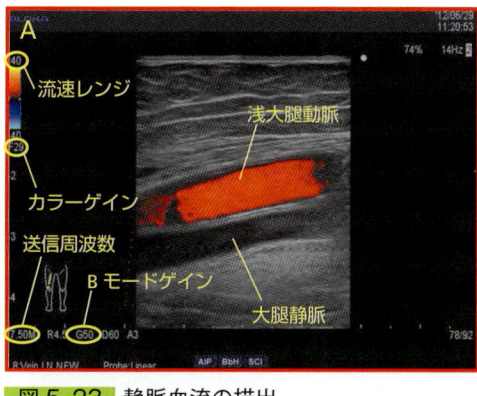

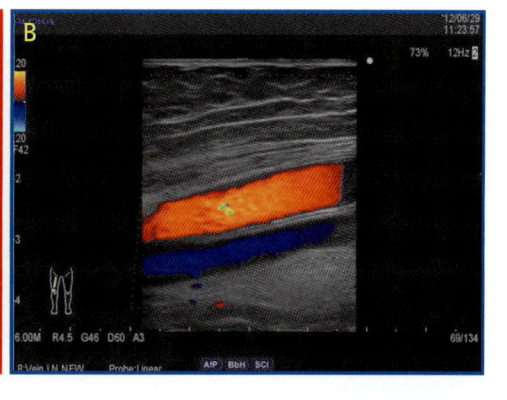

図 5-23 静脈血流の描出
A. 静脈内に血流シグナルが検出されていない．
B. カラードプラの参照周波数を下げ，カラーゲインを上げる．さらに流速レンジを折り返し現象が起きない程度に低く設定し，フィルタはノイズが出現しない程度に低く調節すると静脈内部全体に血流シグナルが確認できる．また Display Priority（カラー信号と白黒信号の表示の優先度を設定できる機能）の調整も有効である．

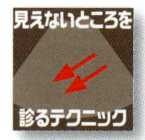

見えないところを診るテクニック

呼吸負荷法による中枢側病変の推測（図 5-24）

パルスドプラ法を用いて，大腿静脈血流速度の呼吸性変動を確認する．これは静脈還流が呼吸により変動することを利用した方法で，観察部位より中枢側病変の推測に用いられる．健常例では吸気時に減少，呼気時に増加する呼吸性変動を認めるが，DVT 例ではこの変動は低下する[13]．ただし不完全閉塞の場合，診断感度が低くなることに留意する．また本法は腹式呼吸で行うことが基本であり，吸気時にお腹を膨らませるよう指示すると効果的である．深呼吸の協力が得られない場合，患者の腹部を手でゆっくり圧迫し，その後，圧迫を解除して血流速度の変化を観察し参考所見として用いる．

ワンポイントアドバイス

腸骨静脈血流増強のコツ（図 5-25）

呼吸負荷法やミルキング法などの血流誘発法は，手技的に未熟であると満足いく血流増強が得られない場合もある．その際，検査肢側の膝を立てるように曲げる方法や足部の屈伸運動も腸骨静脈の血流を十分に増やすことができ効果的である．これらの方法は患者の協力が得られれば，検者は何もすることはなく探触子を保持しているだけである．また，腹部を圧迫することや体位変換も有効である．

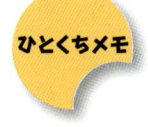

ひとくちメモ

iliac compression syndrome（腸骨静脈圧迫症候群）

左総腸骨静脈は前方から右総腸骨動脈，背側から腰椎に挟まれ圧迫されている．そのため左総腸骨静脈は血流が停滞しやすく，血栓の好発部位である．本症によって生じた血栓は，中枢へ伸展しにくく遊離する危険性は比較的低い．腸骨静脈領域を観察する際，重点的に観察すべきポイントである（図 5-12）．

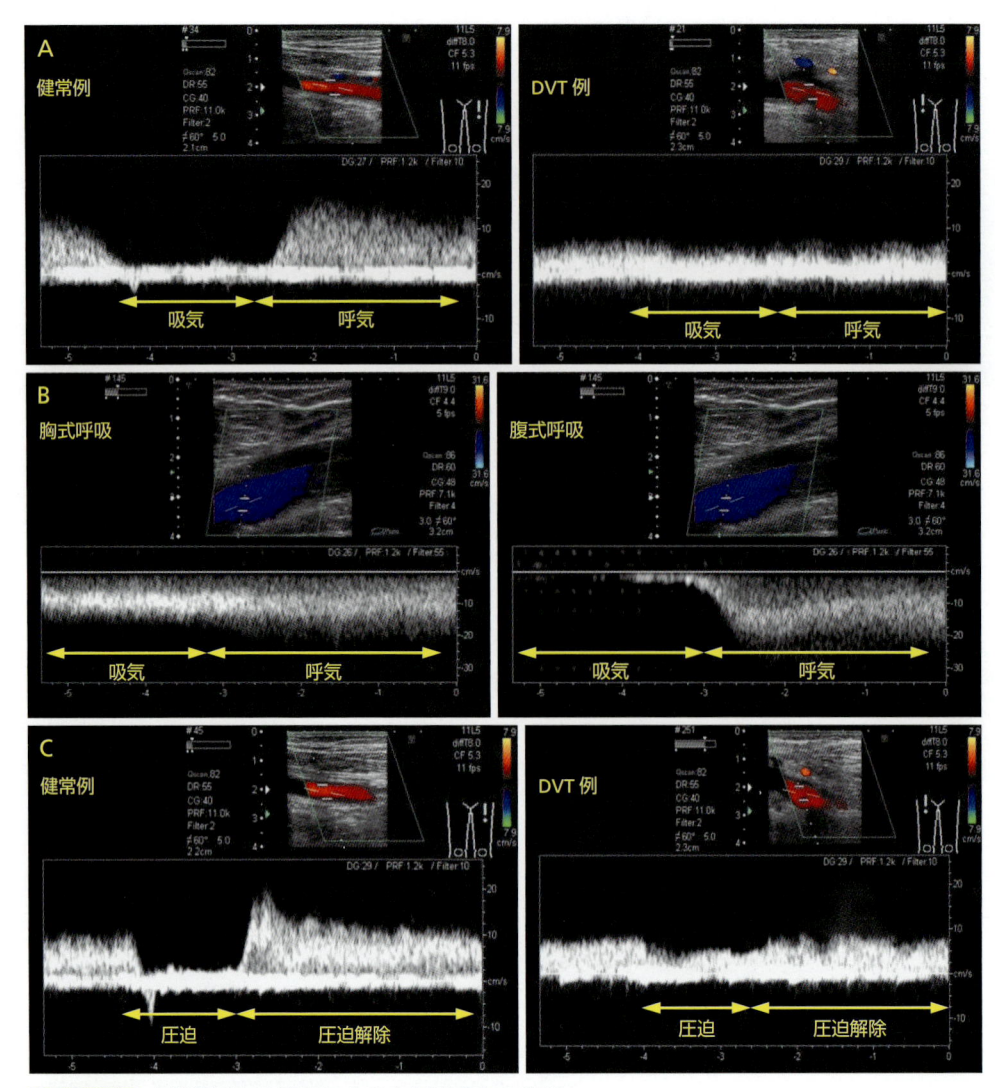

図 5-24 大腿静脈血流速度による中枢側病変の推測

A：深呼吸による大腿静脈血流速変化
　　健常例：吸気時に消失，呼気時に増大する血流速変動を示す．
　　DVT 例：吸気と呼気で血流速度の差が小さい．腸骨静脈領域の DVT が疑われる．
B：呼吸法による比較
　　胸式呼吸：胸式呼吸では DVT 類似の血流速変動を示す．
　　腹式呼吸：吸気時にお腹を膨らませるよう指示すると，腹式呼吸が十分に行われ，この変化は増大する．
C：腹部圧迫による大腿静脈血流速変化
　　患者の腹部を左手でゆっくり圧迫し静脈還流を遮断する．その後，圧迫を解除して大腿静脈血流速度の変化を左右で比較する．健常肢に比べ DVT 肢ではこの変化が少ない．

4 ● 観察・評価方法

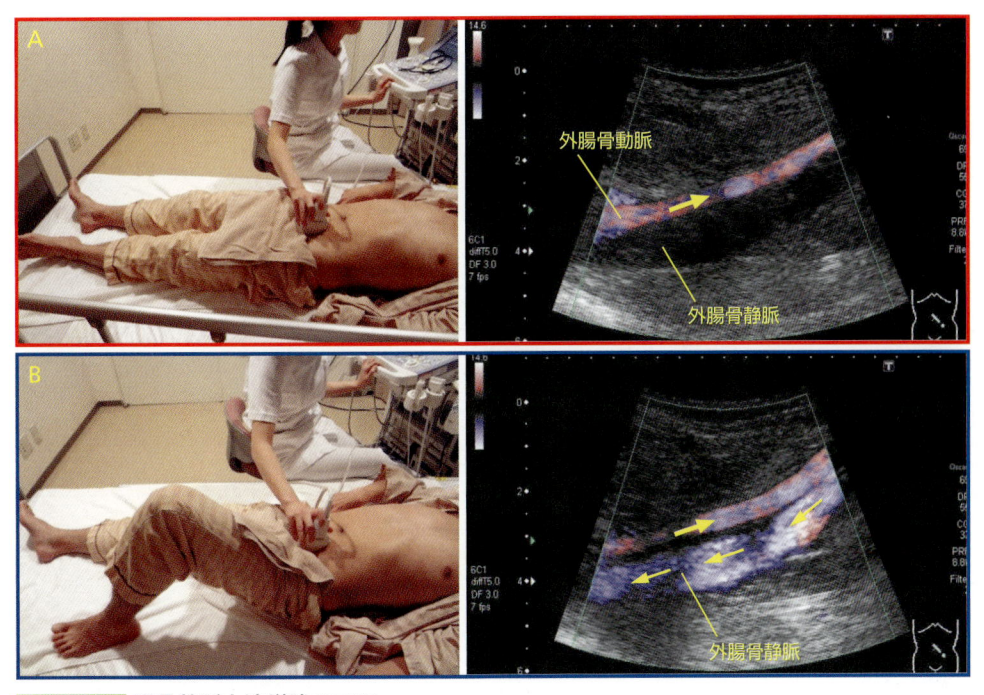

図 5-25 腸骨静脈血流増強のコツ
A：外腸骨静脈に血流は検出されず，閉塞しているように見える．
B：検査肢側の膝をゆっくり立てるように曲げると血流が検出される．また，足部を屈伸運動させる方法も同様に有効である．

■ 静脈瘤検査

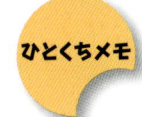

ひとくちメモ

静脈瘤について知っておくこと

1. 静脈瘤とは

　静脈瘤は立位時に表在静脈が拡張し屈曲蛇行した状態である．これは静脈弁の機能異常により弁逆流が生じ，静脈圧の上昇に伴い，静脈が拡張し発生する．そのほとんどは下肢に発生し，血管疾患の中で最も頻度が高い．来院理由は美容上の悩みから血液うつ滞症状（倦怠感，重圧感，浮腫など），瘙痒感，筋肉の痙攣（こむら返り）など様々である．また長期間にわたる症例では皮膚に色素沈着をきたし，さらに難治性潰瘍を形成する場合もある．

2. 下肢静脈瘤の種類[14]

　下肢静脈瘤は一次性静脈瘤，二次性静脈瘤，特殊な静脈瘤に分けられる（表 5-4）．最も頻度が高いのは一次性静脈瘤であり，形態学的にさらに 4 つ（伏在静脈瘤，側枝静脈瘤，網目状静脈瘤，クモの巣状静脈瘤）に分類される．それぞれが混在する症例や移行型もあり，必ずしも明確に分けられない場合もあるが，これらの分類は治療方針を選択する際に重要である．

3. 超音波で何を診るのか

　最近の超音波診断装置は下肢の静脈弁を描出することが可能である．しかし下肢には静脈弁が多数存在し，一つずつ機能評価するには時間，労力を要し現実的ではない．そのため弁機能不全の診断は，拡張した静脈を検索し，弁に血流負荷をかけ逆流を確認することで行われる．超音波検査では弁不全の存在範囲や原因となる静脈（大伏在静脈，小伏在静脈，穿通枝）を検索し，各静脈瘤の正しい病態を把握することが大切である．

表 5-4 下肢静脈瘤の種類

下肢静脈瘤						
一次性静脈瘤				二次性静脈瘤	特殊な静脈瘤	
明らかな原因のない静脈瘤				原因がはっきりしている静脈瘤	先天性あるいは後天性に生じる特殊な静脈瘤	
Saphenous type	Segmental type	Reticular type	Web type		Pudendal	Dysplasia
伏在静脈瘤	側枝静脈瘤	網目状静脈瘤	クモの巣状静脈瘤		陰部静脈瘤	先天性形成異常
伏在静脈の本幹およびその主要分枝の拡張	伏在静脈の分枝のみに逆流が見られる孤立性の静脈瘤	径2〜3mm以下の皮下小静脈の拡張．青色を示すことが多い．	径1mm以下の皮内細静脈の拡張．紫紅色を示すことが多い．	主な原因 ・深部静脈血栓症 ・動静脈瘻 ・深部静脈形成不全 ・骨盤内腫瘍	内腸骨静脈系の逆流が原因で，外陰唇に静脈瘤を形成．	Klippel-Trenaunay症候群に代表される下肢静脈形成異常

表 5-5 静脈径の拡張基準

部　位	合流部	大腿部	下腿部
大伏在静脈	8mm以上	5mm以上	4mm以上
小伏在静脈	4mm以上	—	4mm以上

1 静脈径の計測

　大伏在静脈系では大腿静脈と大伏在静脈の合流部（SFJ部）付近と大腿部，下腿部，小伏在静脈系では膝窩静脈と小伏在静脈の合流部（SPJ部）付近と下腿部を最低限計測したい（表5-5）．その他，瘤化している部位では積極的に計測する．静脈径は検査体位や圧迫により変化するため，探触子を軽く皮膚に密着させ，同一条件で計測することが大切である．

2 逆流の有無

　健常な状態では下腿部ミルキング操作で，圧迫時に急速な順行性血流が生じ，圧迫解除後に血流が停止する．しかし弁不全が存在する場合，解除後，持続時間の長い逆行性血流が生じる（図5-26）．
　横断面像で静脈径拡大部位を検索し，その部位より末梢側をミルキングして逆行性血流の有無をカラードプラ法で観察する．一般に，静脈の拡張・蛇行が著明な部位では，逆流は顕著であり，同部位では走行の確認が大切である（図5-27）．

4 ● 観察・評価方法

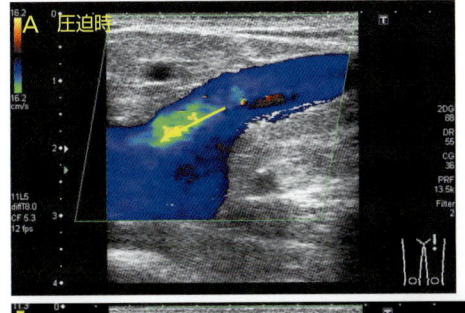

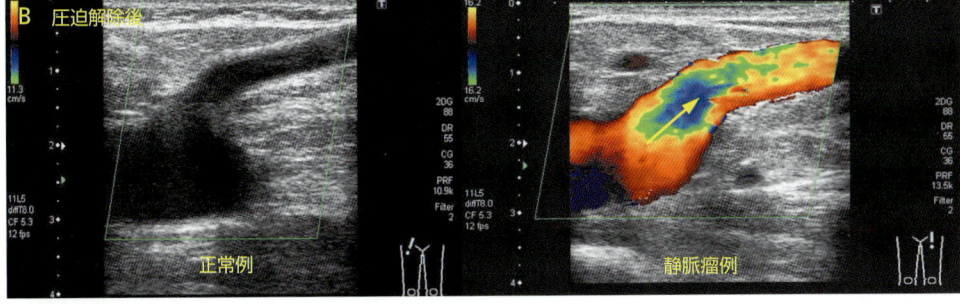

図 5-26 逆流の判定
A：下腿部圧迫時：急速な順行性血流（矢印）が認められる．
B：圧迫解除後：
　　正常例　：血流が停止し逆流は認められない．
　　静脈瘤例：逆行性血流（矢印）が認められる．

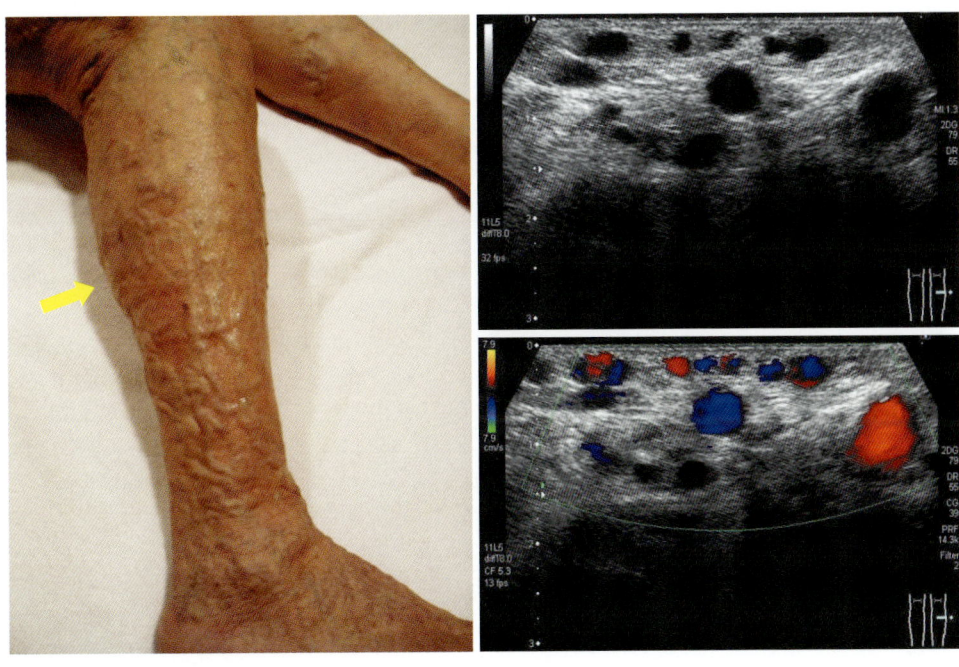

図 5-27 静脈の拡張・蛇行が著明な例
静脈の拡張・蛇行が著明な場合，逆流は顕著である．同部位では，逆流の判定に時間を費やさずに，血管の走行を確認したい．

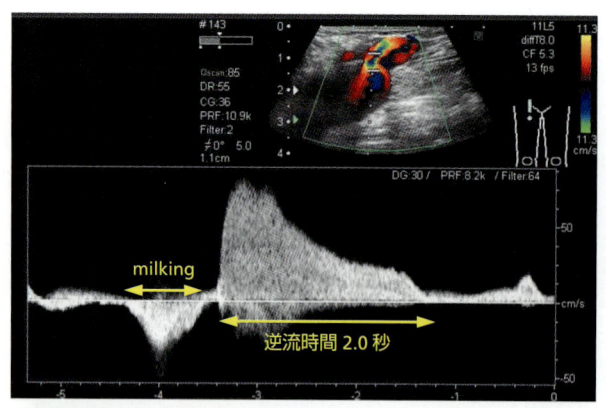

図 5-28 逆流時間の測定
圧迫解除後の逆流時間を測定する．本例では逆流時間 0.5 秒以上を示し，有意逆流と判定される．この時，sweep speed を一画面に 5 秒程度記録できるように遅く設定すると，計測が容易になる．

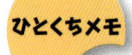

ひとくちメモ：逆流時間の測定

正常例でも静脈弁が閉鎖するまでの短い時間，生理学的な逆流が認められる．持続時間の短い逆流例はパルスドプラ法を用いて客観的に評価する．通常，表在静脈では 0.5 秒[15, 16, 17]，深部静脈では 1.0 秒を超えると有意逆流とする（図 5-28）．

記録時，探触子を保持している手を下肢にしっかり密着固定し，反対の手で装置操作と下肢の圧迫を行う．このミルキング手技により逆流時間は大きく変化するので，初心者では他の人に協力してもらうとよい．一般に逆流時間の測定は再現性が悪く，様々な条件で変化する．そのため定量的価値はほとんどなく，逆流持続時間と臨床の重症度とは必ずしも一致しない[18]．また，逆流の速度は重症度と無関係である．

ワンポイントアドバイス：ミルキングのコツと注意点

観察部位より末梢側の大腿部内側，下腿腓腹部や足部など，筋肉がなるべく豊富にあり圧迫しやすい位置を選択する（図 5-29）．静脈還流の増加が十分に得られる強さで，揉むように圧迫するのが理想的である．連続してミルキングを行うと，静脈内の血液貯留量が乏しく，十分な増強効果は得られない．静脈内に血液が再度充満するように適度な間隔をあけて行うようにする．逆流の判定に苦慮する際，すぐに圧迫を解除せず，5～6 秒間圧迫を保ち，その後，解除すれば判定は確実になる．また，深部静脈血栓症の合併が疑われる場合，血栓を遊離させる可能性もあるため留意したい．

3 不全穿通枝の検索

『視診，触診で疑わしい部位』，『静脈瘤が消失する部位』，『代表的な穿通枝が存在する部位』を念頭において検索する．筋膜穿通部位での静脈径を計測し，拡大の有無を観察する．カラードプラ法を用いて足部上方をミルキング後，深部から表在側に向かう逆行血流を検出することで不全穿通枝を判定する．ただし，筋肉枝を介する間接型の穿通枝は逆流の証明が難しい場合が多く，静脈径を考慮して判定する．通常，径 4 mm を超える場合，弁不全を疑う[19]（表 5-6）．この間

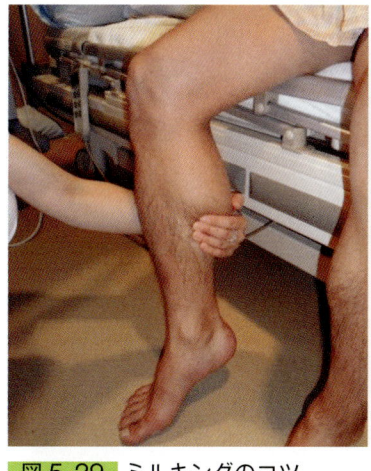

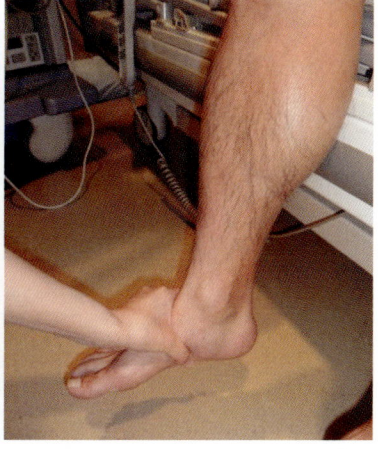

図 5-29 ミルキングのコツ

観察部位より末梢側の大腿部内側や下腿腓腹部，足部などをゆっくり揉むように圧迫する．逆流がわかりにくい時はすぐに圧迫を解除しない．5〜6秒間圧迫を保ち，その後，解除すれば確実に判定できる．

表 5-6 穿通枝のタイプと不全例の判定

穿通枝	交通経路と血流方向	不全例の判定
直接型	表在静脈──→深部静脈	深部静脈──→表在静脈（0.5秒以上），径3.0〜3.5 mm以上
間接型	表在静脈──→筋肉枝──→深部静脈	筋肉枝──→表在静脈（0.5秒以上），径3.0〜3.5 mm以上

接型の穿通枝はひらめ静脈より腓腹静脈と交通する例が多く，特に小伏在静脈瘤では腓腹静脈内側枝に流入する穿通枝が見られることが多い．

ワンポイントアドバイス

穿通枝の見つけ方[10]

基本的に大腿部と下腿部の穿通枝の描出方法は同様である．血管を横断面断層法で静脈瘤に沿って走査し，筋膜エコーの途切れる部位を検索する．その際，血管の走行に合わせて探触子を上下あるいは左右に微調整し，表在静脈が筋膜を穿通して深部静脈と交通していることを確認する（図5-30）．健常人の穿通枝は細く観察されないことが多いが，径3 mm位から検出可能になる．また表在静脈の蛇行が著明な症例では，静脈分枝を穿通枝と誤認することがある．筋膜を連続的に確認しながら走査することが大切である．

4 血栓の有無

表在静脈の血栓は触診で硬い構造物として触知されるため検索は容易である．血管の走行に沿って探触子を走査し，Bモード法で血栓像，カラードプラ法で血流シグナルの有無を確認する（図5-31）．その際，広い視野が得られる縦断面による観察が血栓の診断に有効である．

血栓の存在が不明確な部位では，探触子で静脈を直接圧迫し，内腔の変化を観察する．注意点は横断面で血管に対し垂直に，また深部静脈血栓症検査時よりも弱い圧迫で行うことである．血栓例では，血栓の性状や存在範囲の評価も必要である．表在静脈の血栓が肺塞栓を引き起こすこ

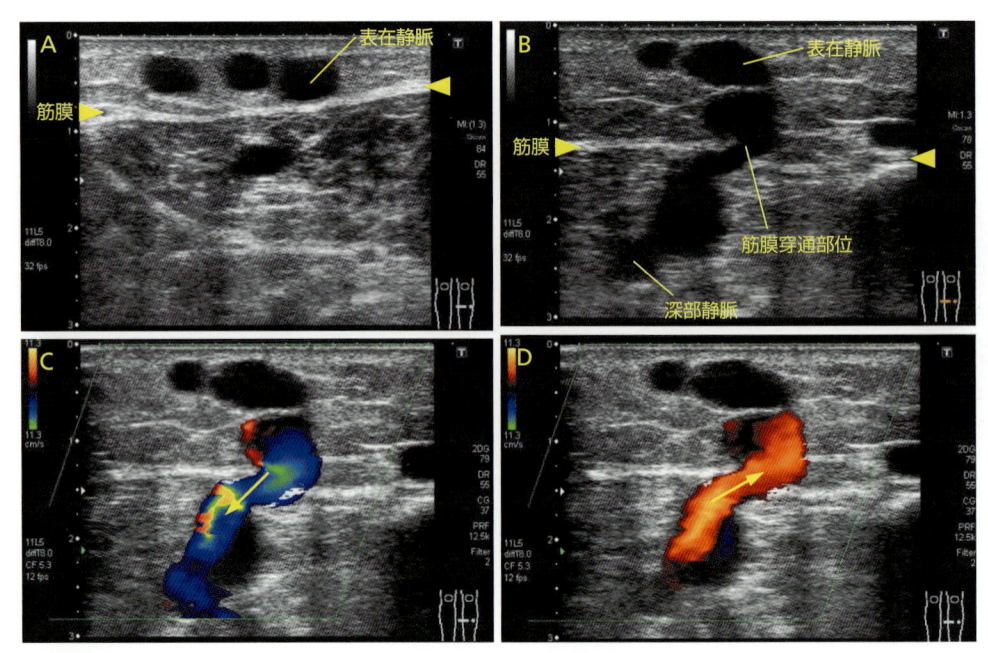

図 5-30 穿通枝の描出
A：横断面断層法で静脈瘤に沿って走査する．筋膜は線状の高輝度エコー像として描出される．
B：静脈瘤に沿って走査すると筋膜エコーが一部途切れ，表在静脈と深部静脈が交通する穿通枝が確認される．
C：カラードプラ法を用いて足部を圧迫，表在から深部に向かう血流（矢印）が増強する．
D：圧迫解除後，深部から表在に向かう逆行性の血流（矢印）が検出され，不全穿通枝と判定される．

とは稀であるが，深部静脈に血栓が伸展した場合，その可能性は高くなる．また，二次性静脈瘤を否定するため深部静脈血栓症の既往歴を聴取することも大切である．

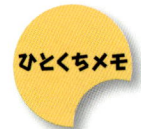

ひとくちメモ：二次性静脈瘤

一次性静脈瘤は発生機序については十分解明されていないが，多くの危険因子（遺伝，性別，妊娠，職業，年齢など）が関与して発症する静脈瘤．一方，二次性静脈瘤は深部静脈血栓症などにより深部静脈の循環障害，穿通枝の弁不全が生じ，それを介して表在静脈の血流が増大し，圧が上昇して引き起こされる静脈瘤である．つまり静脈瘤が側副血行路として機能している状態であり，一般的な治療法であるストリッピング術は実施できない．二次性静脈瘤を否定するための DVT 検査では，既往歴を確認した後，下肢全体を観察するのではなく大腿部や膝窩部などの一部を観察するだけで十分である．

ピットフォール：深部静脈の弁不全の判定

静脈瘤があり，SFJ あるいは SPJ での逆流が著明な症例では，合流部より中枢側の深部静脈に生理的逆流が生じることが多い．この血流を深部静脈の弁不全に伴う逆流と判断しないように留意したい．通常，深部静脈の弁不全の確認は表在静脈合流部より末梢側で判定する（図 5-32）．

4 ● 観察・評価方法

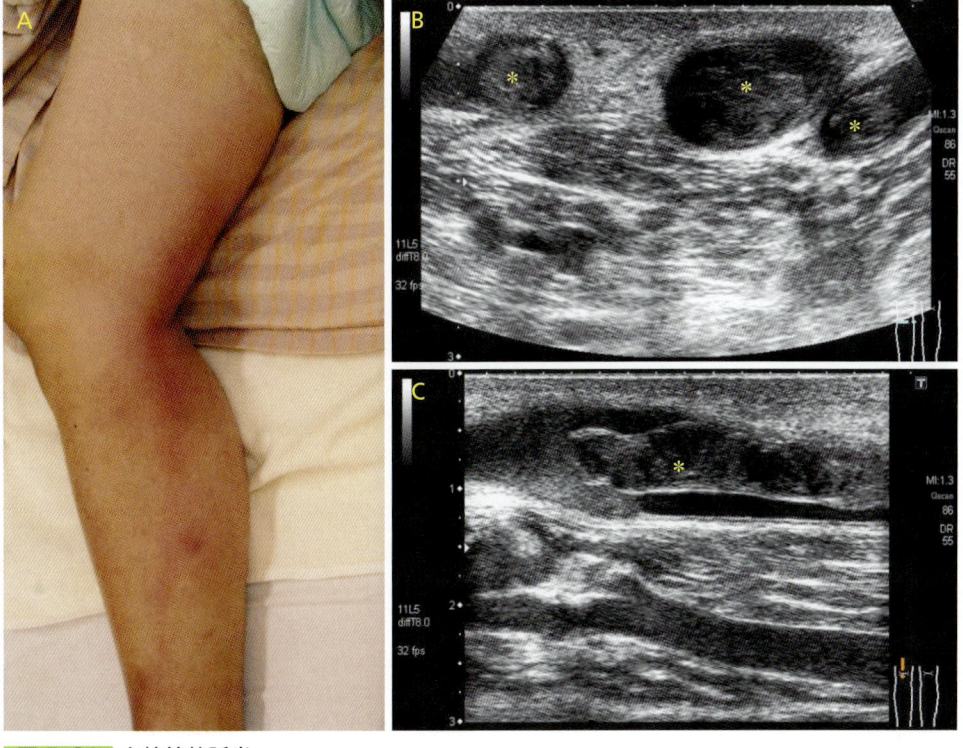

図 5-31 血栓性静脈炎
A： 大腿下部から下腿上部内側に限局した発赤，腫脹，疼痛が認められた．触診では大伏在静脈の走行に合わせて硬い索状物が触知された．
B： 疼痛部位を横断面断層法で観察．大伏在静脈とその分枝静脈に血栓様エコーが確認された．（＊印は血栓を示す）
C： 縦断面像で血栓中枢端が明瞭に描出されている．

伏在静脈への吸い込みにより逆流が偽陽性となる

SFJ（sapheno-femoral junction）

大伏在静脈

大伏在静脈の逆流

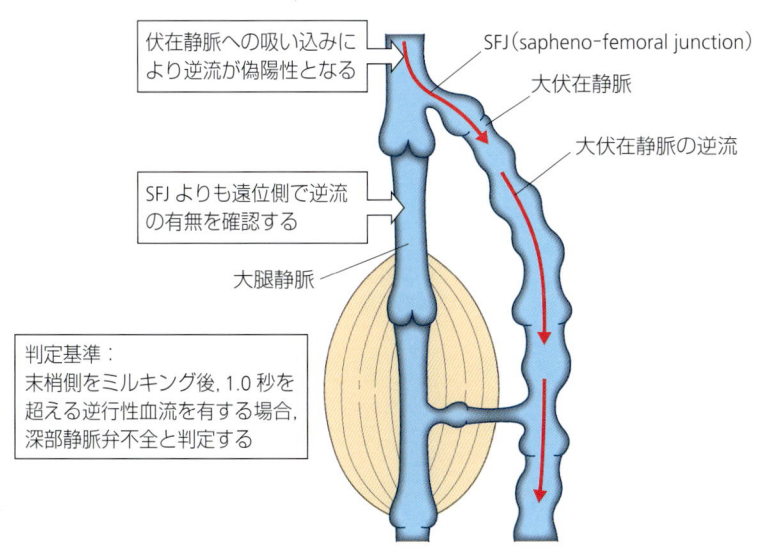

SFJ よりも遠位側で逆流の有無を確認する

大腿静脈

判定基準：
末梢側をミルキング後，1.0 秒を超える逆行性血流を有する場合，深部静脈弁不全と判定する

図 5-32 深部静脈の弁不全の判定

5　検査手順

■ 深部静脈血栓症検査

　下肢深部静脈血栓症の標準的超音波診断法[12]では，DVTの診断に必要なものとして，部位診断（血栓範囲），性状診断（血栓性状），血流診断（還流障害）の3つをあげている．部位診断を行うための検索手順は大腿静脈系，膝窩静脈系，下腿静脈系，下大静脈・腸骨静脈系の順序とされている（図5-33）．しかし，下大静脈・腸骨静脈系を先に観察したほうがよい場合も多い．また，緊急時においては理学所見から検査開始部位を決める（図5-34）．

　血栓を有する場合，血栓の中枢端の情報が重要であり，血栓の性状や形態，エコー輝度，血管壁との固定性を確認し，総合的に急性期と慢性期を判定する（図5-17参照）．また，静脈炎の合併も視野に入れ観察したい．

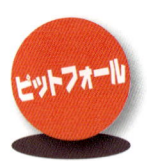

> **ピットフォール**
> **血栓の血管壁との固定性の確認**（図5-35）
> 　血栓の中枢端が血管壁と固着しているかを確認することは，肺塞栓のリスクを把握する上で重要な所見である．観察時に注意することは，安静仰臥位で血管壁との固定性を確認すると誤認が多いことである．患者の全身状態に合わせて安全面に留意し，静脈を最大限に拡張させて確認することが大切である．

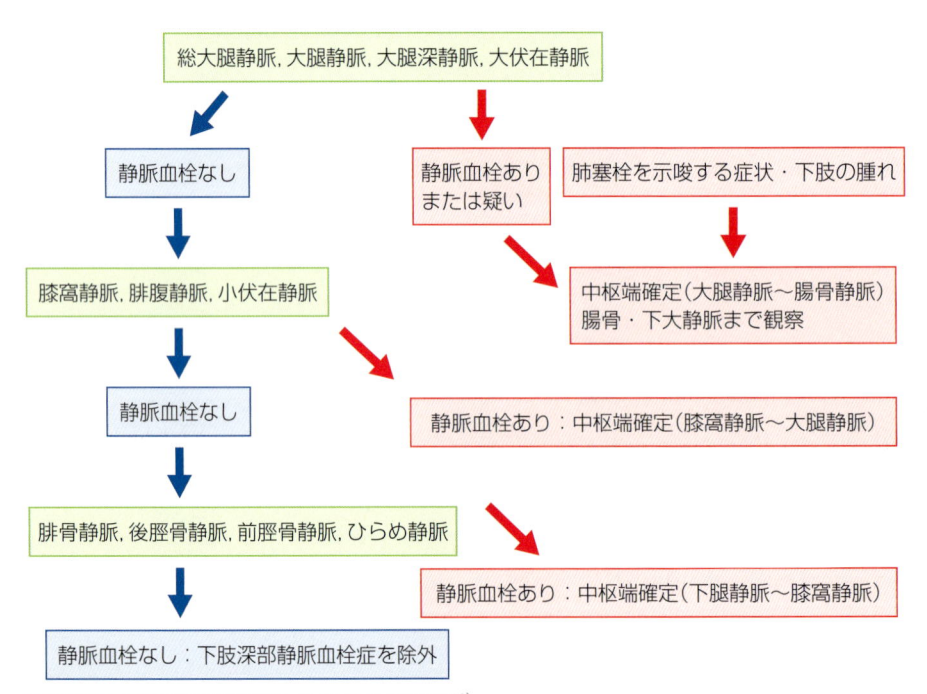

図5-33 下肢深部静脈血栓症の検索手順[12]

5 ● 検査手順

腹部または腸骨部　　　腸骨部または大腿部　　　大腿部または膝窩部　　　肺塞栓（＋）下腿部
　　　　　　　　　　　　　　　　　　　　　　　　　　　　　　　　　　　　肺塞栓（−）大腿部

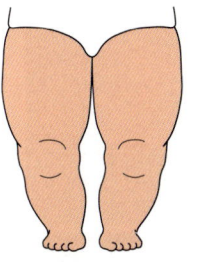

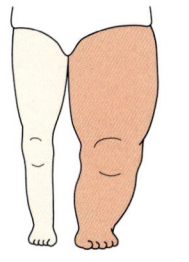

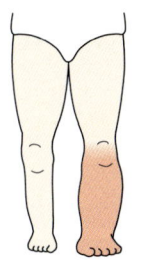

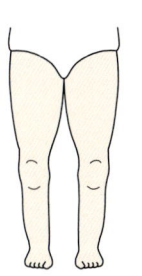

図 5-34 緊急時における理学所見と検査開始部位[6]

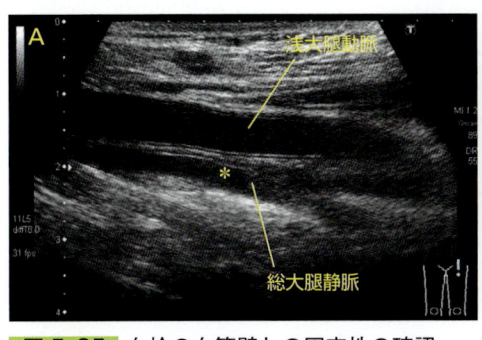

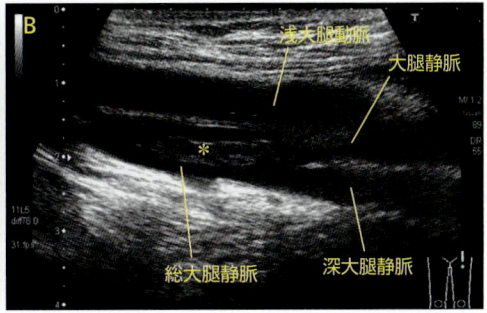

図 5-35 血栓の血管壁との固定性の確認
A: 安静仰臥位で検査を実施すると，大腿静脈は血栓閉塞しているように見える．
B: 大きく深呼吸をさせると大腿静脈の血栓は血管壁に固着せず浮遊していることが確認できる．血管壁との固定性を観察する際，安全面に留意し静脈を拡張させて確認することが大切である．

> **ワンポイント**
> **アドバイス**
>
> **下腿部における血栓の検索手順とコツ**
> 　スクリーニングとして下腿部全体を横断面走査で観察する．その際，内側と中央，外側に分けて走査するとより正確に観察できる．血栓像が検出されない症例では，静脈圧迫法を実施し，血栓症を否定する．血栓が疑われる部位では縦断面にし，血栓の性状や形態，エコー輝度，血流情報などの詳細な観察を行う（図 5-36）．
> 　血栓検索のコツは，血栓を有する症例では血管がやや拡張を示すことが多いため，大きめの静脈から確認することである．また，拡張を示さない静脈血栓例では慢性期に多く，血栓のエコー輝度がやや上昇している．静脈内部のエコー輝度に注目し，血栓検索を行うことが大切である．

■ 静脈瘤検査

　静脈瘤の標準的超音波検査手順は確立されていない．したがって私が推奨する検査手順を記述する（図 5-37）．静脈瘤検査では前記の観察，評価項目をすべて同時に確認しようとすると混乱が生じ，わからなくなる．特に初級者ではその傾向性は高く，一つずつ確認することをお勧めする．
　静脈瘤を視診，触診で確認した後，①原因静脈を同定するために伏在静脈の本幹を走査し拡大

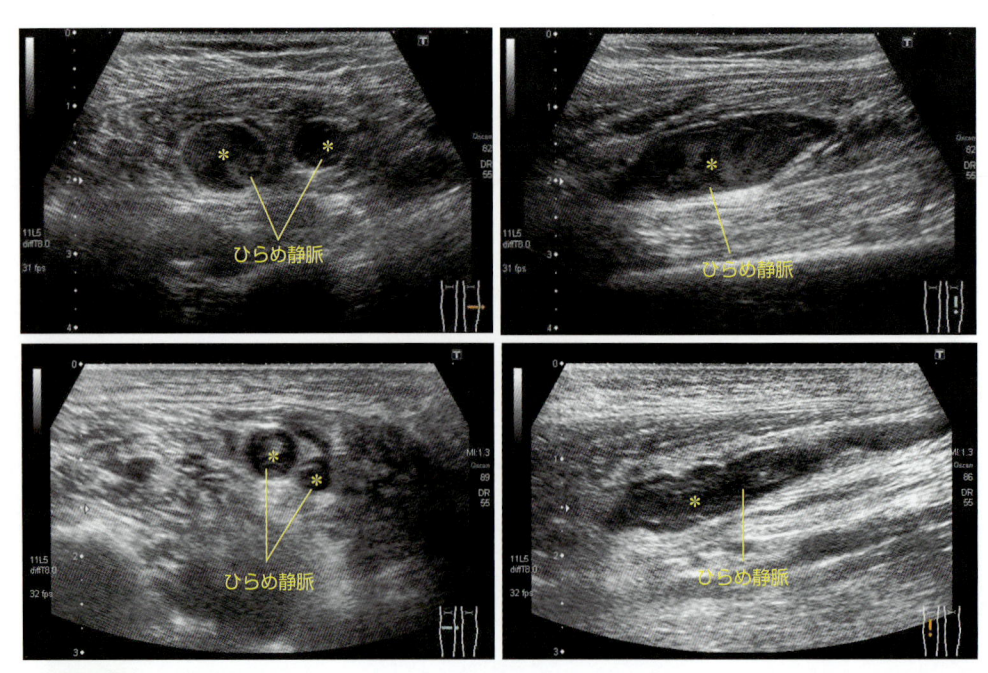

図 5-36 ひらめ静脈血栓
ひらめ静脈がやや拡張し内部に血栓像（*）が確認できる．
圧迫法による確認は横断面，血栓の性状や形態，血流評価は縦断面が適している．

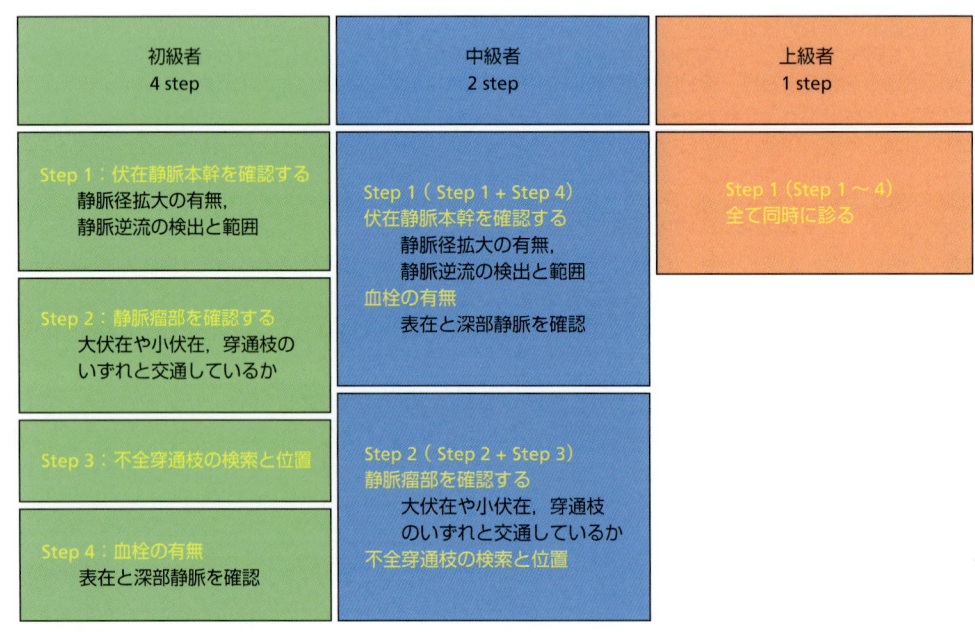

初級者 4 step	中級者 2 step	上級者 1 step
Step 1：伏在静脈本幹を確認する 静脈径拡大の有無， 静脈逆流の検出と範囲	Step 1（Step 1 + Step 4） 伏在静脈本幹を確認する 　静脈径拡大の有無， 　静脈逆流の検出と範囲 血栓の有無 　表在と深部静脈を確認	Step 1（Step 1～4） 全て同時に診る
Step 2：静脈瘤部を確認する 大伏在や小伏在，穿通枝の いずれと交通しているか		
Step 3：不全穿通枝の検索と位置	Step 2（Step 2 + Step 3） 静脈瘤部を確認する 　大伏在や小伏在，穿通枝 　のいずれと交通しているか 不全穿通枝の検索と位置	
Step 4：血栓の有無 表在と深部静脈を確認		

図 5-37 静脈瘤の検査手順

と逆流の有無，範囲を確認する．②静脈瘤の走行を確認し，静脈瘤が繋がる血管（大伏在あるいは小伏在静脈，穿通枝）を同定する．③不全穿通枝の検索と位置を確認する．④血栓症を否定する．特に二次性静脈瘤を否定することは大切である．また，合流形式の異常に際しても忘れずに確認する．

6 代表的疾患と特徴的エコー所見

■ 深部静脈血栓症

深部静脈血栓症とは筋膜より深部にある静脈に発生する静脈血栓症と定義される[20]．血栓の範囲から膝窩静脈より中枢側にある中枢型，末梢側にある末梢型に区別される．下肢の症状や所見は，急性期には中枢型では腫脹，疼痛，色調変化をきたすが，末梢型では無症状が多い．

1 急性期

急性期（発症2週間以内）の深部静脈血栓症では伴走する動脈より静脈が拡張し，内部に低輝度，均一なエコー性状を呈する血栓が充満していることが多い．血栓の退縮はなく静脈の還流は認められず，カラードプラ法で完全な血流欠損像となる（図5-38）．

2 慢性期

慢性期（発症4週間以上）の深部静脈血栓症では血栓の性状や形態などは様々である（図5-39）．一般に，血栓の溶解や退縮とともに血管径が縮小し，血栓のエコー輝度上昇，不均一なエコー性状を呈することが多い．この時期になると血栓は静脈壁に固着されている可能性が高く，遊離する危険性は減る．カラードプラ法では一部に血流が認められ，再開通所見が得られるようになる．また，深部静脈の弁不全を合併することもあり，バルサルバ法を用いて静脈逆流の確認も必要である．

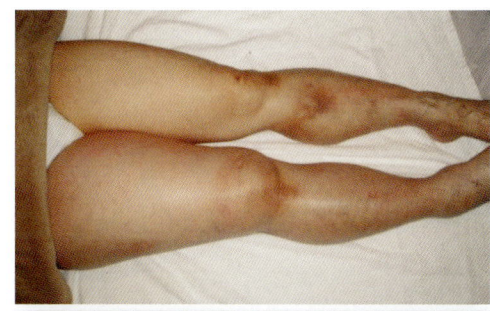

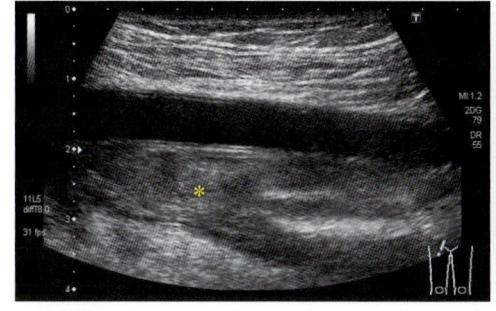

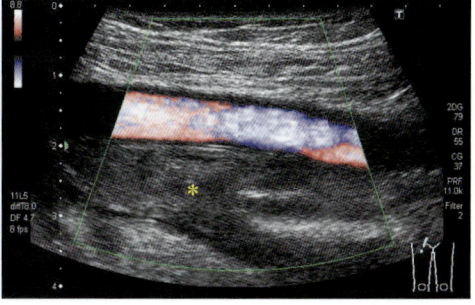

図 5-38 急性期血栓例（＊印は血栓を示す）

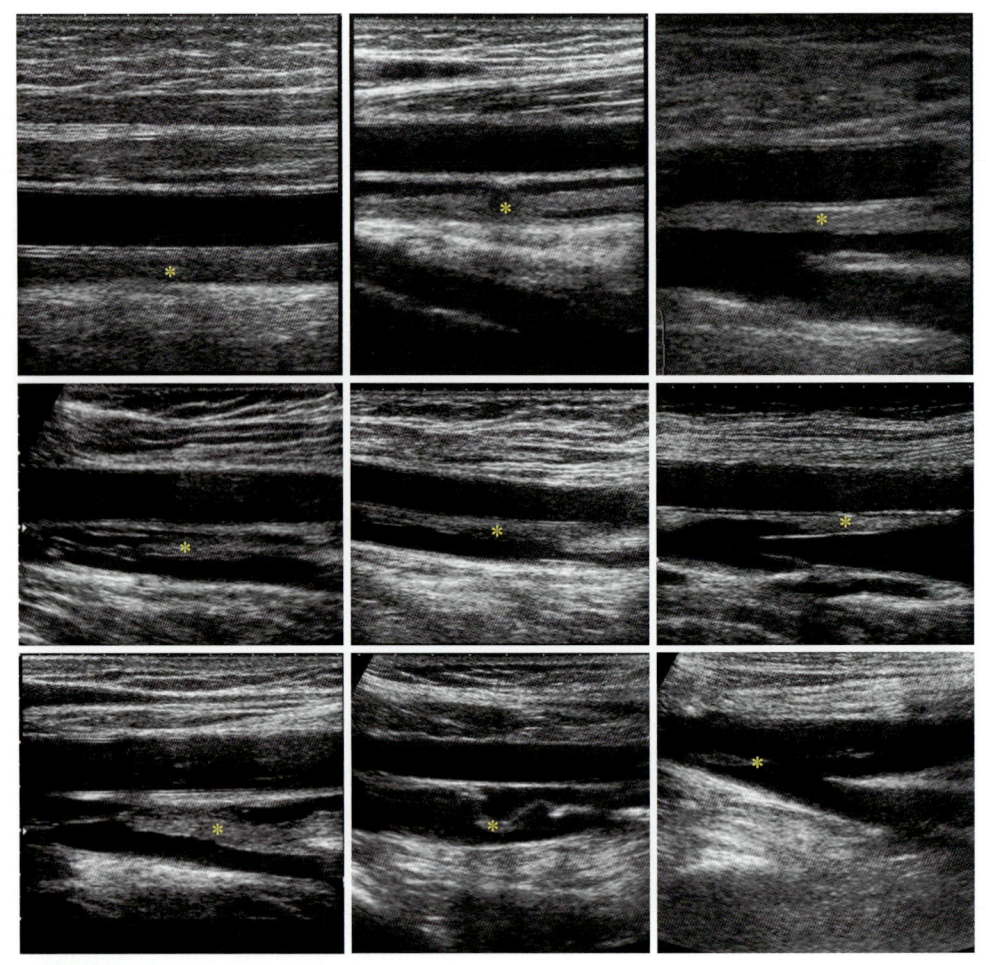

図 5-39 慢性期血栓像（＊印は血栓を示す）
血栓の性状や形態，エコー輝度は様々である．

静脈瘤

　立位時に静脈が拡張し屈曲蛇行した状態で，静脈弁の機能異常により弁逆流が生じ，下肢の静脈圧が上昇して，静脈が拡張することで生じる．"瘤"と書くが，"コブ状"でない場合も含まれる．

1 一次性静脈瘤

　先天的に静脈が脆弱なため弁不全を生じる静脈瘤で，加齢・妊娠・遺伝・生活様式（立仕事が多い）などが関与する（図5-40）．

2 二次性静脈瘤

　理学所見での一次性静脈瘤との鑑別ポイントは，瘤の性状や下肢の腫脹，緊満痛である（表5-7）．エコー検査では，深部静脈に血栓や弁不全が観察される場合，深部静脈血栓症に伴う二次性静脈瘤を疑う所見である（図5-41）．

6 代表的疾患と特徴的エコー所見

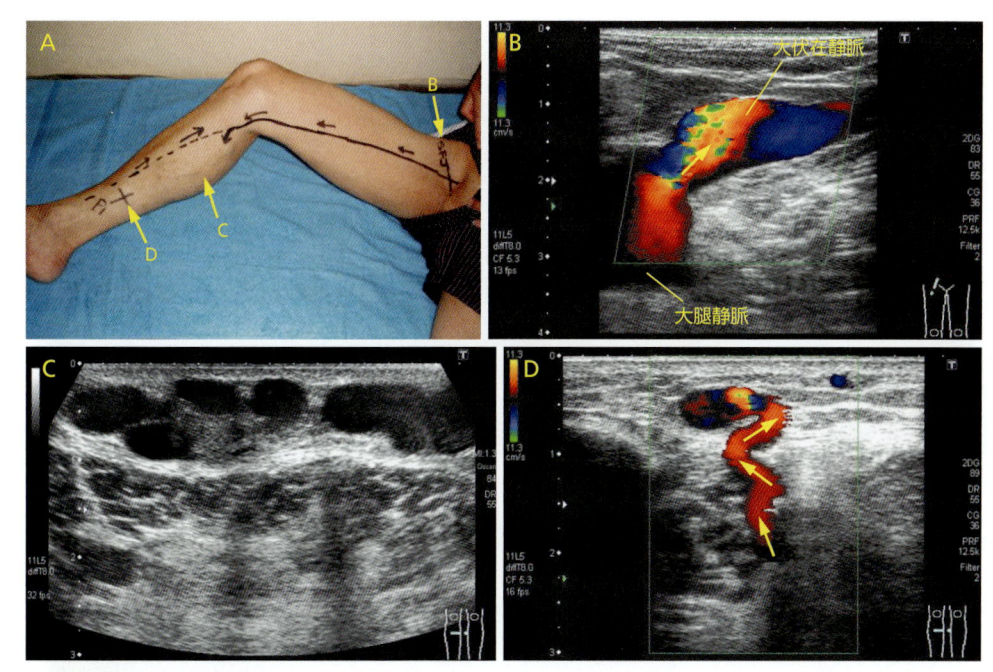

図 5-40 一次性静脈瘤
A: 右下肢静脈瘤の術前マーキング実施．表在静脈が屈曲蛇行し，腓腹部がモコモコしている．
B: 大伏在静脈は拡張し，大腿静脈から大伏在静脈へ逆行する血流（矢印）が観察される．
C: 下腿部では大伏在静脈本幹の拡大はなく，後弓状静脈が拡張し屈曲，蛇行している．
D: 下腿下部に穿通枝が観察され，逆行血流（矢印）が確認される．

表 5-7 一次性静脈瘤と二次性静脈瘤の特徴

	一次性静脈瘤	二次性静脈瘤
発生頻度	多い	少ない
DVTの既往	なし	あり
下肢腫脹	なし	あり
緊満痛	なし	あり
瘤の性状	太く明瞭	細く不明瞭

ワンポイントアドバイス

逆流範囲に基づく分類と読影法のコツ

下肢静脈瘤では伏在静脈の全体に逆流が生じているのではなく，逆流範囲は様々である[21]（図 5-42）．通常，伏在静脈瘤では SFJ 部あるいは SPJ 部で弁逆流を生じている場合が多いが，本幹に逆流がなく，伏在静脈の分枝（副伏在静脈や外陰部静脈など）に限局した逆流を生じることもある．また大伏在静脈では type Ⅱ のように下腿部の分枝（表在前方脛骨静脈や後弓状静脈）が瘤化し，この合流部まで逆流している症例を比較的多く経験する．このような type が選択的ストリッピング術のよい適応となる．

逆流範囲検索のコツは，伏在静脈の本幹に静脈瘤が合流する中枢や末梢側を横断面で丹念に検索することである．通常，静脈瘤が合流した本幹の末梢側が急に細くなる場合，逆流の消失が考えられる（図 5-43）．この時，注意しなければならないことは，本幹が著しく狭小化した場合，拡張した分枝静脈を本幹と誤認することである．静脈の描出方法で述べたように，必ず基本となる静脈走行を熟知しておくことが大切である．

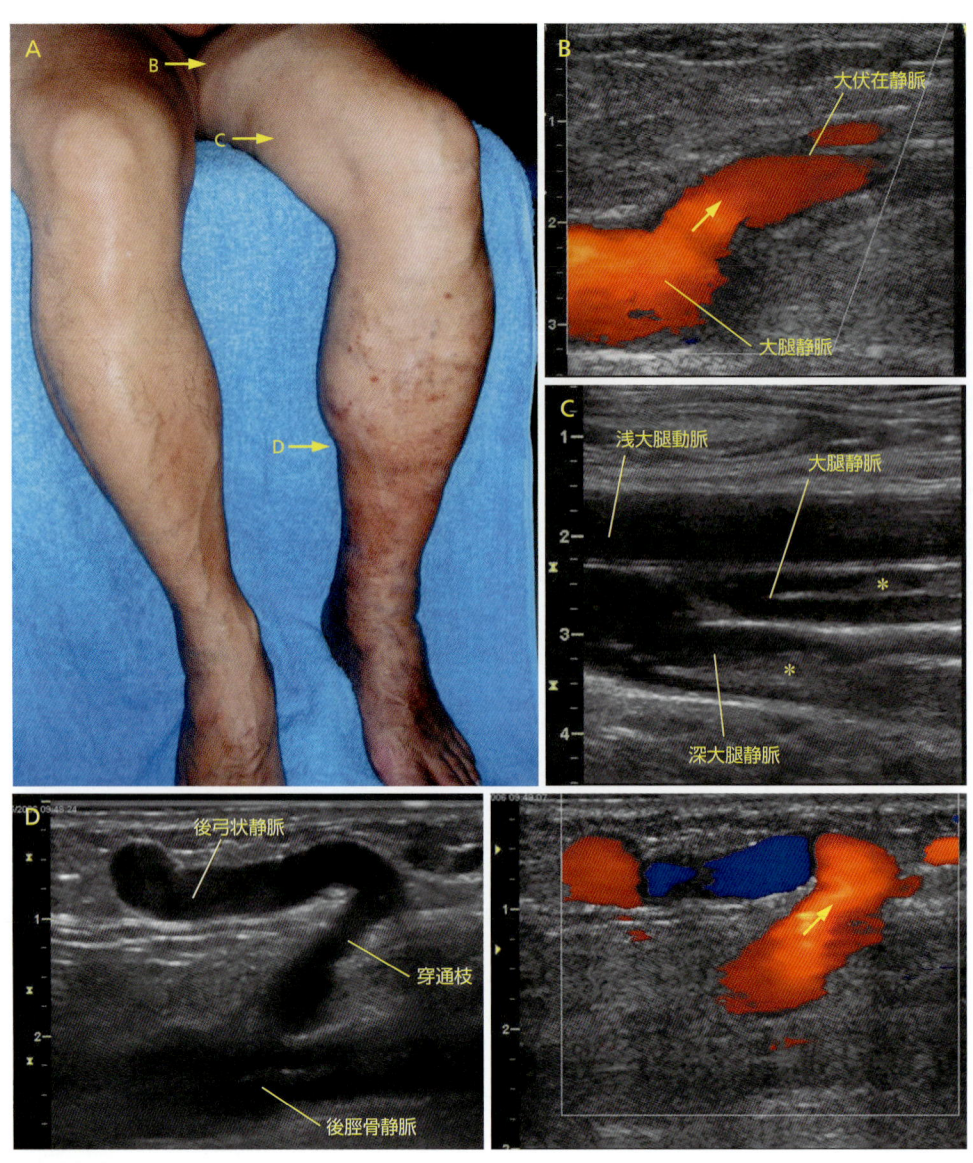

図 5-41　二次性静脈瘤
A：20年前にDVT発症．右下肢に比べ左下肢が腫脹し，表在静脈が屈曲蛇行している．
B：大腿静脈から大伏在静脈へ逆行する血流（矢印）が観察された．
C：大腿静脈と深部大腿静脈に陳旧化した血栓が検出された．（＊印は血栓を示す）
D：下腿部末梢側では後脛骨静脈と交通する穿通枝，後弓状静脈が拡大していた．カラードプラ法で穿通枝と後弓状静脈の逆流（矢印）が観察され，中枢側へ血液を還流するための側副血行路の役割をしていた．

血栓性静脈炎

　非感染性，局在性の静脈の炎症で内腔は血栓により閉塞する．表在静脈に多く生じ，罹患部位に一致して疼痛や発赤，腫脹が認められ索状物として触知される（図5-32参照）．超音波検査では発赤・疼痛部位に直接アプローチすると，表在静脈にエコー輝度の低い血栓像を認める．探触子による圧迫では完全には圧縮されず，カラードプラ法では静脈内に血流シグナルが検出されないことが多い．

6 ● 代表的疾患と特徴的エコー所見

大伏在静脈瘤

Type Ⅰ　　　Type Ⅱ　　　Type Ⅲ　　　Type Ⅳ　　　Type Ⅴ

小伏在静脈瘤

Type Ⅰ　　　Type Ⅱ　　　Type Ⅲ　　　Type Ⅳ

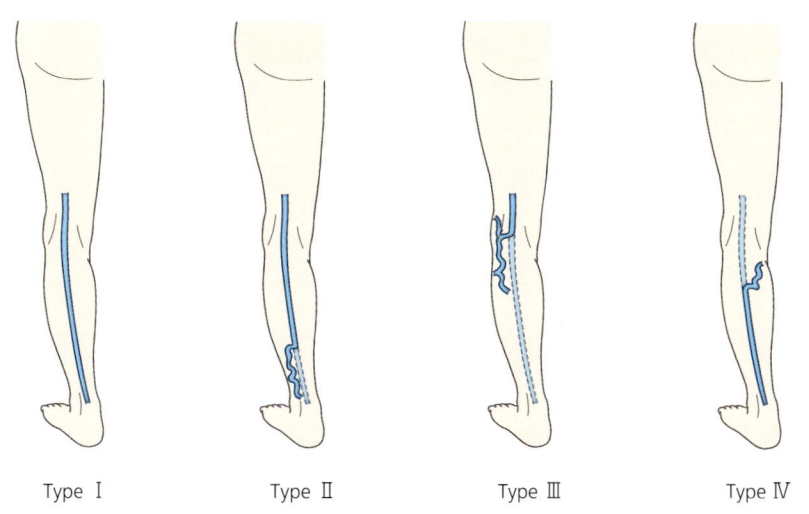

図 5-42 逆流範囲に基づく分類[21]
いずれも逆流のある部分を実線，逆流のない部分を点線で示す．

ひとくちメモ

~表在静脈と深部静脈の血栓症~

　下肢静脈血は，8割以上が深部静脈系を経て，残りの約2割が表在静脈系を経て還流される．表在静脈が閉塞しても，深部静脈が正常であれば，深部静脈により代償され静脈還流障害を生じにくいが，深部静脈の閉塞は静脈還流障害を生じ，臨床症状が著明である．また表在静脈の血栓は遊離する可能性は低いが，深部静脈に血栓が進展する場合は，肺塞栓の危険性が高くなり注意する必要がある．

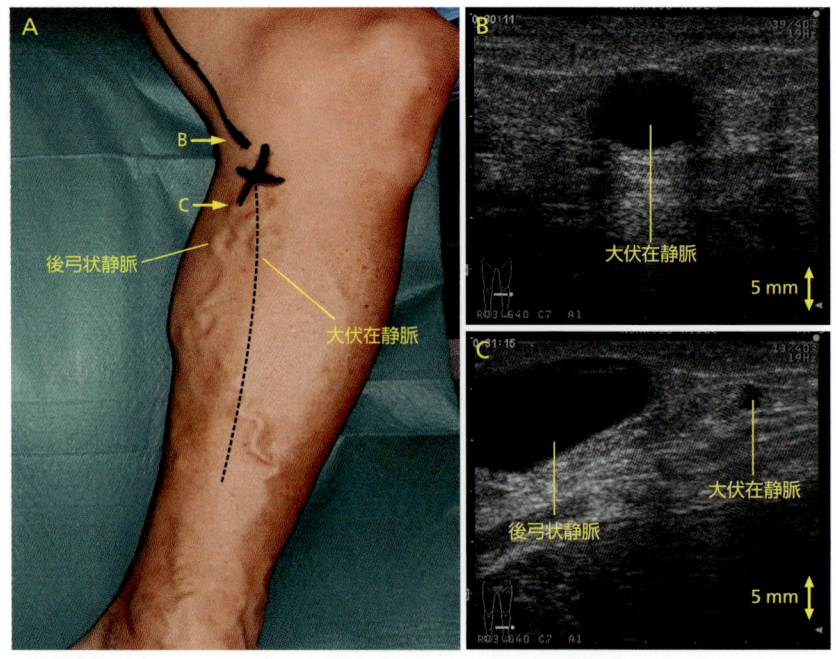

図 5-43 後弓状静脈瘤合流部前後における大伏在静脈径変化
A：後弓状静脈の大伏在静脈合流部を×印で示す．
B：合流部中枢側の大伏在静脈径は 8 mm あり，著明に拡大している．
C：合流部末梢側の大伏在静脈径は急に細くなり，正常範囲内である．一方，後弓状静脈が著明に拡大し蛇行している．

7 知っておきたい治療法と評価法

　下肢静脈瘤の治療法は古くから圧迫療法や硬化療法，結紮術，ストリッピング術などが一般的に行われている．これらの治療法は下肢静脈瘤の種類や重症度によって選択され，それぞれを組み合わせる場合も多い．最近では低侵襲な治療法として血管内レーザー焼灼術（endovenous laser ablation：EVLA）が注目されている．これは血管内に挿入したファイバーからエネルギーを照射して病的な血管を焼灼・閉塞する治療法である．低侵襲で術後の回復が早く下肢静脈瘤の新しい治療法として期待されている．

■ ストリッピング術

　大伏在静脈を抜去することにより逆流源を消失させる治療法．静脈全長を抜去するストリッピング術と一部を抜去する選択的ストリッピング術，静脈を内翻して抜去する内翻ストリッピング術に分けられる．内翻法では血管周囲の組織の損傷を最小限に抑えられる．いずれも再発率の低い確実な治療法であるが，他の治療法に比し侵襲性は高い．

7 ● 知っておきたい治療法と評価法

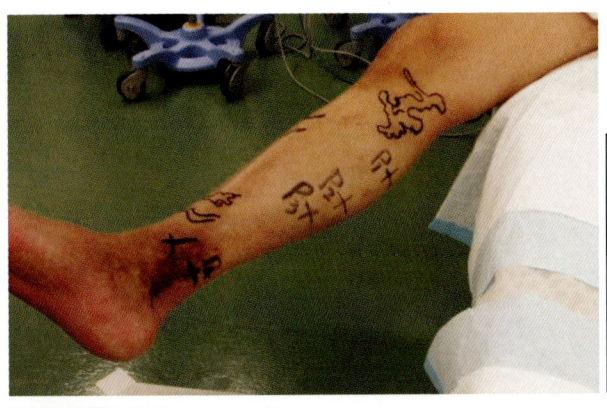

図 5-44 術前マーキング

下肢静脈瘤における術前マーキング部位
・大伏在静脈と大腿静脈の合流部（大伏在静脈由来の静脈瘤例）
・小伏在静脈の筋膜穿通部位※（小伏在静脈由来の静脈瘤例）
・不全穿通枝の筋膜穿通部位
・伏在静脈から静脈瘤へ連続する分枝が出ている部位
※合流部ではなく筋膜穿通部位にマークする．

1 術前評価

①原因静脈の同定
②静脈瘤の走行確認
③不全穿通枝の検索と位置確認
④血栓症の否定

詳細に際しては，検査手順 静脈瘤検査（P.173）を参照

術前マーキング

　ストリッピング術では伏在静脈を抜去するだけでなく，術後の再発に大きく関与する不全穿通枝も結紮することが多い．術前エコーでは，この結紮術の対象となる不全穿通枝の位置を正確にマーキングすることは手術時間の短縮，手術侵襲の軽減につながる．また，患者が一番気になっている部位を聞いておくことも大切である．当院では，①大伏在静脈と大腿静脈の接合部，②大伏在静脈の逆流部位，あるいは末梢部位，③不全穿通枝の筋膜穿通部位，④静脈瘤が伏在静脈に合流する部位などをマーキングしている（図5-44）．

2 術後評価

　特に合併症などが起こらなければ，術後の超音波検査は不要である．

血管内レーザー焼灼術（endovenous laser ablation；EVLA）

1 術前評価

　伏在静脈に弁不全を有する一次性下肢静脈瘤が治療対象となる．下肢静脈瘤に対する血管内治療のガイドライン[17]では，下肢静脈エコー検査における大伏在あるいは小伏在，副伏在静脈の弁不全の定義を，立位あるいは座位でミルキングまたはバルサルバ負荷後，0.5秒を超える有意逆流を認めた場合とし，さらに表5-8，図5-45に示す条件を満たすものがこの治療の適応と除外基準となる．超音波検査ではこれらの情報を得ることが治療法選択に際し重要である．

表 5-8　下肢静脈瘤に対する血管内治療の適応

適応
①深部静脈が開存している．
②伏在大腿静脈接合部（SFJ: saphenofemoral junction），あるいは伏在膝窩静脈接合部（SPJ: saphenopopliteal junction）より5〜10 cm遠位側の伏在静脈の平均的な径が4 mm以上あること．また平均的な径が10 mm以下を推奨する．
③下肢静脈瘤による症状（易疲労感，疼痛，浮腫，こむら返りなど）があるか，うっ滞性皮膚炎を伴っている．
④伏在静脈に弁不全があっても，terminal valveが正常でSFJに弁不全が認められない場合は，血管内治療の適応とはしない．ただし，Doddの穿通枝が逆流源となっている場合は除く

不適応
①CEAP分類のclinical class C1（くもの巣状，網目状静脈瘤）
②DVTを有する，あるいは既往のある患者
③動脈性血行障害を有する患者
④歩行の困難な患者
⑤多臓器障害あるいはDIC状態の患者
⑥経口避妊薬あるいはホルモン剤を服用している患者
⑦重篤な心疾患のある患者
⑧ショックあるいは前ショック状態にある患者
⑨妊婦または妊娠の疑われる患者
⑩ステロイド療法中の患者
⑪ベーチェット病の患者
⑫骨粗鬆症治療薬（ラロキシフェン），多発性骨髄腫治療薬（サリドマイド）を服用している患者
⑬血栓性素因（プロテインC欠損症，プロテインS欠損症，アンチトロンビンIII欠損症，抗リン脂質抗体症候群など）の患者

文献17より引用改変

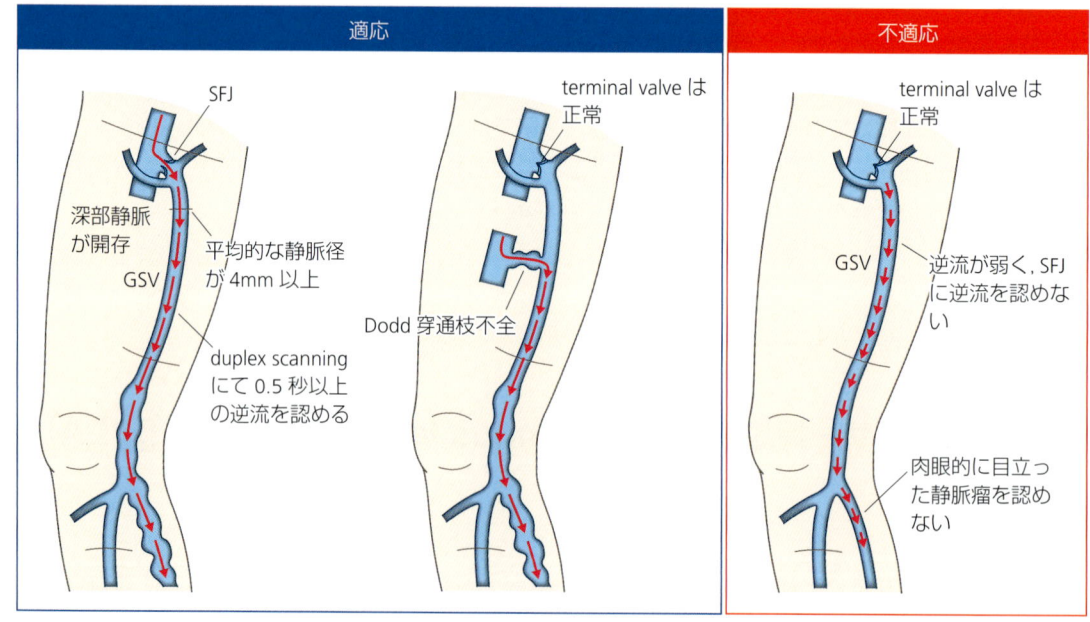

図 5-45　下肢静脈エコーによる下肢静脈瘤に対する血管内治療の適応基準
文献17より引用改変

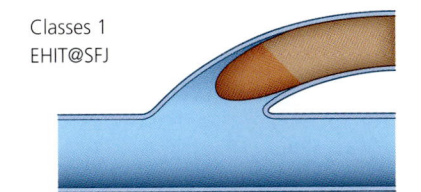

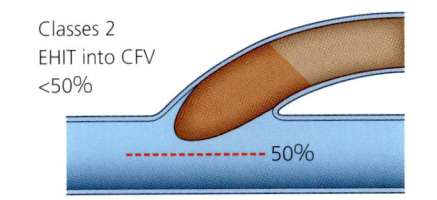

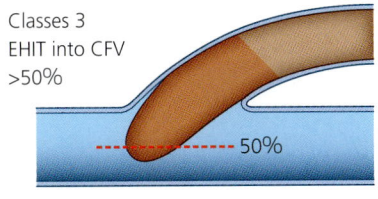

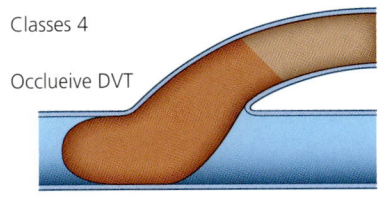

図 5-46 EHIT（endovenous heat-induced thrombus）
(Frasier K, Latessa V. Minimally invasive vein therapy and treatment options for endovenous heat-induced thrombus. J Vasc Nurs. 2008; 26(2): 53-7)

2 術後評価

　術後 72 時間以内に超音波検査で焼灼部位の閉塞状況，血流の有無と血栓の進展による深部静脈血栓症の有無を確認する．その後は 1～3 カ月後に治療効果判定のため超音波検査を行う．焼灼した静脈が消失，あるいは静脈径が 2～3 mm 以下になった時点で治療成功とされる[17]．

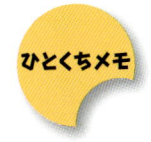

> **ひとくちメモ**
>
> **EHIT（endovenous heat-induced thrombus）**
> 　深部静脈接合部（SFJ または SPJ）の焼灼部位より中枢の大腿静脈に血栓が伸展することがある．これを EHIT とよんでいる．発生頻度は 15～20％と少なくないが，VTE に発展することは少ないといわれている．血栓の伸展範囲により Class 分けされ，血栓が GSV あるいは SSV 内にとどまるものを Class 1．血栓が深部静脈内に突出するが静脈径の 50％を超えないものを Class 2．50％以上伸展したものを Class 3．血栓が深部静脈をほぼ閉塞しているものを Class 4 とされ治療法が異なる．Class 1, 2 は無治療で経過観察，Class 3 はワーファリンによる抗凝固療法，Class 4 は血栓除去術が実施される（図 5-46）[22]．また，EHIT の予防には浅腹壁静脈からの血流を残すことが重要であり，術前に浅腹壁静脈の開存性と SFJ 部からの距離を測定することも大切である．

参考文献

1) 水上尚子．四肢静脈．血管超音波テキスト．日本超音波検査学会, 監修．医歯薬出版；2005. p.88-9.
2) 呂　彩子，景山則正．下腿静脈の特殊性．血管無侵襲診断テキスト．南江堂；2007. p.45-48.
3) 平井正文，他．臨床静脈学．阪口周吉，編．中山書店；1993.
4) 坂井建雄，他，総編集．人体の正常構造と機能 II　循環器．日本医事新報社；2000. p.38-61.
5) van Limborgh J, Hage RW. The systemic anatomy of the perforating veins in the leg, especially Cockett's

veins. Phlebologie. 1982; 35: 19-28.

6) Cavezzi A, Labropoulos N, Partsch H, Ricci S, Caggiati A, Myers K, Nicolaides A, Smith PC. Duplex ultrasound investigation of the veinus in chronic venous disease of the lower limbs-UIP consensus document. Part.

7) 山本哲也, 松村 誠. 血管エコー実施時の注意点 検査手順とピットフォール. Vascular Lab. MCメディカ出版, 2006; 3(4); 77-84.

8) EklÖf B, et al. Revision of the CEAP classification for chronic venous disorders: consensus statement. J Vasc Surg 2004; 40: 1248-52.

9) 山本哲也. 深部静脈血栓症の超音波診断. 心エコー. 2010; 11(11): 1074-85.

10) 山本哲也, 松村 誠. 下肢静脈瘤の超音波検査法. 下肢静脈疾患と超音波検査の進め方, Medical Technology 別冊. 医歯薬出版; 2005. p.81-95.

11) Goldman MP, Bergan JJ, Guex JJ. Anatomy and histology of the venous system of the leg. In: Sclerotherapy treatment of varicose and telangiectatic leg veins. 4th edition. Mosby: 2006. p.311-6.

12) 日本超音波医学会用語・診断基準委員会. 下肢深部静脈血栓症の標準的超音波診断法. J Med Ultrasonics. 2008; 35(1): 38.

13) 佐藤 洋. 下肢静脈の撮り方. 心エコー vol 2. 文光堂; 2001. p.280-7.

14) 平井正文, 他. 下肢静脈瘤硬化療法, 第2版. 医歯薬出版; 1996.

15) van Bemmelen PS, et al. Quantitative segmental evaluation of venous valvular reflux with duplex ultrasound scanning. J Vasc Surg. 1989; 10: 425-31.

16) Vasdekis SN, et al. Quantification of venous reflux by means of duplex scanning. J Vasc Surg. 1989; 10: 670-7.

17) 日本静脈学会. 下肢静脈瘤に対する血管内治療のガイドライン(2009-2010年小委員会報告). 静脈学. 2010; 21: 289-3009.

18) Rodriguez A, et al. Duplex-derived valve closure times fail to correlate with reflux flow volumes in patients with chronic venous insufficiency. J Vasc. 1996; 23: 606-10.

19) 應儀成二, 他. 超音波断層法を用いた一次性下肢静脈瘤における不全穿通枝の診断. 日外会誌. 1994; 95: 34-9.

20) 安藤太三, 應儀成二, 他. 循環器病の診断と治療に関するガイドライン. 肺血栓塞栓症および深部静脈血栓症の診断・治療・予防に関するガイドライン(2009年改訂版). http://www.j-circ.or.jp/guideline/pdf/jcs2009_andoh_h.pdf (2012年11月閲覧)

21) Koyano, K. et al. Selective stripping operation based on Doppler ultrasonic findings for primary varicose veins of the lower extremities. Surgery. 1988; 103: 615-9.

22) Frasier K, Latessa V. Minimally invasive vein therapy and treatment options for endovenous heat-induced thrombus. J Vasc Nurs. 2008; 26(2): 53-7.

23) 山本哲也. 下肢静脈瘤の検査法 不全穿通枝の見つけ方と評価法. 検査と技術. 医学書院; 2010. p.1207-13.

Chapter 6
その他

1 穿刺部合併症評価

　中心静脈内カテーテル留置は経口摂取困難な患者への輸液療法や各種薬剤の投与，中心静脈栄養などを行ううえで必要不可欠な処置であり，その治療効果はきわめて高い．また，カテーテルを用いた血管内治療は，どの診療科においても注目され高い治療成績が得られている．これらの治療頻度が増すにつれ，穿刺に伴うカテーテル感染や血栓症，止血不十分，誤穿刺などの合併症も増加している．本稿では超音波検査時に比較的遭遇することの多い，合併症について記述する．

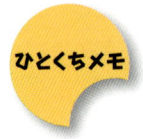

> **ひとくちメモ**
>
> **中心静脈**（図6-1）
> "中心静脈"は上大静脈と下大静脈の両者を指す用語である．カテーテルを通して高カロリー輸液や高浸透圧の薬液を注入する際に使用される．この中心静脈は体内で最も太く血液量が多い静脈であり，高濃度の薬剤を投与することが可能である．また，血管外への逸脱を起こし難く，確実性の高い投与経路でもある．大腿静脈や内頸静脈，鎖骨下静脈からアプローチされることが多い．

■ 動静脈瘻

　動静脈瘻とは「動脈系と静脈系が微小循環系を介さずに交通している状態」である．その成因は様々である．先天的に存在する症例もあるが，上肢，下肢領域では動脈損傷により後天的に生じることが多い．カテーテル穿刺時に動脈と静脈が串刺し状になり，抜去後，動脈から静脈への短絡血流が生じる．穿刺部に一致したスリルの触知や連続性雑音を聴取されることで本症が疑わ

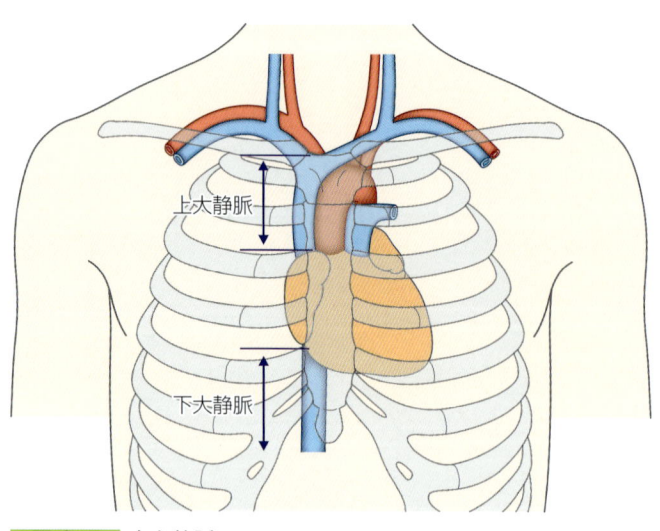

図6-1 中心静脈

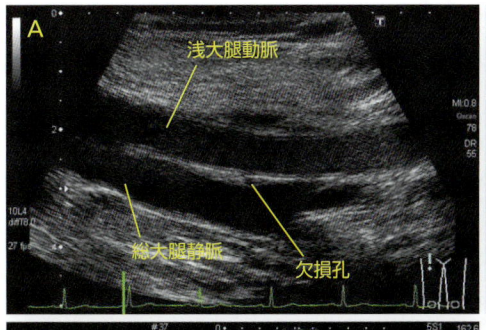

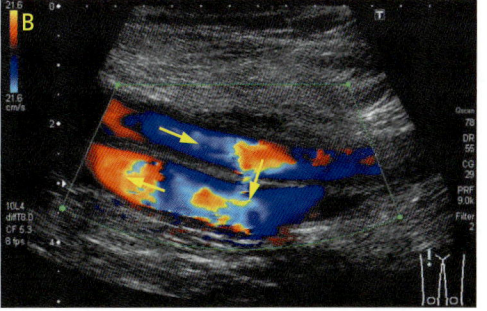

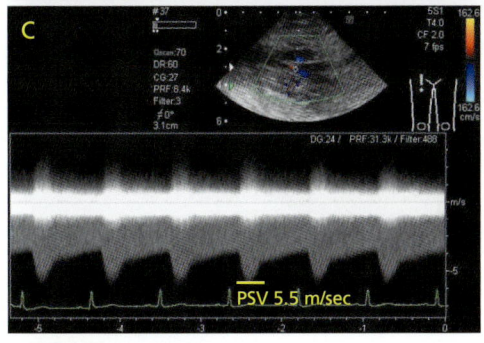

図 6-2 動静脈瘻

A: 縦断面断層像で浅大腿動脈と総大腿静脈が交通する欠損孔が描出されている．
B: カラードプラ像では浅大腿動脈から総大腿静脈へ短絡するモザイク状血流が検出される．（矢印は血流の方向を示す）
C: 連続波ドプラ法による最大血流速度は 5m/sec を超える連続性血流が検出され，動静脈瘻と診断できる．

れる．

＜超音波検査での評価ポイント＞

Bモード単独では確定診断が難しく，カラードプラ法の併用が必須である．特徴的なエコー所見としては，動脈から静脈へ Jet 状に流入するモザイク血流が描出されることである．連続波ドプラ法では，連続性の高速血流（4〜6 m/sec）が検出される．また動静脈間の瘻孔部の径や静脈径の拡大の有無を観察する（図 6-2）．その際，探触子で病変部を押さえ過ぎると静脈は容易に変形するため，検査肢に探触子を軽く接触させるように走査することが大切である[1]．

仮性動脈瘤（pseudo aneurysm）

カテーテル穿刺部やバイパス術後の吻合部から血液が漏出し腫瘤が形成され，動脈腔と腫瘤が交通している状態を仮性動脈瘤とよぶ．皮下出血や患部の腫脹，疼痛や血管雑音を聴取されることで本症を疑う．

＜超音波検査での評価ポイント＞

動脈周囲に低輝度腫瘤状エコーが認められ，ドプラ法では動脈と腫瘤とを交通する to and fro pattern の血流が観察される（図 6-3）．この仮性動脈瘤の治療にもエコーは有効である．カラードプラガイド下，瘤内部の血流を確認し，探触子で穿孔部を直接圧迫止血する．腫瘤内に血流が認められない状態を血腫とよび，両者を区別して用いる（図 6-4）．

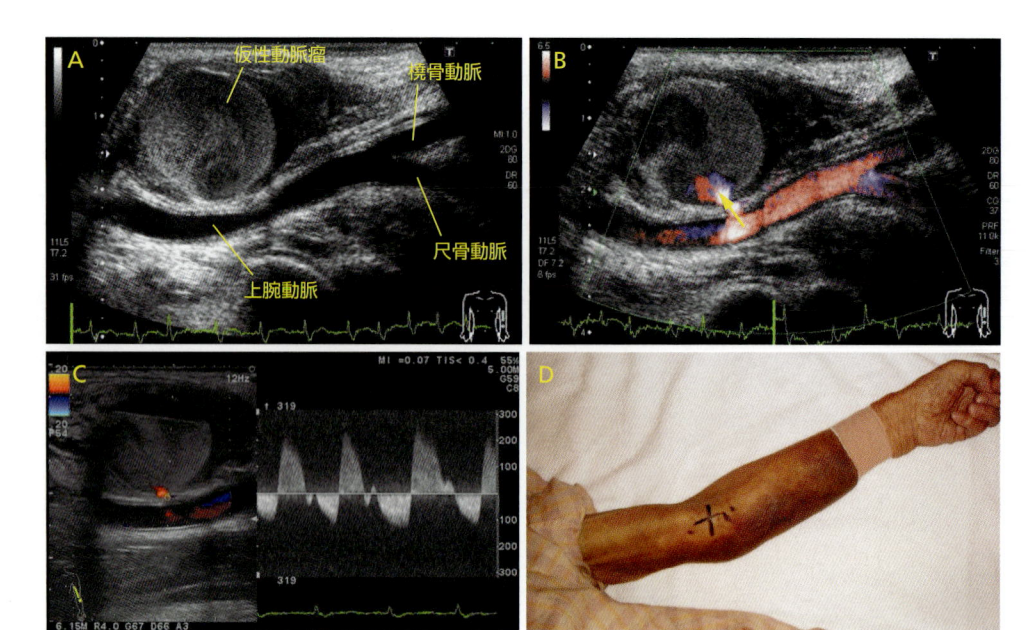

図6-3 仮性動脈瘤

A：上腕動脈前方に大きな腫瘤が観察されている．内部に流動エコーが確認できる．
B：アドバンスダイナミックフロー（ADF）を用いると上腕動脈から漏れ出る血流が認められる（矢印）．
C：連続波ドプラ法では上腕動脈と腫瘤を交通する to and fro pattern の血流が観察され，仮性動脈瘤と診断できる．
D：瘻孔部にマーキングし，圧迫止血を行う．

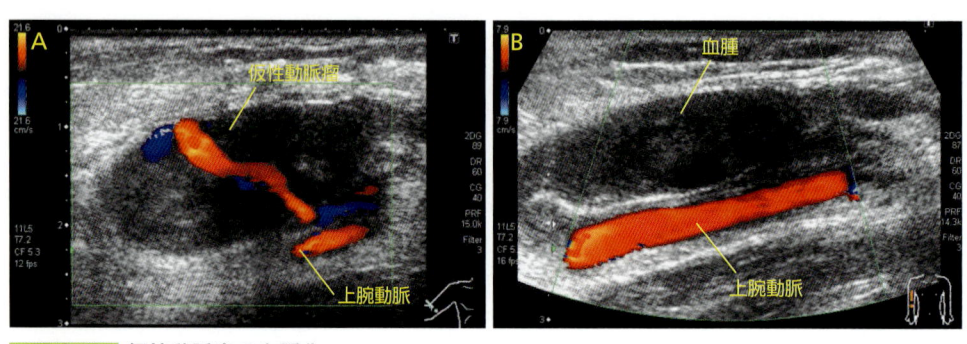

図6-4 仮性動脈瘤の血腫化

A：上腕動脈の前方に仮性動脈瘤が観察される．
B：圧迫止血後，仮性動脈瘤内への血流は検出されず血腫化されている．

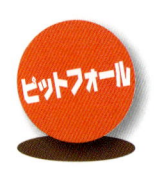

ピットフォール

リンパ節の腫脹（図6-5）

リンパ節の腫脹例では，血管病変と紛らわしいことがある．リンパ節は鼠径部周囲に多く，動脈の前面に認められる．そのため，腫脹したリンパ節では仮性動脈瘤様に拍動性の腫瘤として触知される．エコー検査ではリンパ節腫脹は中心部がやや高輝度で周囲が低輝度エコーを呈し楕円から球状の構造物として観察されることで鑑別できる．

1 ● 穿刺部合併症評価

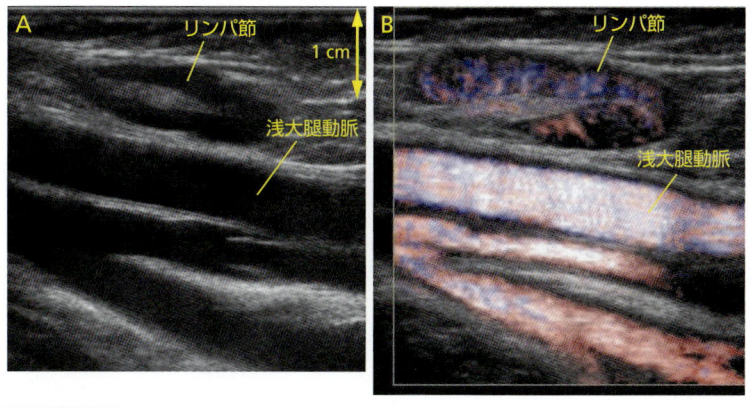

図6-5 リンパ節腫脹例
A：Bモードで動脈前方に楕円形の低輝度エコー領域が観察される．中心部が高輝度，周囲が低輝度エコーの構造物として観察され，腫脹したリンパ節と判断できる．
B：B Flow Colorでは放射状に観察され，仮性動脈瘤とは異なることが確認できる．

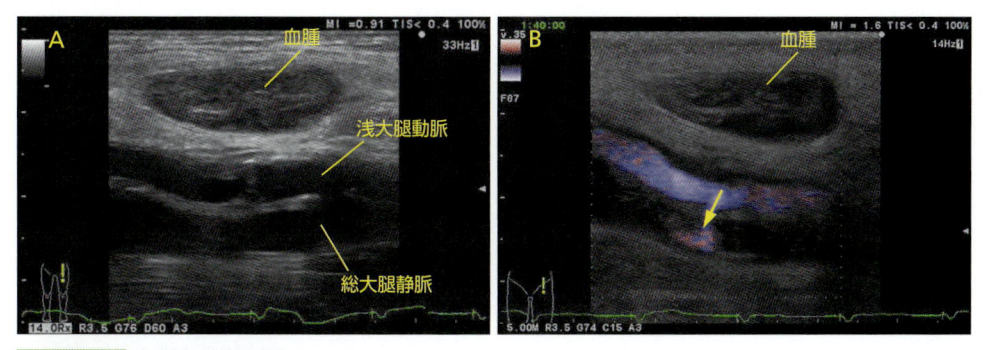

図6-6 血腫と動静脈瘻
A：浅大腿動脈の前方に低輝度腫瘤状エコーが認められる．
B：腫瘤状エコーの内部に血流シグナルは検出されず，血管と交通がないことから血腫と判定できる．注意しなければならないことは，病変は一つとは限らないことである．本例では動静脈瘻が観察されている．

■ 血腫（hematoma）

　カテーテル穿刺部から血液が漏出し腫瘤が形成され，血栓化している状態を血腫とよぶ．血腫は止血された状態で，動脈との交通はなく内部に血流は検出されない．しかし止血機能の低下した症例では，いったん止血されたようにみえても，後出血を起こすこともあり注意したい．
＜超音波検査での評価ポイント＞
　穿刺部位の皮下，動脈の周囲に低輝度の腫瘤状エコーとして観察される．カラードプラガイド下，腫瘤内部に血流が検出されないことを確認する（図6-6）．この時，低流速の血流が検出されるように血流速度レンジを下げ，カラーゲインを上げて観察することが大切である．また，Bモードで内部の状態（流動エコーの有無）を確認することも忘れてはならない．

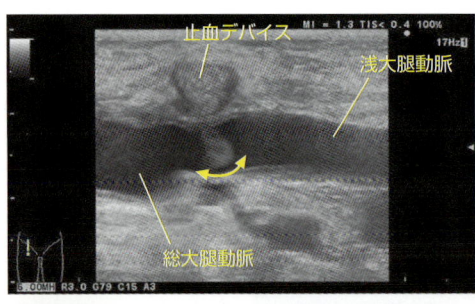

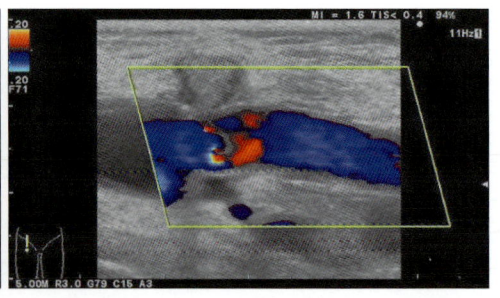

図 6-7　止血デバイスによる合併症
動脈内に止血デバイスの一部が逸脱し，可動性を有している．カラードプラ像では末梢側への血流シグナルが確認されている．また狭窄血流は検出されていない．

止血デバイスによる合併症

　カテーテル治療後の穿刺部の止血は従来，用手圧迫により行われていた．用手圧迫は長時間の安静を必要とし，患者にとって苦痛が多い．用手圧迫に代わる止血デバイスの使用は，止血安静時間と入院期間の短縮が可能であり有用性は高い．当院で使用しているアンギオシール ST-SPLUSTM はアンカーを血管内に留置し，コラーゲンを血管外側の組織側から押し込み，血管穿刺部をアンカーとコラーゲンで挟み込み止血するデバイスを使用している．合併症の頻度は比較的少ないが，血管狭窄をきたす症例もあり使用後のエコー検査は必須である．

＜超音波検査での評価ポイント＞
　術後，アンカーが血管壁に正しく留置されているか，コラーゲンが血管内に逸脱していないかを確認する（図6-7）．また，合併症を減らすためには，動脈硬化や石灰化の強い穿刺部位に対する使用をさけ，確実に総大腿動脈穿刺を行うことが必要であり，これらの確認のため術前にエコー検査をすることをお勧めしたい．

カテーテルに付着する血栓

　カテーテル挿入により血管内皮の損傷や血流停滞をきたし，静脈血栓症から肺血栓塞栓症を引き起こすことは従来から指摘されている．当院の検討ではバスキュラーアクセス留置用のダブルルーメンカテーテル（DLC）における血栓発生率は留置日数に比例し，平均8.9 ± 1.6日で血栓が形成されていた．また，長期留置やカテーテル径の太いものほど形成される傾向は高く，その診断にはカテーテル挿入前後の D-dimer の比較やエコー検査が有用である[2]．

＜超音波検査での評価ポイント＞
　血栓の形成部位はカテーテルの周囲に多いが，穿刺部位に限局する症例も確認される（図6-8）．また，血栓は中枢側へ伸展する傾向が高く，時には完全閉塞する症例もみられる．血栓例では，血栓の大きさと存在範囲，血栓性状と形態，血管壁やカテーテルとの固着性，血流の有無などを確認する．一般に，血栓の付着面積が小さい血栓や可動性が強い血栓，容量の大きな血栓は注意すべき血栓像である（図6-9）．検査時に注意すべきことは，下肢深部静脈血栓症診断の際に実施される圧迫法を行ってはならないことである．なぜなら内頸静脈内の血栓は体表面からの距離が非常に近く，圧迫により遊離する危険性がきわめて高いからである．

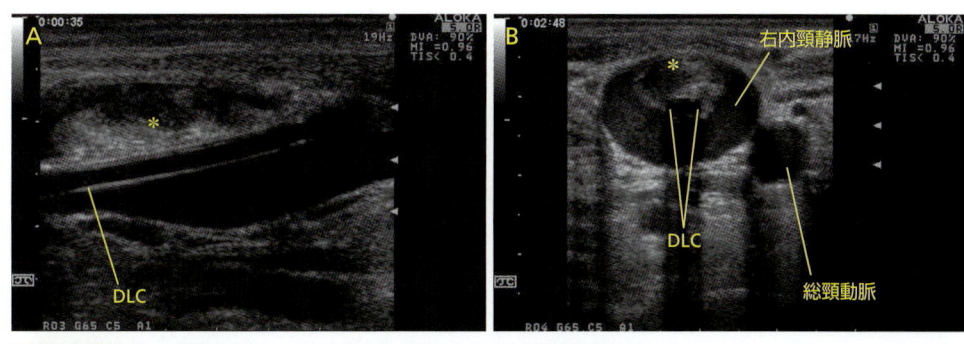

図 6-8　右内頸静脈カテーテル周囲血栓（一時的血液透析例）
A：内頸静脈縦断面像：DLC の広範囲に付着する血栓像が認められている．
B：内頸静脈横断面像：DLC の周囲に付着する血栓像が認められている．
（DLC：ダブルルーメンカテーテル，＊は血栓を示す）

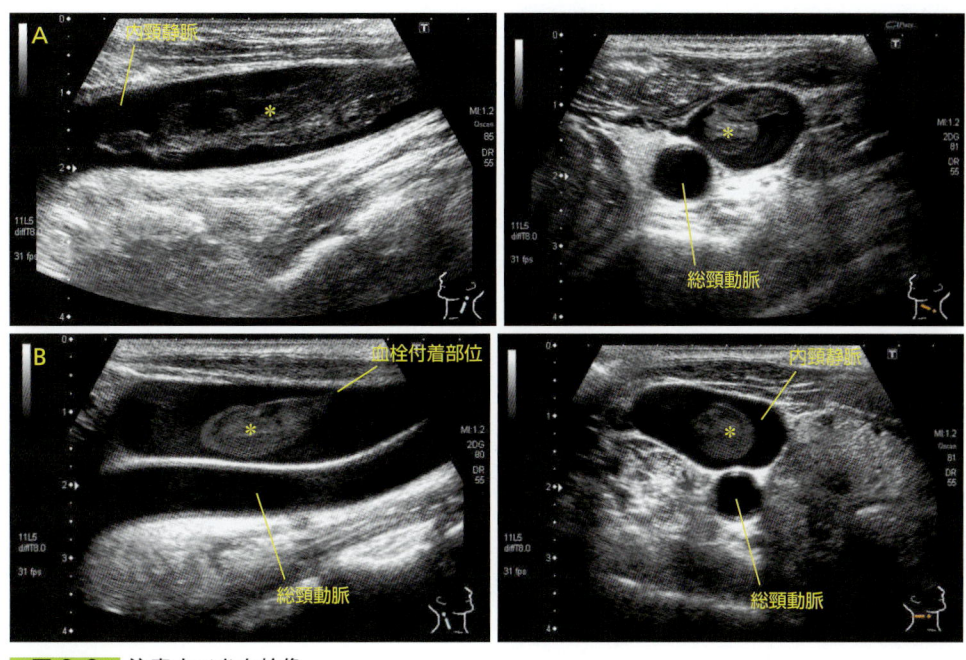

図 6-9　注意すべき血栓像
A：容量の大きな血栓
B：付着面積の小さい血栓，可動性もみられていた．（＊は血栓を示す）

解離

　カテーテル治療に伴う解離は大動脈解離とは異なり，範囲が狭いことが多い．虚血症状で発症することもあるが，無症状のことも多い．解離の進展範囲や真腔と偽腔の区別，血流の有無などを確認する（図 6-10）．

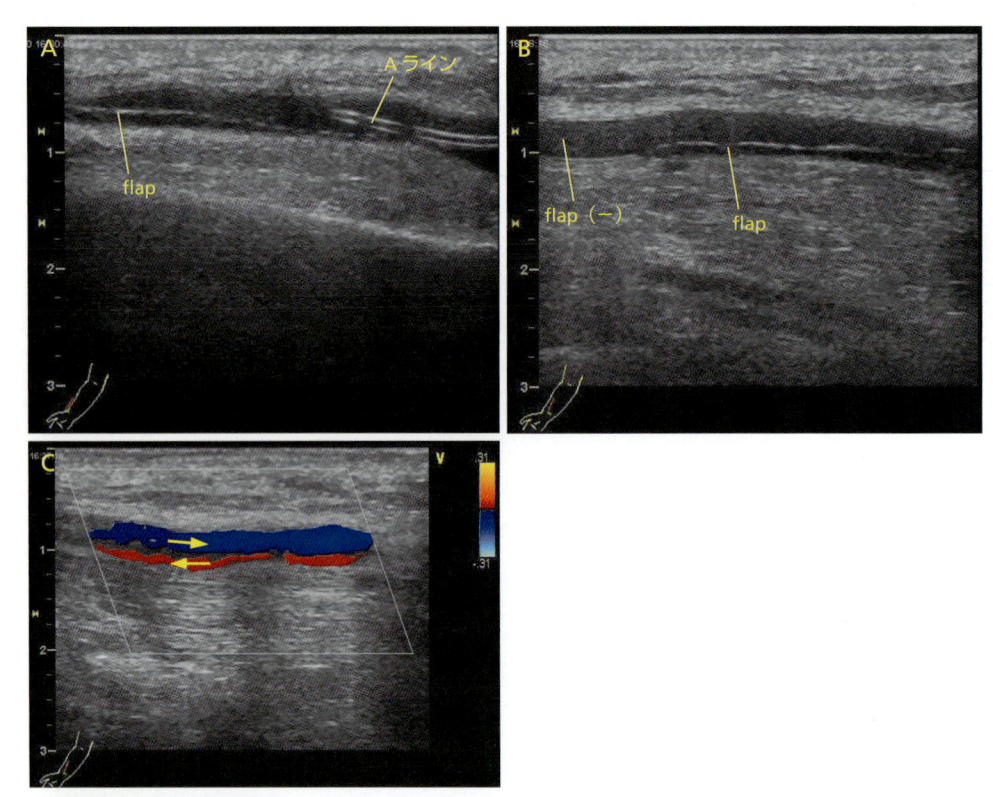

図 6-10 橈骨動脈解離
A: Aライン挿入部から flap が観察されている.
B: flap は橈骨動脈の中部付近で消失している.
C: カラードプラ像では真腔と偽腔の血流方向が異なっている.（矢印は血流方向を示す）

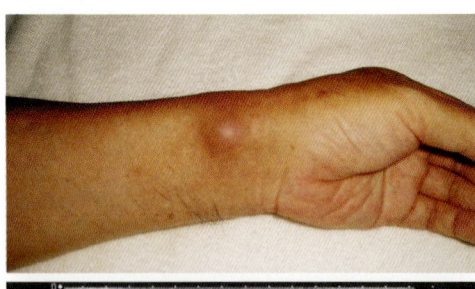

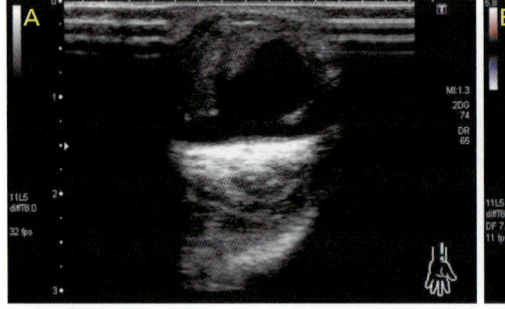

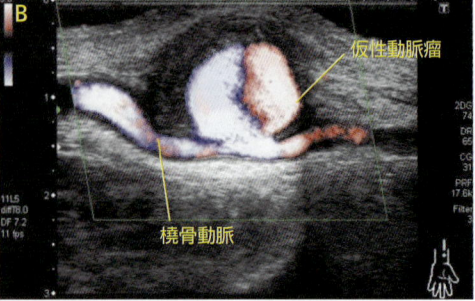

図 6-11 検査時の工夫（橈骨動脈仮性動脈瘤例）
A: 通常の状態で検査を実施すると一部しか描出されず, 情報が不十分である.
B: 突出する病変や体表面近くの血管を観察する際, エコーゼリーを多めに塗布すると全体像がわかりやすくなる.

> **ワンポイント アドバイス**
>
> **検査時の工夫**（図6-11）
> 突出する病変では，探触子が一部しか接触されず，病変部周囲の情報が記録できないことがある．その際，エコーゼリーを多めに塗布することで，明瞭な画像が得られるようになる．また，ゲルパッドの利用も有効である．

2 モニターとしての超音波検査

　超音波検査の応用範囲は広く，主病変の診断だけではなく，治療に対するモニターとしての役割も期待されている．本稿では血管超音波検査法の本来の目的とは視点を少し変え，治療モニターとしての役割について解説する．

■ 冠動脈バイパス術（CABG: coronary artery bypass grafting）

　CABGではバイパスグラフトとして下肢静脈の大伏在静脈や内胸動脈（ITA: internal thoracic artery），橈骨動脈，胃大網動脈などが利用されている．特に左内胸動脈（LITA）は解剖学的位置関係により左前下行枝へのバイパスに頻繁に用いられている．この内胸動脈は長期開存性に優れ，太さが冠動脈と同程度で，血流量も豊富でありバイパスグラフトに最適とされている．しかし，症例によってはこれらの血管が細すぎて使用できないことや，術後早期に閉塞する場合もあり，術前後にこれらを超音波検査で評価することが重要である[3,4]（表6-1）．

＜術前評価ポイント＞

1. 大伏在静脈

　鼠径部から足部まで通常の（下肢の内側の表在に近い）位置を走行しているかを確認する．時には走行異常や静脈瘤を形成していることもある．血管径は座位で2mm以上有していることが理想であり，血管壁が肥厚していないかを確認する．

2. 内胸動脈

　血管壁にプラークや石灰化がなく，吻合可能な内腔を有していることを確認する．ほとんどの

表6-1　正常値

橈骨動脈，尺骨動脈は遠位部，上腕動脈は中部，内胸動脈は第2肋間で計測した．

		血管内腔径（mm）	血管外膜間径（mm）	最大血流速度（cm/s）
橈骨動脈	男	2.5±0.7	3.3±0.6	66.4±24.5
	女	2.0±0.4	2.7±0.5	65.0±20.3
尺骨動脈	男	2.3±0.5	3.1±0.7	66.7±22.5
	女	2.0±0.5	2.6±0.6	70.6±15.8
上腕動脈	男	4.2±0.7	5.2±0.8	81.8±26.3
	女	3.3±0.6	4.2±0.6	99.3±28.7
内胸動脈		2.1±0.4		63.8±28.6

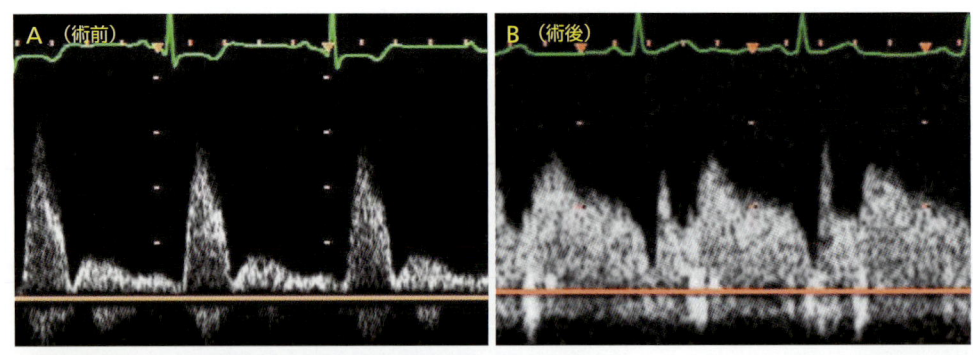

図6-12 左内胸動脈血流速波形（冠動脈バイパス術前後）
A：収縮期優位の血流波形を示している．
B：拡張期優位の二峰性血流波形が認められ，バイパスは開存していると考えられる．

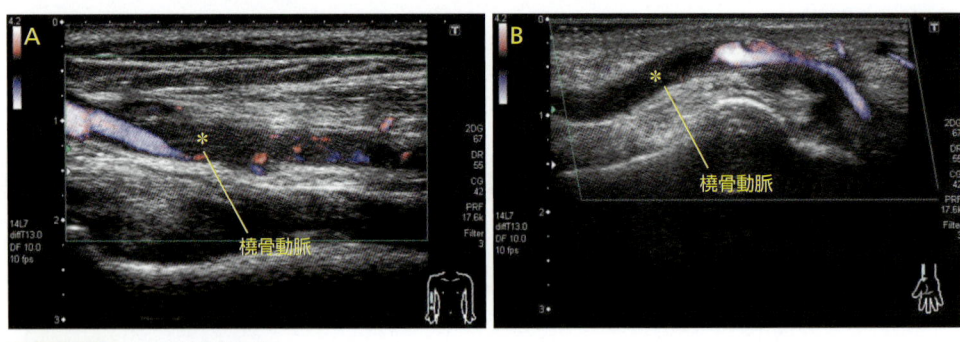

図6-13 橈骨動脈閉塞例
A：橈骨動脈は近位側より血栓（＊印）があり閉塞している．
B：橈骨動脈の遠位側では側副血行が流入し，再開通している．

症例で第3肋間までは観察可能であり，同部位の血管径が1.5 mm以上あればバイパスグラフトとして使用可能である．健常例の内胸動脈血流速度は63.8±28.6 cm/s，収縮期成分優位の血流パターンを示す[5]（図6-12）．収縮期に低流速波形（30 cm/s以下）や逆行性血流波形を示す場合は，中枢側での狭窄や鎖骨下動脈盗血現象が疑われる．この場合，鎖骨下動脈基部からの検索が必要になる．

3．橈骨動脈

手首付近の橈骨動脈の血管径を計測し，十分な太さがあることや血管壁の肥厚・石灰化などによる狭窄病変を認めないこと著明な蛇行がないことを確認する．特に経橈骨動脈アプローチ（TRA: trans radial approach）によるカテーテル検査・治療の経験者では，血管壁の肥厚や蛇行，閉塞をしていることも多く，注意して観察したい（図6-13）．また，尺骨動脈の開存性の確認も大切である．

<術後評価ポイント>

バイパスグラフトに内胸動脈を用いた場合，術後のグラフト開存性の評価が可能である．しかし手術により高位肋間まで内胸動脈を剝離するため，末梢側は描出しにくいことが多く，セクタ型プローブを用いて第1～2肋間での評価が中心となる．カラードプラ法にて血管を同定し，パルスドプラ法で血流パターンを記録する．バイパスグラフトが開存している時は，収縮期と拡張

期の2峰性血流パターンが記録される．また測定部位や末梢血管抵抗の違いで拡張期血流成分が優位な波形パターンになる（図6-12参照）．術後に血管径や血流量が低下し，収縮期血流成分が優位な血流パターンを認めた場合，バイパスグラフトの再狭窄が疑われる．

■ バスキュラーアクセス（vascular access: VA）

血液透析療法を行うためには，毎分200 mL前後の血流量を必要とする．通常の末梢静脈からでは流量が足りないため，内シャントが造設される．この内シャントは皮下で動脈と静脈を直接縫い合わせる方法と，人工血管を移植する方法の2種類がある．これらの内シャントを用いることで，長期の血液透析療法が可能になったが，それに伴う動静脈の狭窄や閉塞などの合併症の割合も増加している．良好な透析療法を行うためにはシャント部付近を血管超音波検査でモニタリングし，早期にシャントトラブルを発見し対策をとることが必要である．

＜術前評価ポイント＞

シャントを作製する時，動脈系と静脈系の評価が必要になる．

1. 動脈系

超音波検査の前に両上肢の血圧に左右差がないことを確認する．15 mmHg以上の左右差を認める場合は，血圧の高い方の上肢を使用する．またアレンテストにて橈骨・尺骨動脈のループの形成が不完全でないことを確認する．超音波検査では石灰化が著明でなく，血管内径2.0 mm以上，血流速度波形が良好（最大血流速50 cm/s以上）でシャントの作製が可能である[6]．

2. 静脈系

橈側皮静脈，尺側皮静脈の内腔径2.0～2.5 mm以上[6]が必要で，内膜の肥厚や狭窄部位の有無も確認する．表在静脈はあまり深いと穿刺が困難になるので深さ5 mm以内が理想的である．また静脈内部の開存性を確認するには，プローブで静脈を軽く圧迫し，内腔の消失を認めれば閉塞は否定できる．鎖骨下静脈での開存性の確認はバルサルバ法を用いる．

> **ひとくちメモ**
>
> **アレンテスト**
>
> 橈骨・尺骨動脈ループ形成の開存を確認する方法で，手拳を強く握らせ手首の橈骨・尺骨動脈を指で圧迫し血流を遮断する．手拳を開かせ尺骨側の圧迫を解除する．10秒以内に色調が元に戻れば血管の開存が確認できる．

＜術後評価ポイント＞

術後評価は大きく機能評価と形態評価に分類される．検査を開始する前に，臨床症状を把握し，視診や触診，聴診を行うことで責任病変部位が推測でき効率よく検査を進めることができる．

1. 機能評価

一般に，上腕動脈の血流量と末梢血管抵抗指数（resistance index：RI）を測定することにより，自己血管内シャントの機能評価が行われている．日本透析医学会のガイドライン[7]では，VA血流量は機能良好な群で500～1,000 mL/min，機能不良群との境界は500 mL/minと報告され，ベースの血流量より20％以上の減少が出現した場合は狭窄を疑うべきとされている[8]．また，RIに際しては0.6未満であれば良好とされている．

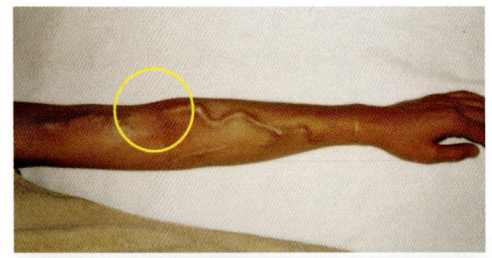

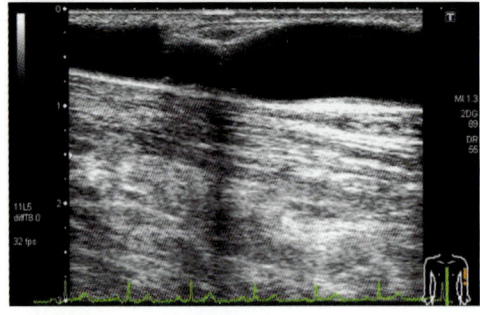

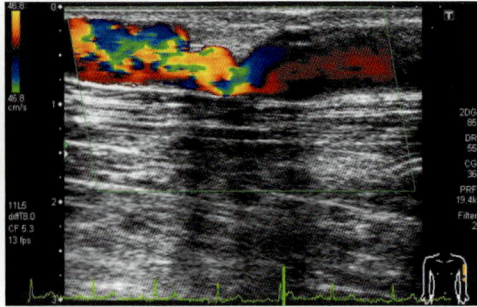

図 6-14 橈側皮静脈狭窄例

シャント部中枢側の静脈壁が肥厚し，内腔径は 1.8 mm と狭小化している．カラードプラでは血流シグナルの狭小化が観察される．

2. 形態的評価

血流の状態を反映する狭窄や閉塞病変を検索する．脱血不良など血流低下の原因となる狭窄径として 2.0～1.5 mm とされている（図 6-14）．ただし，太い側副血行路が形成されていれば，閉塞病変が存在しても問題がない症例もある．

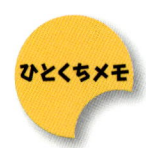

> **ひとくちメモ**
>
> ### 血流量の測定[9]
>
> 血流量は血管の断面積と平均血流速度から算出される．断面積は血管の直径から求められるため，ビームの入射角度を考え血管壁が明瞭に描出される断面で血管を圧迫しないように測定する．また，超音波ドプラ法から得られる平均血流速度は下記の 2 種類があり，装置側の設定を確認しておく必要がある．それぞれ目的に応じて使い分けるが，誤って算出すると結果が大きく異なるため注意が必要である（図 6-15）．
>
> ・時間平均最大血流速度（TAMV: time averaged maximum flow velocity）:
> 最大血流速度波形の辺縁（最も速い流速の部分）をトレースして求められる．通常，PI (pulsatility index) を算出する際に利用される．
>
> ・時間平均血流速度（TAV: time averaged flow velocity）:
> 1 心拍内あるいは一定時間内で平均した流速値．1 心拍分の平均血流速度波形を装置側で自動トレースし，サンプルボリューム内の血流速度分布を考慮して求められる．
>
> 正確に血流量を算出するには時間平均血流速度（TAV）が利用される．そのため血流速波形の記録時には，サンプルボリュームを血管内腔からはみ出さない最大の大きさに調節し，高速血流と低速血流の両方の成分を捉えられるようドプラフィルタを調節する．

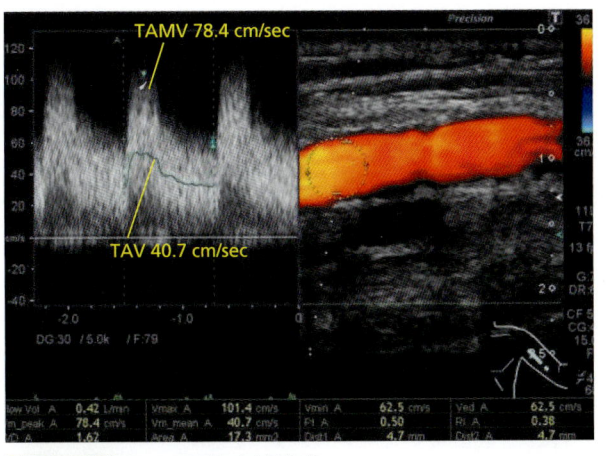

図6-15 2つの平均血流速度

時間平均血流速度（TAV：time averaged flow velocity）は 40.7 cm/sec を示し，血流量は 0.42 L/min である．一方，時間平均最大血流速度（TAMV：time averaged maximum flow velocity）78.4 cm/sec で血流量を算出した場合，0.82 L/min になり両者の血流量は大きく異なる．

参考文献

1) 山本哲也, 松村　誠. 下肢動脈エコー, 下肢動静脈エコー実践テキスト. 重松　宏, 松尾　汎, 編. 南江堂; 2008. p.60-110.
2) 山本哲也, 松村　誠. カテーテルと血栓, 超音波検査テクニックマスター. 松尾　汎, 監修. MC メディカ出版; 2012; 9: 328-32.
3) 許　俊鋭, 他. 左内胸動脈バイパスグラフト開存の術後評価. Journal of Cardiology. 1990; 20: 607-16.
4) 山村優子, 他. リニア型カラードプラによる冠動脈バイパスグラフトの術前評価. 日本超音波医学会講演論文集. 1991; 59: 763-4.
5) 山本哲也, 松村　誠. モニターとしての血管超音波検査. 頸動脈・下肢動静脈超音波検査の進め方と評価法. 遠田栄一, 佐藤　洋, 編. 医歯薬出版; 2004. p.101-6.
6) 中村　隆, 他. ブラッドアクセス作製における術前 vein mapping の有用性について. 腎と透析. 2003; 54: 82-85.
7) 日本透析医学会. 慢性血液透析用バスキュラーアクセスの作製および修復に関するガイドライン. 透析会誌. 2005; 38(9): 1491-551.
8) Jindal K, Chan CT, Deziel C, et al. Canadian Society of Nephrology Committee for Clinical Practice Guidelines: Hemodialysis clinical practice guidelines for the Canadian Society of Nephrology. J Am Soc Nephrol. 2006; 17: S1-S27.
9) 山本哲也. 基礎理論の臨床応用技術　血管領域, 超音波基礎技術テキスト. 超音波検査技術. 2012; (7): 229-50.

索　引

あ

アーチファクト	34
アクセスルート	105, 135
圧迫法	168, 169
圧迫療法	188
網目状静脈瘤	173
アレンテスト	203
アンカー	198

い

異型大動脈縮窄	69, 131
異型大動脈縮窄症	70, 103
イソジンゲル	154
胃大網動脈	201
一次性静脈瘤	173, 184
陰部	174

え

エイリアシング	110
エコー輝度	21
遠位壁	19
炎症性腹部大動脈瘤	66
エンドリーク	76

お

折り返し現象	6, 110
音響陰影	49, 124
音響窓	167, 168

か

外陰部静脈	151
外側枝	160
外側副伏在静脈	151
外腸骨静脈	161
解剖学的所見	157
外膜間距離	15, 123
潰瘍	21
潰瘍形成	124
解離	34
拡張末期血流速度	27, 29
角度補正	6, 87, 112
下肢虚血症状	135
下肢挙上下垂試験	115
仮性動脈瘤	75, 76, 195, 196
仮性瘤	146
下腿腓腹部痛	114
下腿部穿通枝	153
下腸間膜動脈	43
滑膜嚢胞	143
カテーテル感染	194
カラーゲイン	153
間欠性跛行	114, 135
関節リウマチ	143
眼動脈	2

き

偽腔	34, 56
偽動脈解離	34
逆流時間	176
逆行性血流	174
弓状動脈	84
急性大動脈解離	139
胸骨上窩	47
狭窄率	23, 126
胸式呼吸	172
鏡面反射	34
近位壁	19
筋膜	150
筋膜エコー	177
筋膜穿通部位	156, 176

く

区域動脈	94
クモの巣状静脈瘤	173
グラフト周囲膿瘍	146
繰り返し周波数	110

け

脛骨	120, 121
脛骨腓骨幹	109
経食道心エコー	43
頸動脈球部	8, 9
頸動脈狭窄症	36
頸動脈ステント留置術	37, 39
経皮的血管形成術	144
経皮的腎動脈形成術	105
ゲイン	4, 22, 153
血液透析療法	203
血管外膜間距離	17
血管径狭窄率	126
血管雑音	115
血管収縮後期	15
血管深度	153
血管弾性	16
血管内腔径	123
血管内治療	73, 144, 194
血管内レーザー焼灼術	188
血管壁性状	123
血管裂孔	108
結紮術	188
血腫	195, 197
血腫化	196
血栓除去術	191
血栓性静脈炎	179
血栓内膜摘除術	146
血栓溶解療法	37
血流停滞	198
血流誘発法	169
血流量の測定	204
顕微鏡的血尿	55

こ

高画質化機能	49
後下小脳動脈	31
硬化療法	188
高輝度	21
後弓状静脈	151, 152
抗凝固療法	191
後脛骨静脈	150

索引

後脛骨動脈	121
高精細パワードプラ表示	25
高速血流	127
交通枝	153
高分解能カラー表示	77, 80, 126
呼吸性変動	154, 171
呼吸負荷法	169, 171
誤穿刺	194
こむら返り	173
コラーゲン	198

さ

サージットフィルム	112, 154
最大血流速度	23
最大跛行距離	114
鎖骨下動脈盗血現象	32, 33, 202
鎖骨下動脈盗血症候群	33
左内胸動脈	201
3層構造	123
サンプルボリューム	25, 26, 27, 112, 127, 204
3分割	19

し

自家静脈グラフト	146
時間平均血流速度	28, 204
時間平均最大血流速度	27, 28, 204
色素沈着	173
止血デバイス	198
膝窩動脈外膜嚢腫	142
膝窩動脈瘤	143
膝部穿通枝	153
至適断面	112
しびれ	135
シャントトラブル	203
収縮期加速時間	27, 99
収縮期最大血流速度比	27, 128
収縮早期ピーク波	98
粥状硬化	135
順行性血流	174
消化管ガス	162
上腸間膜動脈	43, 90
小伏在静脈	151
小伏在静脈-膝窩静脈合流部	164
小伏在静脈瘤	177
静脈圧迫法	181
静脈炎	180
静脈血栓症	183
静脈非圧縮性所見	166
静脈弁	162, 173
静脈弁不全	170
静脈瘤	173, 174
小葉間動脈	84
触診	115
腎盂	84
心筋梗塞	17
深筋膜	151
真腔	34, 56
腎血管高血圧	105
人工血管置換術	73
深在筋膜	162, 163
腎サイズ	97
腎静脈	84, 92
腎錐体	94
診断深度	62
腎動脈下部	61
腎動脈狭窄	95, 99, 101
腎動脈上部	61
腎動脈ステント留置術前	105
深部静脈弁不全	179
腎門部	84, 94

す

スクリーニング検査	130
ステントグラフト留置術	73, 74
ストリッピング術	178, 188, 189
スラント機能	111, 153

せ

精密検査	130, 131
生理的逆流	178
切迫破裂	44
線維筋性異形成	101, 103, 105
前脛骨静脈	150
前脛骨動脈	120
浅在筋膜	150, 162, 163
前処置	154
浅側頭動脈付近	12
前大脳動脈	2
浅腸骨回旋静脈	151
穿通枝	151, 153
先天性形成異常	174
浅腹壁静脈	151, 191

そ

総肝動脈	49
足関節・上腕血圧比	116
側枝静脈瘤	173
足底動脈	109
足背動脈	109, 120
側副血行路	127
足部痛	114
鼠径鞘帯	117, 150
鼠径鞘帯下	108
鼠径鞘帯部	162

た

大腿静脈血流速変化	172
大腿部穿通枝	153
大動脈アテローム硬化	69
大動脈炎症候群	68, 69
大動脈解離	34, 50
大動脈拡張症	50
大動脈縮窄症	50, 71
大動脈瘤破裂	65
大動脈弁狭窄	131
大動脈弁狭窄症	30
大動脈弁閉鎖不全	30
大動脈弁閉鎖不全症	34
大動脈弁輪拡張症	50
大動脈瘤	50
大動脈裂孔	43
ダイナミックフロー	76
ダイナミックレンジ	4, 43, 153
大伏在静脈	151, 201
大伏在静脈-大腿静脈合流部	162
高安動脈炎	33, 44, 50, 68, 69, 101, 131
ダブルルーメンカテーテル	198, 199
短絡血流	194

ち

中央枝	160

索引

ち

中心静脈	194
中心静脈栄養	194
中枢型	183
中大脳動脈	2
中膜石灰化	116
腸管ガス	86, 117
聴診	115

て

低輝度	21
低輝度プラーク	22
抵抗係数	27
臀部痛	114

と

等輝度	21
橈骨動脈	201
橈骨動脈解離	200
動静脈瘻	194, 197
疼痛出現部位	114
動脈血栓症	138
動脈硬化	135
動脈塞栓症	138
動脈拍動	115
ドプラゲイン	5, 154
ドプラサンプルボリューム	6
ドプラ入射角度	6, 23, 85, 87, 96, 112
ドプラフィルタ	6, 110, 153, 204

な

内胸動脈	201
内シャント	203
内側枝	160
内側副伏在静脈	151
内腸骨静脈	150, 161
内転筋管裂孔	108
内膜間距離	15
内膜中膜複合体	17, 18
内膜中膜複合体厚	17
内膜剥離術	37
ナットクラッカー現象	55

に

二次性静脈瘤	173, 178, 184

の

嚢状型	51
嚢状瘤	51, 62
脳卒中	17
脳底動脈	2

は

バージャー病	139
肺塞栓	177, 180, 187
バイパスグラフト	201
バイパス術	146
拍動係数	27
拍動性腫瘤	45
馬蹄腎	66
はみ出し血流	25, 80
バルサルバ法	183, 203

ひ

ビームステア	14
ビームステア機能	6, 111
腓骨	120, 121
腓骨静脈	150
腓骨動脈	121
脾動脈	49
脾動脈瘤	68
腓腹静脈	150
病因	157
表在前方脛骨静脈	151
標準的超音波診断法	180
病態生理所見	157
表面性状	21
ひらめ静脈	150, 160
ひらめ静脈血栓	182

ふ

フォーカス	153
フォーカスポイント	14, 86
腹腔動脈	43, 90
伏在静脈瘤	173
腹式呼吸	171, 172
腹部限局型解離	59
腹部大動脈瘤破裂	65
不全穿通枝	176
浮遊	181
プラーク	20, 22
プラークイメージ	22
プラークスコア	19
フラップ	52
ブルーミング	25
フレームレート	43, 86, 87

へ

平滑	21
平均血流速度	27, 28
閉塞性血栓血管炎	139
閉塞性動脈硬化症	114, 135
壁不整	21
弁逆流時間	154
変形性膝関節症	143
偏在性狭窄	23

ほ

傍胸骨部右縁	46
傍胸骨部左縁	46, 47
紡錘型	51
紡錘状瘤	51
勃起障害	141

ま

マーキング	138, 189
マカロニサイン	33
末梢型	183
末梢血管抵抗指数	203
末梢動脈瘤	143
慢性下肢静脈疾患	157
慢性期血栓像	184

み

ミルキング	174, 176
ミルキング法	169

め

メルケベルク型動脈硬化症	116
面積狭窄率	23, 127
面積法	23

も

モザイク血流	102
モザイク状	126

ゆ

輸液療法	194

索引

よ

葉間動脈	84, 94
腰動脈	43
4分割	19

り

リアルタイム性	86, 87
リエントリー	34
隆起性病変	20
流速レンジ	5, 110, 153, 171
流動エコー	167, 197
臨床症状分類	114
臨床所見	157
リンパ節	196
リンパ節腫脹	196

れ

冷感	135
レリッシュ症候群	44, 141
連続性血流	195
連続性雑音	194
連続波ドプラ法	25

ろ

ローカットフィルタ	6

A

ABI or API	116
ABPI: ankle-brachial pressure index	115, 116
AC sign	66, 67, 68
acceleration time: AT	27, 99, 129
adaptive image processing: AIP	49, 86
aliasing	6
anatomic distribution of disease	157
anechoic crescent sign	67, 68
arteriosclerosis obliterans: ASO	114, 135
AT	25, 129

B

B flow color	197
Baker's cyst	143, 144
bifurcated type	78
Boyd	152
Buerger disease	139
Buerger 病	114

C

CAS: carotid artery stenting	37
CEA: carotid endarterectomy	37
CEAP 分類	157
clinical manifestation	157
Cockett	152
Cockett 穿通枝	152
communicating vein	153
Cork screw sign	139

D

D-dimer	156, 198
DeBakey 分類	56
depth	62
directional eFlow	80, 126
display priority	171
DLC	198, 199
Dodd	151
Dodd 穿通枝	152
duplex scanning	190
dynamic flow	126
dynamic range	4, 110

E

early systolic peak: ESP	98
ECST 法	23
ED ratio	29
Edge Optimizer	86
EHIT	191
end diastolic ratio	29
end diastolic velocity: EDV	27
endoleak	76
endovenous heat-induced thrombus	191
endovenous laser ablation: EVLA	188
entry	59, 76
etiologic factors	157
European Carotid Surgery Trial 法	23

F

false lumen	56
far wall	19
fibromuscular dysplasia: FMD	103
flap	34, 52
focus	110
Fontaine 分類	114
fusiform type	51

G

gain	4
great saphenous vein	151

H

hematoma	197

I

IMC: intima-media complex	17, 18
IMT: intima-media thickness	17
infrarenal	61
intimal tear	56
ITA: internal thoracic artery	201

K

Klippel-Trenaunay 症候群	174

L

leading edge	19
Leriche syndrome	141
Leriche 症候群	50, 131, 135
linear artifacts	56
LITA	201

M

Macaroni sign	33
mantle sign	66

Marfan 症候群 50	**R**	**T**
max IMT 17, 18, 19	Ratschow's test 115	Takayasu's arteritis 33, 69
mean IMT 19	re-entry 59	TAMV: time averaged maximum flow velocity 27, 28, 204
microscopic hematuria 55	renal artery stenosis: RAS 95, 101	tardus parvus 血流速波形 98
N	renal artery to aortic peak systolic velocity ratio 97	TASC 133
NASCET 30	renal/aorta ratio: RAR 95, 97	TAV: time averaged flow velocity 28, 204
NASCET 法 23, 37	resistance index: RI 27, 203	terminal valve 190
near wall 19	run off 135, 138	TGC 110
North American Symptomatic Endarterectomy Trial 法 23	RVHT 105	thromboangitis obliterans: TAO 139
nutcracker phenomenon 55	**S**	tissue harmonic imaging 110
P	saccular type 51	to and fro 59
pathophysiologic findings 157	sample volume 6, 112	to and fro pattern 195, 196
PAU 52	sapheno-femoral junction: SFJ 162	trailing edge 19
peak systolic velocity: PSV 27	sapheno-popliteal junction: SPJ 164	Trans-Atlantic Inter-Society Consensus 133
penetrating atherosclerotic ulcer 52	saphenous compartment 163, 164, 165	transesophageal echocardiography: TEE 43
percutaneous transluminal balloon angioplasty: PTA 144	SCI 49	true lumen 56
perforating vein 151, 153	small saphenous vein 151	**V**
PICA 31	spatial compound imaging 49	vascular remodeling 20
post stenotic pattern 30, 32, 130, 141	Stanford 分類 56	velocity range 5
pseudo aneurysm 195	STC 110	Vmean 27
PSVR: peak systolic velocity ratio 128	stent 留置術 144	**Y**
PTRA: percutaneous transluminal renal angioplasty 105	straight type 79	Y 字型人工血管置換術 73, 74, 75
pulsatility index: PI 値 27	subclavian steal phenomenon 32	
	suprarenal 61	
	sweep speed 154, 176	

			©
めざせ！ 血管エコー職人			

発　行	2013 年 5 月 30 日	1 版 1 刷
	2014 年 3 月 10 日	1 版 2 刷
	2016 年 5 月 5 日	1 版 3 刷
	2018 年 8 月 1 日	1 版 4 刷

著　者　山本哲也

発行者　株式会社　中外医学社
　　　　代表取締役　青木　滋

〒 162-0805　東京都新宿区矢来町 62
電　話　03-3268-2701（代）
振替口座　00190-1-98814 番

印刷・製本/横山印刷(株)　　　　　〈KS・SH〉
ISBN978-4-498-01368-1　　　　　Printed in Japan

JCOPY　＜(社)出版者著作権管理機構　委託出版物＞

本書の無断複写は著作権法上での例外を除き禁じられています．
複写される場合は，そのつど事前に，(社)出版者著作権管理機構
（電話 03-3513-6969，FAX 03-3513-6979，e-mail: info@jcopy.
or.jp）の許諾を得てください．